Pillen, Pulver, Powerstoffe

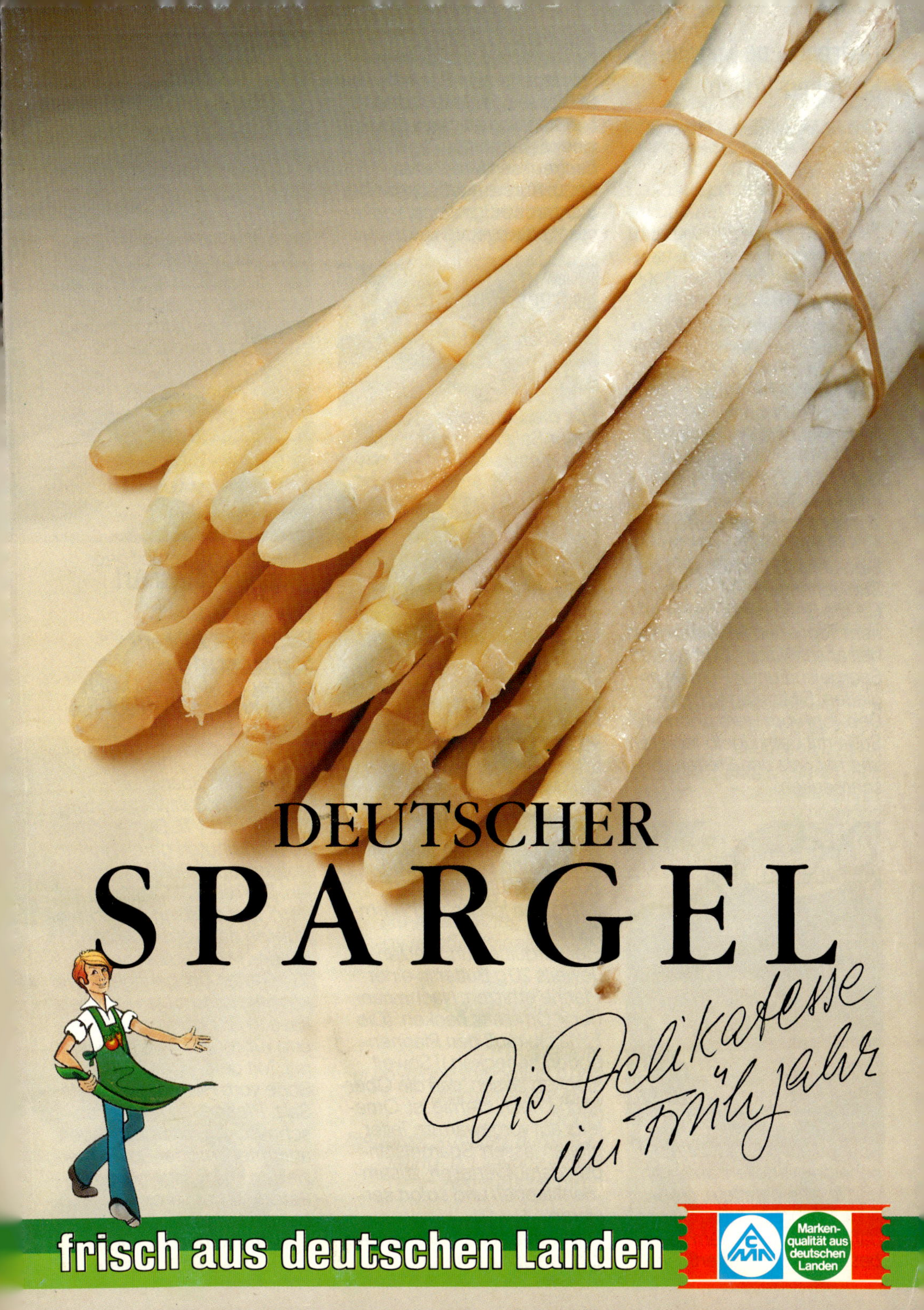
DEUTSCHER
SPARGEL
Die Delikatesse im Frühjahr
frisch aus deutschen Landen
CMA
Marken-
qualität aus
deutschen
Landen

Zubereitung problemlos

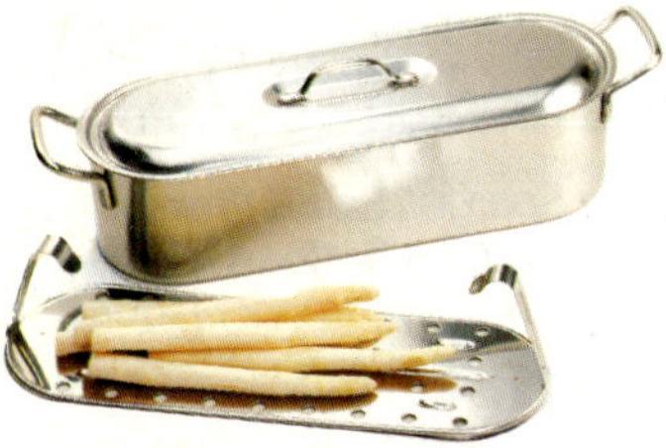

Flacher Spargelkocher: das Gemüse liegt auf dem Locheinsatz und wird über dem kochenden Wasser gedämpft.

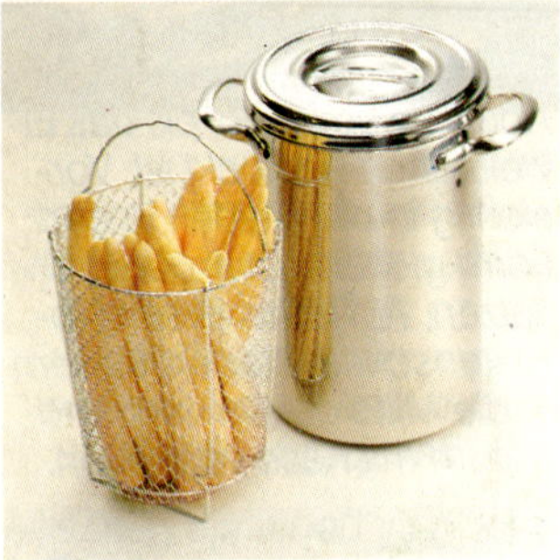

Im hohen Spargeltopf werden portionsgerecht gebündelte Stangen stehend gekocht, so daß die zarten Köpfe und die kräftigeren Stangen zu gleicher Zeit gar werden.

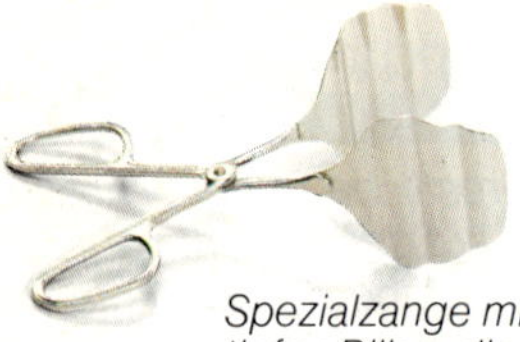

Spezialzange mit tiefen Rillen, die beim Vorlegen die Spargelstangen fest im Griff haben.

Spargel ist schnell und leicht vorbereitet. Die Stangen werden immer vom Kopf- zum Schnittende hin geschält.

Ideal: Mit dem Spargelschäler kann man den Spargel ohne großen Verlust sauber schälen.

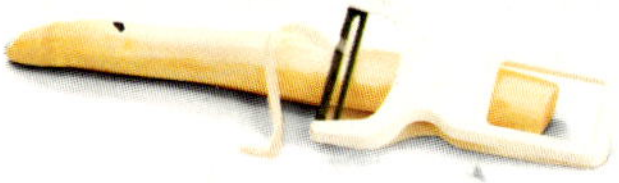

Dazu mit einem scharfen Küchenmeser oder mit dem Spargelschäler 1–2 cm unterhalb des Kopfes ansetzen, zunächst dünn, zum Ende hin dicker schälen. Eventuell holzige Enden großzügig abschneiden. Gut ausgekocht ergeben Schalen und Enden schmackhafte Brühen für sahnige Spargelcremesuppen.

Kochen: Wasser salzen, 1 kräftige Prise Zucker und 1 TL Butter zugeben, aufkochen und den vorbereiteten Spargel hineingeben. Im geschlossenen Topf vom Kochen an bei geringer Hitze 20–25 Minuten garen, dünne Stangen nur 15 Minuten. Man kann die Stangen auch zu 250 g bündeln – unterhalb der Köpfe und am unteren Drittel mit Küchengarn zusammenbinden – und aufrecht im hohen Spargeltopf oder liegend im flachen Spargel-Dampftopf garen.

Für die festliche Tafel: Sauciere und kleine Terrine für edle Saucen wie die Hollandaise.

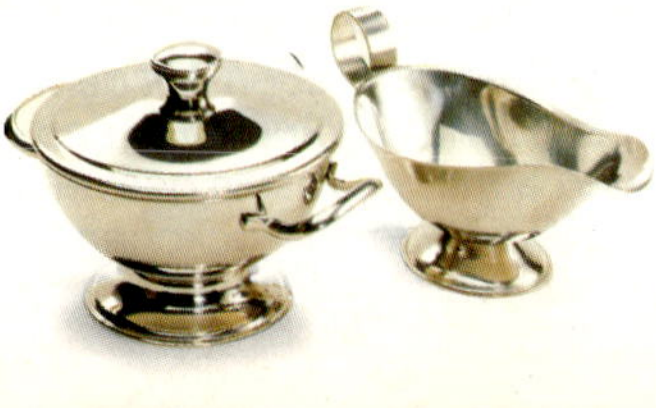

Saison bis Johannis

Von Mitte April bis Ende Juni dauert die Spargelsaison. Am Johannistag, dem 24. Juni, wird der letzte Spargel gestochen. Hier und da aber drückt ein freundlicher Spargelbauer mit viel Verständnis für Feinschmecker ein Auge zu und erntet noch ein paar Tage länger. Aber dann ist Schluß.

Die Pflanzen müssen sich erholen und wieder Kraft schöpfen, um im nächsten Frühjahr wieder erntefähig zu werden.

Vorrat durch Einfrieren

Eingefrorener Spargel kann vier bis sechs Monate lagern und auf angenehme Weise die Saison verlängern. So friert man ein: Die Stangen schälen, Enden wegschneiden, Spargel waschen, trockentupfen, aber nicht blanchieren.

In Alufolie oder Folienbeutel packen und einfrieren. Oder:

Vorbereiteten Spargel in Gefrierdosen füllen, mit Wasser bedecken, Dosen schließen und ins Gefriergerät stellen. Eingefrorenen Spargel gart man wie frischen und gibt ihn – unaufgetaut – in den kochenden Sud.

Herausgeber und Copyright ©
Centrale Marketinggesellschaft der deutschen Agrarwirtschaft mbH
5300 Bonn-Bad Godesberg
Koblenzer Str. 148

Bestell-Nr. 15 58 41

Udo Pollmer · Susanne Warmuth

Pillen, Pulver, Powerstoffe

Die falschen Versprechen der Nahrungsergänzungsmittel

Eichborn

1 2 3 4 09 08

Umschlaggestaltung: Christina Hucke unter Verwendung eines Fotos von
© Catherine Servel / Getty Images
Satz: Fotosatz Reinhard Amann, Aichstetten
Graphiken: Karl-Ludwig Leiter, www.der-leiter.de
Druck und Bindung: GGP Media GmbH, Pößneck
ISBN 978-3-8218-5622-3

Verlagsverzeichnis schickt gern:
Eichborn Verlag, Kaiserstraße 66, 60329 Frankfurt am Main
www.eichborn.de

Inhaltsverzeichnis

»Sie haben drei Wünsche frei!«,

säuselt die Functional-Food-Fee und zaubert mit professionellem Lächeln ewige Jugend, strahlende Schönheit und pralle Gesundheit in Saftflaschen und Margarinetöpfchen auf die Mattscheibe. Eine Werbeunterbrechung später zieht der beschlipste Kollege von der Nahrungsergänzungsfraktion elegant Kapseln, Pillen und Brausetabletten aus dem Hut und verheißt mit sonorer Stimme die Erfüllung derselben Herzenswünsche. Bei diesem Supersondersparpreis – nur für kurze Zeit! Im praktischen 500er-Pack! – sollten Sie unbedingt gleich zugreifen. Natürlich waren nur die Wünsche frei, die Ware kostet selbstverständlich ...

Manche Dinge ändern sich nie, zum Beispiel der Wunsch, gesund, schön und potent zu sein. Wider besseres Wissen – das heißt gegen die alltägliche Erfahrung – hört die Menschheit offenbar nie auf zu hoffen, dass soeben ein Wundermittel gegen Krankheit und Verfall entdeckt wurde. Unsere Altvorderen bauten auf Ziegenkot und Einhornpulver gegen Zahnwurm oder Hexenwerk. Die aufgeklärten Zeitgenossen von heute bestellen Schönheitsvitamine, Powerstoffe und Muschelpulver gegen Krebs, Cellulitis und die Angst vor dem Tod. Natürlich will niemand mehr an Zauberei glauben, aber das, was moderne Wundermittel versprechen, ist nichts anderes. Da auch der Nepp mit der Zeit geht, sind die Begründungen, warum sie wirken müssen, allerdings nur noch selten dem magisch-religiösen Wortschatz entlehnt; dem Hokuspokus von heute hängt man stattdessen mit allerlei biochemischen Phrasen ein pseudowissenschaftliches Mäntelchen um. Keck wie Mäusedreck!

Doch das sind Äußerlichkeiten. Am Ende werden Kunden immer damit geködert, dass ihnen andere Menschen im Brustton der Überzeugung versichern, das Produkt funktioniere genau so, wie sie es sich wünschen. Wenn der seriös wirkende Fernsehzahnarzt eine bestimmte Zahnbürste empfiehlt, wenn Mutter und Tochter in der heimischen Küche über Abführmittel philosophieren, wenn Oma und Opa auf die Kraft der zwei Herzen schwören oder wenn der sympathische Wetterfrosch mit windzerzaustem Haar probiotische Milchprodukte schlürft, dann sind das nur ein paar Varianten des großen Glaub-mir-und-kauf-das-Spiels. Dabei spielt es nicht die geringste Rolle, ob der beworbene Artikel hält, was die Akteure behaupten – oder ob die Akteure überhaupt irgendeine Ahnung davon haben, was sie da gerade vertickern.

Es ist schon erstaunlich, wie wenig sich das offenkundig Irrationale und das scheinbar Logische unterscheiden, wenn es darum geht, potenziellen Kunden das

Geld aus der Tasche zu leiern! Da praktisch jeden Tag irgendein neues »Vitalisierungsprodukt« aus irgendwelchen Reststoffen nach immer dem gleichen Muster generiert wird, wie eine Flut von einschlägigen Patentschriften aus vieler Herren Länder belegt, war uns weniger daran gelegen, ein umfassendes Lexikon der Nahrungsergänzungsmittel zusammenzustellen. Wir wollen Ihnen vielmehr die Highlights der Wunderstoffe zeigen, ihren Aufstieg, ihren Fall und ihre Wandlungsfähigkeit.

Neben Nahrungsergänzung oder Functional Food aus dem aktuellen Angebot werden Sie auch auf Mittel stoßen, die schon wieder aus der Mode gekommen sind, wie Mumienpulver (einst einer der ganz großen Renner der Szene), oder die ihren ehemals omnipotenten Gesundheitscharakter durch Profanisierung verloren haben, wie Coca-Cola. Daneben stellen wir einige Kandidaten aus der ganz gewöhnlichen Lebensmittelwelt vor, die man mit Fug und Recht als »funktionell« bezeichnen könnte, denen die Experten diesen Titel aber beharrlich vorenthalten, zum Beispiel Kaffee, Kaugummi oder Bärendreck (Lakritz). Last not least werden Sie auf ein paar schier unglaubliche Geschichten stoßen ..., aber wir wollen nicht zu viel verraten. Lesen Sie los! Und lassen Sie sich bloß keinen Bären aufbinden!

Algen: gut & giftig

Algen sind gesund. Denn die Japaner, die uns in Sachen »gesunder Ernährung« regelmäßig als leuchtendes Vorbild vor Augen gehalten werden, essen fleißig Nori, Dulse, Kombu und Konsorten. Noch lieber als Algen essen die Japaner natürlich Walfleisch oder gar Kugelfisch. Aber das gehört jetzt wirklich nicht hierher. Auf jeden Fall stehen Algen an Asiens Küsten seit jeher auf dem Speiseplan, vorzugsweise als Eiweißzulage. Also wird das glibberige Zeug auch uns Europäern als apartes Meeresgemüse anempfohlen.

Die ganze pralle Gesundheit versprechen Algen jedoch erst, wenn sie als Pulver oder Pillchen verpackt und mit exotischen Etiketten versehen wurden. »Sensationeller Reichtum an Vitalstoffen«, »natürliches Jod«, »Tausende von Enzymen« mit »fast allen Aminosäuren« bewahren uns, die wir vom westlichen Lebensstil gebeutelt werden, diversen Anbietern zufolge nicht nur vor hohem Blutdruck und Depression, sondern auch vor Krebs, AIDS und Grippe. Außerdem vermag das leckere Naschwerk angeblich den Appetit zu zügeln und so Schlankheit herbeizuführen.

Den Katalog der Wohltaten beurteilen die zuständigen Bundesbehörden allerdings ein klein wenig anders. Nicht dass sie die Existenz von Aminosäuren, sprich Eiweißbausteinen, oder von Jod in Abrede stellen würden. Ganz im Gegenteil. Das Bundesinstitut für gesundheitlichen Verbraucherschutz und Veterinärmedizin (BgVV) warnte explizit vor Algenerzeugnissen: »aufgrund ihres hohen Jodgehaltes« ... Viele Arten reichern nämlich Jod an, teilweise bis zu zehn Gramm (!) pro Kilo Trockenmasse. So kam es bei einigen besonders gesundheitsbewussten Europäern bereits zu Vergiftungen. Selbst für die in Sachen Jod hartgesottenen asiatischen Küstenanrainer bestünden »durchaus toxikologische Bedenken gegen den Verzehr jodreicher Algenprodukte«, so das BgVV. Die vertretbare Höchstmenge liegt nach Angaben der Behörde bei 20 *Milli*gramm pro Kilo Alge.

Viele Meeresalgen stellen mit Jod, Chlor oder Brom aus dem Meerwasser sogenannte halogenorganische Verbindungen her. Also genau jene Stoffe, die unsere Umweltorganisationen unter dem Schlagwort »Chlorchemie« so vehement bekämpfen. Auch wenn viele Verbraucher glauben, giftige Chlorchemie sei eine Erfindung des Menschen, so hat es die Natur den Chemikern längst vorgemacht. Algen wehren sich gegen Fraßfeinde wie Wasserschnecken oder Seeigel und bedienen sich dabei ähnlicher Mittel wie der Landwirt, der der Möhrenfliege den Garaus macht, oder der Arzt, der Filzläuse bekämpft. Einige dieser Abwehrstoffe sind in ihrer Wirkung durchaus mit Pflanzenschutzmitteln vergleichbar. Aber Algen produzieren nicht nur selbst Chlor-, Jod- oder Bromchemie, sie reichern darüber hinaus auch menschengemachte Pestizide aus dem Meerwasser an. Hier ist die Auswahl ja groß.

Daneben haben viele Vertreter der Sippe ein Faible für Schwermetalle und Arsen. Allein die Gehalte an Arsen in Gesundheitsalgen wie Hijiki (*Hizikia fusiforme*) sind mit bis zu 140 Milligramm pro Kilo Trockenmasse so beachtlich, dass ein paar Gramm am Tag genügen, um die vorläufige duldbare Aufnahme zu überschreiten. Bei einem kontrollierten Versuch japanischer Forscher, bei dem ein freiwilliges Opfer von diesen Algen kosten durfte, schied dieses nach einer einzigen Mahlzeit ähnlich viel Arsen aus »wie Menschen, die eine Arsenvergiftung erlitten haben«. Um das Arsen zu entfernen, werden die Algen vielerorts gekocht und das Kochwasser mit den ach so wertvollen »Vitalstoffen« einfach abgegossen, geradeso wie bei uns bei der Zubereitung von Kartoffeln. Wegen der »Tausende von Enzymen« brauchen Sie sich ebenfalls keinen Kopf zu machen: Das ist reine Werbelyrik und trifft für den Inhalt eines Mäusekötels gleichermaßen zu.

Brisanter als die Fähigkeit, Arsen aus dem Wasser zu fischen oder Chlorchemie zu erzeugen, ist jedoch die unangenehme Angewohnheit mancher Algen, in Eigenregie richtig üble Gifte herzustellen. Zu den Giftproduzenten zählen laut BgVV auch angebliche »Wunderalgen« wie *Aphanizomenon flos-aquae* (AFA-Alge), die im harten Überlebenskampf auf die Verderben bringende Kraft der Microcystine setzt. Amerikanische Gesundheitsbehörden konnten diese Stoffe in fast allen Nahrungsergänzungen nachweisen, die aus Blaualgen (unter anderem auch Spirulina) gewonnen wurden. Womöglich kam es durch die gleichzeitige Anwesenheit der Alge *Microcystis aeruginosa* im Erntegut zu einer Kontamination. Die meisten Präparate überschritten sogar die Höchstmenge von einem Milligramm pro Kilo. Inzwischen liegen ähnliche Ergebnisse auch vom deutschen und vom schweizerischen Markt vor. Microcystine sind potente Lebergifte, die vermutlich auch Krebs fördern können. Bei regelmäßiger Zufuhr reichern sie sich in der Leber an. In ihrer Wirkung entsprechen sie dem Gift des Knollenblätterpilzes.

Algengifte stecken auch hinter den gefürchteten Muschelvergiftungen. Wenn die Umweltbedingungen für Algen günstig sind, kommt es zu einer Massenvermehrung. Handelt es sich dabei um Giftproduzenten, kann eine »Algenblüte« ganze Gewässer vergiften und große Fischsterben verursachen. Eine solche Algenblüte, die Flüsse und sogar das Meer in beängstigender Weise rot färbt

(»rote Tide«), wurde bereits als biblische Plage beschrieben. Muscheln sind allerdings gegen Algengifte weniger empfindlich als Wirbeltiere, sie filtern sie aus dem Wasser, reichern sie in ihrem Fleisch an und geben sie an die Nächsten in der Nahrungskette weiter… Insofern wären die versprochenen appetitzügelnden Wirkungen von Algenprodukten durchaus nachvollziehbar, zumindest für diejenigen, die wissen, was ihnen mit Algen blühen kann.

Dennoch besteht kein Grund, Algen rundweg zu verteufeln. Schließlich essen wir Mitteleuropäer Tag für Tag reichlich Algenprodukte – allerdings meist ohne dass uns dies bewusst wäre – zum Beispiel mit Desserts, Süßwaren, Trinkjoghurts, Eierlikör oder Speiseeis, wo sie als Stabilisatoren und Verdickungsmittel dienen. Die fraglichen Algenextrakte lassen sich an ihren E-Nummern erkennen: E 400 bis E 405 stammen aus Braunalgen, E 406 und E 407 hingegen aus Rotalgen. Allein um den Bedarf an Alginaten aus Braunalgen zu decken, erntet die Industrie Jahr für Jahr mehr als eine halbe Million Tonnen Kelp. Allerdings müssen die Rohstoffe aufwendig gereinigt werden, denn bei Lebensmitteln gelten im Gegensatz zur Nahrungsergänzung detaillierte Reinheitsvorschriften. Schon allein deshalb ist das Risiko nicht mit dem vergleichbar, das mit Gesundheitsalgenpulvern verbunden ist.

Literatur:

Nakajima Y et al: Ingestion of Hijiki seaweed and risk of arsenic poisoning. Applied Organometallic Chemistry 2006/20/S.557–564

Almela C et al: Heavy metal, total arsenic, and inorganic arsenic contents of algae food products. Journal of Agricultural and Food Chemistry 2002/50/S.918–923

Gilroy DJ et al: Assessing potential health risks from microcystin toxins in blue-green algae dietary supplements. Environmental Health Perspectives 2000/108/S.435–439

Bundesinstitut für gesundheitlichen Verbraucherschutz und Veterinärmedizin (BgVV): Getrockneter Seetang und getrocknete Algenblätter mit überhöhten Jodgehalten. Stellungnahme des BgVV vom 03.01.2001

Bundesinstitut für gesundheitlichen Verbraucherschutz und Veterinärmedizin (BgVV): AFA Algen und AFA Algenprodukte. Stellungnahme des BgVV vom 23.09.2001

Botana LM (Ed): Seafood and Freshwater Toxins. Marcel Dekker, New York 2000

Faulkner DJ: Marine natural products. Natural Products Report 2001/18/S.1–49

Utkina NK et al: Two new minor polybrominated dibenzo-p-dioxins from the marine sponge Dysidea dendyi. Journal of Natural Products 2002/65/S.1213–1215

Dortch Q: Harmful algal blooms. In: Fullerlove G (Ed): Encyclopedia of Life Sciences. Nature Publishing Group, London 2002, S.496–505

Dietrich D, Höger S: Guidance values for microcystines in water an cyanobacterial supplement products (blue-green algal supplements): Toxicology and Applied Pharmacology 2005/203/S.273-289

Alpeneier: schwer im Kommen

Wenn man sich die ältesten Kunstwerke betrachtet, die unsere Vorfahren auf allen Kontinenten auf Felswände malten oder in Stein ritzten, wird sehr schnell deutlich, dass die mächtigen Genitalien von mächtigen Tieren die Phantasie schon immer mächtig beflügelten. In jener fernen Vergangenheit waren Medizin und Magie dasselbe (aber wenn wir ganz ehrlich sind, hat sich daran eigentlich nicht so furchtbar viel geändert). Die magische Vorstellung, man könne sich die körperlichen, geistigen oder sexuellen Kräfte eines Menschen oder eines Tieres aneignen, indem man die entsprechenden Körperteile verzehrt, durchzieht alle Kulturkreise und hat bis heute Bestand: Ob Penisse, Hoden, Sperma, Hirn oder Urin, ob Kannibalismus oder Mumienpulver, all das fand und findet zum Teil noch fleißig Anwendung.

Ein paar Beispiele gefällig? Aber gerne! Die Rezepte für »Functional Food« gegen Impotenz und zur Belebung des Begehrens von Mann und Frau sind Legion. Schon die alten Römer kannten die rechte Speise, wenn es darum ging, mehr als nur den Hunger zu befriedigen. Nach Plinius fördert gerade der rechte Hoden eines Esels mit Wein genossen den Koitus. In seinem *Der duftende Garten* betitelten Klassiker der Liebeskunst empfahl Scheich Nefzaui (15. Jh.), eine Eselsrute in Öl einzulegen, um kleine Glieder groß zu machen. »Die durch dieses Verfahren erhaltene Flüssigkeit trinke man und reibe sich den Penis damit ein.« Ähnliche Erfolge berichtet der Schweizer Arzt und Naturforscher Conrad Gesner im 16. Jahrhundert: Eselshoden »bringen denen, so der weyber nit mächtig seyn mögen, geile«. Darüber hinaus regte natürlich das ausgeprägte Liebesleben des Hirsches zur Brunstzeit die Phantasie der Mediziner gehörig an, wie wir einem weiteren Ernährungstipp Gesners entnehmen dürfen: »Hirtzenhoden in starkem Wein getruncken, machet die hurtig, die so der Weyber nit gebrauchen mögen.« Ein Kollege riet hingegen zum Penis von einem Hirsch, der »in coitu durchschossen und gefället« wurde.

Tierische Genitalien waren beileibe nicht nur Ingredienzien für Rezepturen in mittelalterlichen Gesundheits- und Zauberbüchern. Noch heute werden sie mal mehr, mal weniger verschämt auf Speisekarten in aller Welt geführt. Im schweizerischen Kanton Bern etwa gelten »Alpeneier« oder »Glocken der Heimat«, ein Ragout aus Stierhoden und Kalbsbries, als »Herrenspezialität«. Hinter »spanischen Nieren« – oft in Stierkampfregionen angeboten – verbergen sich ebenfalls Stierhoden, fein geschnitten, mit Zwiebeln und Knoblauch scharf gebraten und mit Weißwein abgelöscht. In Serbien wurde 2004 die erste Hodenkoch-Weltmeisterschaft ausgetragen, vor allem um lokale Spezialitäten wieder mehr ins Zentrum des kulinarischen Interesses zu rücken. Gewonnen hat übrigens der Belgrader Starkoch Dejan Milovanovic mit einer delikaten Mischung aus Stier- und Schweinehoden.

Selbst im angeblich ach so prüden Amerika schreckt man vor dem Verzehr von »bull's balls« und anderem Gemächt nicht zurück. Je nach Quelle darf man unter »Rocky-Mountain-Austern« Stier-, Lamm- oder Schafshoden verstehen, alternativ werden auch »Berg«- oder »Prärieaustern« als »variety meat« (Fleischspezialitäten) angeboten. Gar nicht prüde geht es jedenfalls beim alljährlich mit Tonnen von Stierhoden begangenen »Testicle Festival« in Montana zu. In Thailand schätzt man Büffelpeniseintopf, in China Penissuppen aller Art – sehr zum Leidwesen der Artenschützer auch solche von Tigern, Schildkröten und Robben. Ob der Siegeszug von Viagra den Appetit auf genitale Spezialitäten seltener Tiere mindern wird, bleibt noch abzuwarten. Etwas ganz Besonderes ist der chinesische Fünf-Penis-Wein, in dem die feingeschnittenen Glieder von Ochse, Schaf, Hirsch, Hund und Schlange treiben.

Phallus und Sperma symbolisierten in manchen Kriegergesellschaften alles, was einen Mann ausmachte, gleichermaßen äußere wie innere Werte. Für sie war es nur folgerichtig, mit diesen Mitteln aus kleinen Jungs echte Kerle zu machen. »Ein dorischer (spartanischer) Edelmann des siebten Jahrhunderts übertrug mittels seines Phallus die Essenz seiner männlichen Eigenschaften auf einen Knaben«, erklärt der Historiker Thorkil Vanggard die in Sparta übliche Knabenliebe. Der Ältere (griechisch *eispnélas*, der »Einhauchende«) war dabei weit mehr als ein päderastischer Liebhaber: Er trug die Verantwortung für die Erziehung des Jünglings und war dem leiblichen Vater rechtlich gleichgestellt. Beim Stamm der Sambia in Papua-Neuguinea, wo Jungs ab dem achten Lebensjahr in reinen Männerhaushalten lebten, ging die Übertragung männlicher Tugenden oral vor sich. Für die dortigen Männer war die Fellatio (die immer nur der Jüngere am Älteren ausführte) ein Spenden von »Vaternahrung« als Gegenstück zur Muttermilch, die das Kind zuvor erhalten hatte. Später, nach ihrer Verheiratung, tranken die Männer dann den milchigen Saft eines bestimmten Baumes, um ihre eigenen Säfte wieder zu ergänzen.

Der Verzehr von Stierhoden zur Steigerung der körperlichen Leistungsfähigkeit, wie er schon von griechischen Athleten betrieben wurde, mutet dagegen fast rational an. Zwar wussten die Alten noch nichts von Testosteron, doch hatten sie sicherlich beobachtet, welche körperlichen Veränderungen an Kastraten vorgingen. Zusammen mit dem Mythos vom starken Stier war so eine plausible

Begründung für diese Form der Sportlernahrung gegeben. Das in den Hoden gebildete Hormon Testosteron spielt im männlichen Organismus in der Tat eine entscheidende Rolle: Es sorgt für die Ausbildung von Geschlechtsorganen und Geschlechtsmerkmalen, für Potenz und Libido, ist darüber hinaus aber auch für den Aufbau von Muskeln und Knochen sowie für Aktivität und Aggressivität verantwortlich. Doch allen Sportsfreunden und Verzehrern von Alpeneiern oder Prärieaustern sei es ins Stammbuch geschrieben: Nachdem es Kochtopf und Magen-Darm-Trakt durchlaufen hat, entfaltet Testosteron keinerlei physiologische Wirkung mehr. »Herrenspezialitäten« sind und bleiben reine Geschmackssache.

Literatur:

Bächtold-Stäubli H, Hoffmann-Krayer E (Eds): Handwörterbuch des deutschen Aberglaubens. de Gruyter, Berlin 2000

Rätsch C, Müller-Ebeling C: Lexikon der Liebesmittel. AT Verlag, Aarau 2003

Sperandio R: Von Ruedi gesalzen + gepfeffert. Kulinarische Schweiz. Kanton Bern und seine Spezialitäten. Alpeneier oder auch Glocken der Heimat genannt. http://home.balcab.ch/r.l.sperandio/rezept_260.html (Stand November 2007)

Anon.: »Hoden-Koch-WM«: Dejan Milovanovic ist erster Preisträger. http://www.shortnews.de/web/id/545132/start.cfm (Stand November 2007)

Anon.: Testicle Festival, Rock Creek Lodge. http://www.testyfesty.com (Stand November 2007)

Hopkins J: Strange Food. Skurrile Spezialitäten. Komet MA-Service, Frechen o.J.

Hendrickson R: Lewd Food. The Complete Guide to Aphrodisiac Edibles. Chilton Book Co., Radnor 1974

Allen SL: In the Devil's Garden. A Sinful History of Forbidden Food. Canongate, Edinburgh 2003

Weber CW: Die Spartaner. Enthüllung einer Legende. Heyne, München 1979

Court J, Hollmann W: Doping. In: Gruppe O, Mieth D (Eds): Lexikon der Ethik im Sport. Hofmann, Schorndorf 1998, S. 97–105

Äpfel: das höllische Brain Food aus dem Paradies

Liebe Marketingstrategen, wie konnte das passieren? Statt den Ruf des Apfels als ältestes Functional Food des christlichen wie keltischen Abendlandes aufzupolieren, geriet die jüngste Apfel-Kampagne der CMA zu einem eher peinlichen Auftritt. Die CMA ist jene Werbeagentur, an die unsere Landwirte zwangsweise sauer verdientes Geld abführen müssen, um dann beispielsweise zu erfahren, dass Gammelfleisch »ein Stück Lebenskraft« sei. In diesem besonderen Sündenfall streckt statt einer wohlproportionierten Evastochter eine stark fettreduzierte Vertreterin ihres Geschlechts dem Betrachter ein Apfelstielchen entgegen und erklärt launig: »Ich mag nur Typen mit Stil.« Warum so schüchtern? Ist doch der Apfel seit alters als Aphrodisiakum und Anti-Aging-Mittel im Schwange. Nicht umsonst tragen die Fruchtbarkeits- und Liebesgöttinnen vieler Kulturen stets pralle Äpfel bei sich, von der griechischen Erdmutter Gaia über Aphrodite alias Venus bis zur nordischen Göttermutter Frigg und Idun, der Göttin unsterblicher Jugend und Schönheit.

Für die alten Götter bedeutete der Apfel jedoch weit mehr als die Anbahnung einer Liebschaft oder ein sexuelles Stimulans: Mit dem Genuss von (vorwiegend goldenen) Äpfeln erhielten sie sich selbst jung und knusprig. Dies gilt sowohl für die Äpfel, die Herakles den Hesperiden raubte, als auch für die goldenen Äpfel, die Idun für Odin und seine Sippschaft hütete. Keltische Sagen berichten ebenfalls davon, dass Äpfel zu ewiger Jugend und Unsterblichkeit verhelfen. Entsprechenden Stellenwert besaßen Äpfel und Apfelbäume im religiösen Kult der Kelten, und so ist das mythische Avalon nichts weiter als das »Apfelland«, die keltische Version des Paradieses.

Angesichts dieser Vorgeschichte kann es nicht verwundern, dass die Kirche den geheimnisvollen Baum in der Mitte des Gartens Eden zum Apfelbaum erklärte, als sie zur Missionierung Europas anhob. Das Gewächs, das die Heiden, sprich die Konkurrenz, so schätzten, musste für Christen verabscheuungswürdig sein. Die Schlange hatte Eva versprochen, nach Genuss der verbotenen Frucht würden sie und ihre bessere Hälfte Gutes und Böses erkennen und damit sein wie Gott. Begehrlichkeiten wecken und zwischen ein paar (fast) wahre Aussagen jede Menge leere Versprechungen packen, kommt uns das nicht irgendwie bekannt vor? Heute würde das listige Kriechtier sein Produkt mit Sicherheit als »Brain Food« zur Steigerung der geistigen Leistungsfähigkeit und Erweiterung der spirituellen Dimension verkaufen. Adam und Eva sind damals jeden-

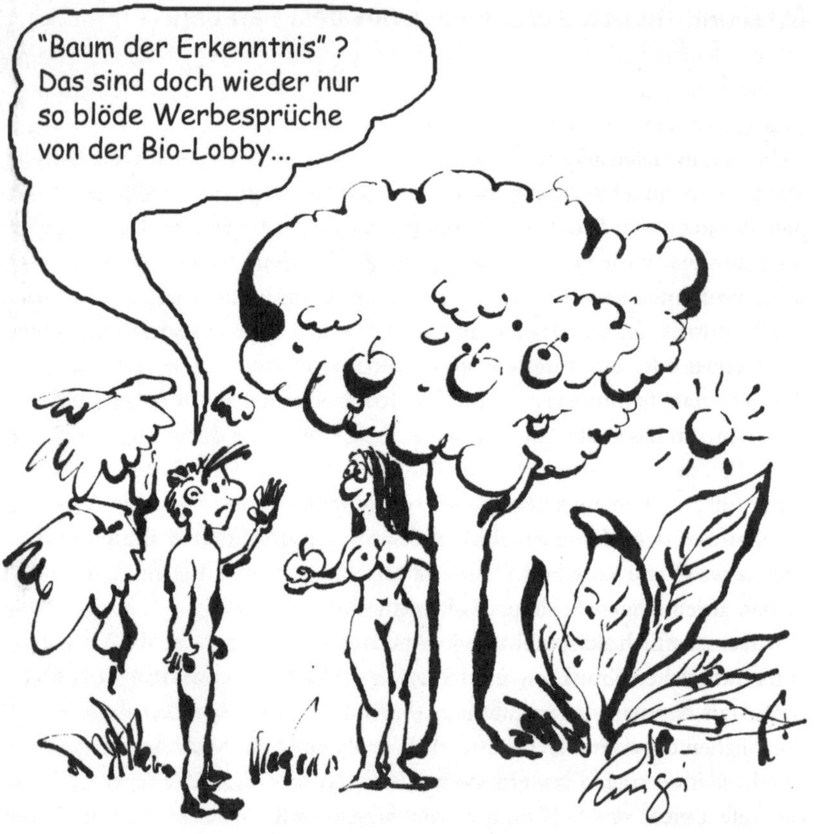

falls auf das Lockangebot hereingefallen; gottgleich wurden sie aber keineswegs und erkannt haben sie nur, dass sie a) ein Verbot übertreten hatten (die Geburtsstunde des schlechten Gewissens) und b) dass sie nackig waren.

Für die christliche Moral war diese Erkenntnis allerdings wichtig, denn sie koppelte den nackten Leib an die Verfehlung, den Ungehorsam und an die Assoziation »Teufel – Frau – Apfel – Sex«. Zur Verstärkung wurden im Mittelalter noch ein paar »Beweise« für den tieferen Zusammenhang nachgereicht. Schmeckt ein Apfel nicht zuerst süß und dann leicht bitter? Der süße Geschmack verlockt, der bittere jedoch steht für Gift, und Gift ist des Teufels. Schneidet man den Apfel längs durch, also vom Stielansatz zur Blüte, dann sieht das Kerngehäuse wie ein weibliches Geschlecht aus (eine Auffassung, die unter Mönchen tradiert wurde). Halbiert man den Apfel quer, zeichnet sich in der Mitte sternförmig ein Pentagramm ab, ebenfalls ein teuflisches Symbol ... Der letzte Beweis, dass diese Frucht direkt aus der Hölle kommen muss. Kein Wunder, dass dem armen Adam seinerzeit der Brocken im Halse stecken blieb und sich zur Erinnerung an die unerfreulichen Geschehnisse im Paradiesgarten in den Adamsapfel verwandelte.

Aber wie in vielen anderen Fällen auch – zum Beispiel Weihnachtsbaum und Osterhase – vermochte die christliche Lehre die heidnischen Vorstellungen vom Apfel als Functional Food nicht völlig auszulöschen. Ewige Jugend und ewiges Leben durfte er zwar nicht mehr verleihen, aber wenigstens Gesundheit, und das ist, wenn man so will, der erste Schritt in Richtung höherer Ziele. Je nach Quelle musste man am Ostersonntag, am Gründonnerstag, am Karfreitag, an Weihnachten oder an Pfingsten, jedenfalls unbedingt an einem hohen christlichen Feiertag, frühmorgens auf nüchternen Magen einen heidnischen Apfel verspeisen, um das ganze Jahr vor Krankheit geschützt zu sein. Wer ganz sicher sein wollte, den richtigen Tag nicht zu verpassen, aß einfach jeden Tag einen. Seither soll er einem englischen Sprichwort zufolge (»An apple a day keeps the doctor away«) den Menschen Medizinalräte und ähnliches Gelichter vom Hals halten, etwa so wie Knoblauch Vampire verscheucht.

Allen gegenteiligen Behauptungen zum Trotz gibt es keinerlei Studien, die mit wissenschaftlich akzeptablen Methoden belegen, dass der Verzehr von Äpfeln vor irgendwelchen Krankheiten oder gar Krebs schützt. Gesundheitsreformgeplagte Ärzte können wieder aufatmen: Von hier droht keine Gefahr einer heimlichen Patientengenesung. Eher trifft das Gegenteil zu: Viele Menschen, vor allem Kinder, vertragen den erhöhten Fructose- und Sorbitgehalt von Apfelsaft oder Äpfeln nicht und bekommen prompt Durchfall. Zu allem Überfluss gab's auch noch Vergiftungen durch die natürliche Wachsschicht auf der Schale, mit der sich das Kernobst vor Austrocknung, Schädlingen und Regen schützt. Manch eine Leber ist überfordert, wenn sie gleich fünfmal am Tag hochgelobte »sekundäre Pflanzenstoffe« entsorgen muss. Dies bezahlte ein Biobauer mit dem Leben, der tragischerweise glaubte, seine Früchte seien uneingeschränkt »gesund«. Der korrekte Fachausdruck auf dem Totenschein lautete übrigens kurz und bündig »Paraffinleber«.

Angesichts dieser Erkenntnisse halten wir uns lieber an das Schlagersternchen Wencke Myhre, das die deutsche Jugend schon in den flotten Sechzigern mit ahnungsvollen Worten vor kulinarischen Fehltritten warnte: »Beiß nicht gleich in jeden Ahapfel, er könnte sauer sein.« Heute sind es allenfalls noch die kleinen Stielchen, nach denen es verwegene Magermodels auf bunten CMA-Plakaten gelüstet. Was einst holden Göttinnen ewige Jugend und Schönheit verlieh, mutierte dank eifrigen Marketings zum Symbol für Hungerleider. Als

Functional Food hat das sagenumwobene Kernobst wohl seine Schuldigkeit getan. Sein tausendjähriger Zauber ist dahin. Schade eigentlich.

Literatur:

Bächtold-Stäubli H, Hoffmann-Krayer E (Eds): Handwörterbuch des deutschen Aberglaubens. de Gruyter, Berlin 2000

Beuchert M: Symbolik der Pflanzen. Insel, Frankfurt/Main 2004

Allen SL: In the Devil's Garden. A Sinful History of Forbidden Food. Canongate, Edinburgh 2003

Hendrickson R: Lewd Food. The Complete Guide to Aphrodisiac Edibles. Chilton Book Company, Radnor (Pennsylvania) 1974

Andresen C et al (Eds): Lexikon der Alten Welt. Weltbild Verlag, Augsburg 1995

Peterich E, Grimal P: Götter und Helden. Die Mythologie der Griechen, Römer und Germanen. Artemis & Winkler, Düsseldorf 2003

Ledochowski M et al: Fructosemalabsorption. Journal für Ernährungsmedizin 2000/2/S.10–14

Rocchiccioli F et al: Abnormal n-nonacosane storage in humans: detection by gas chromatography/mass spectrometry of tissue extracts. Biomedical and Environmental Mass Spectrometry 1987/14/S.481–485

Duboucher C et al: Diffuse storage of vegetal wax hydrocarbons of dietary origin. Archives of Pathology & Laboratory Medicine 1989/113/S.423–428

Arsen: das Schönheitsvitamin

»In Deutschland, Österreich, Frankreich, England usw. gibt es Menschen, die aus Neugierde, weil sie darüber gelesen haben, meistens aber aus Nachahmungssucht, der Triebfeder so überaus vielen unsinnigen Tuns in der Welt, in dem Glauben, durch dieses Mittel blühender aussehend, voller, körperlich kräftiger, leistungsfähiger und ausdauernder zu werden, oder auch sich dadurch vor infektiösen Krankheiten zu schützen, oder die Verdauung dauernd hoch zu halten, … *ihm* frönen.« Hätten Sie's gewusst? Der Stoff, über den sich der große Pharmakologe Louis Lewin anno 1927 mokierte, ist das Arsenik …

Während uns Heutigen zu diesem Stichwort allenfalls die wunderbar schwarzhumorige Komödie *Arsen und Spitzenhäubchen* (»Auf einen viertel

Liter Holunderbeerwein nehme ich einen Teelöffel Arsenik, einen halben Teelöffel Strychnin und ein paar Körnchen Zyankali«) einfällt, ist sein Gebrauch als eines der wichtigsten traditionellen Nahrungsergänzungsmittel der Menschheit weitgehend in Vergessenheit geraten. Sicher nicht ganz zu Unrecht, denn die Vergiftungsgefahr war und ist groß. Arsenverbindungen wurden seit dem Altertum nicht nur für ein »blühendes Aussehen«, sondern auch als Ratten- und Mäusegift sowie für den klassischen Giftmord verwendet. »Die in der Weltgeschichte bekannt gewordenen systematischen Vergiftungen kleinen und großen Stils sind fast immer, bis in unsere Tage hinein, mit Arsenverbindungen, vor allem der arsenigen Säure, bewerkstelligt worden«, so Lewin.

Die »volkstümliche Anwendung« von Arsenik ist vor allem aus Bayern, Tirol und der Steiermark überliefert. Die sogenannten Arsenikesser nahmen regelmäßig kleine Mengen »Hidrach« (Hüttenrauch, nach der Entstehung beim Erzrösten) zu sich, um Potenz und körperliche Leistungsfähigkeit zu steigern. Beim Bergsteigen bzw. beim Tragen von Lasten erleichterte Arsenik das Atmen, ein Gebrauch, der an das Kauen von Cocablättern in den Anden gemahnt. Die Bewohner der Alpen nahmen es »ähnlich wie Kandiszucker« und ließen es im Mund »langsam vergehen«, wie Freiherr von Bibra beobachtete. Seinem Werk über Genussmittel (!) aus dem Jahr 1855 entnehmen wir, dass Arsen gegessen wurde, »um ein gesundes und wohlbehäbiges Aussehen zu bekommen. So nehmen häufig junge Leute beiderlei Geschlechts aus Liebe Arsenik, nicht im tragischen oder poetischen Sinne, um vereint sich im Tode wenigstens angehören zu dürfen, ... sondern ganz ordinär, um fett zu werden.«

Leider wurde dabei in Erwartung schwellender erotischer Fettpölsterchen des Öfteren überdosiert, so dass die Eitelkeit ihre Erfüllung statt in einem Liebesnest auf dem Totenbette fand. Um ebendiesem zu entgehen, griffen dagegen ältere Herren zum Arsen. So entnehmen wir der Autobiographie des österreichischen Literaten Peter Altenberg eine freudige Notiz: »Frl. E. A. empfahl mir ihr Arsen-Präparat ›Elarson Bayer‹, täglich nach jeder Mahlzeit eine Pille, durch zehn Tage zu nehmen, dann fünf Tage Pause. Es steigerte meine Lebens-Kräfte mysteriös und schiebt jeden Zusammenbruch unbedingt auf Jahre hinaus!«

Auch Tiere wurden mit Arsenik aufgepäppelt: Pferdehändler – vulgo Rosstäuscher – gaben ihren zum Verkauf stehenden Kleppern ein wenig Arsenik, weil sie dann (vorübergehend) etwas Fleisch ansetzten und das Fell einen schönen Glanz bekam. In Wien wurden damit fast alle Herrschaftspferde verschönert – vermutlich einschließlich der Lipizzaner der Hofreitschule. Außerdem erhielten Arbeitspferde, »welche Lastwagen über steile Gebirge ziehen müssen«, Arsenik, und auch das Vieh wurde damit gefüttert, weil es dadurch schneller an

Gewicht zunahm. Diese Praxis war (in der Schweine- und Geflügelmast) bis vor wenigen Jahren noch weit verbreitet und ist – illegalerweise – selbst heute noch gelegentlich anzutreffen. Mit Arsenikalien lassen sich nicht nur diverse Krankheiten der Tiere behandeln, jeder Fachmann weiß, dass diese Medikamente auch eine wachstumsfördernde Wirkung entfalten. Worauf sie beruht, ist ungewiss. Vielleicht liegt es daran, dass Arsen die Schilddrüsenfunktion hemmt, was zu einer Senkung des Grundumsatzes und damit zur Gewichtszunahme führt.

Noch 1927 beobachtete Lewin, dass nicht nur »in Europa Arsenik von Frauen und Mädchen reichlich verbraucht wird«, sondern auch im Süden der Vereinigten Staaten. Dort sprach man von »Dippers«. »Manche Damen und Schauspielerinnen tun dies ebenso wie Dienerinnen der Venus vulgivaga. Ein schöner Teint, runde Formen, Glätte der Haut, Glanz der Haare sind die lockenden Aussichten, die dazu führen. Hetären, die ihre verbrauchten äußeren Reize dadurch aufzufrischen gedenken, handeln hierbei wenigstens aus dem erklärlichen Triebe, neue Stützen für ihr Gewerbe zu gewinnen. Wenn aber auch junge Mädchen nur aus nachzuahmender Eitelkeit dies tun, ja sogar auf ärztlichen Rezepten der Solutio Fowleri die Dosen und eine ärztliche Wiederholungsanweisung fälschen, so ist es Zeit, diesem sicherlich anwachsenden Unfug ein Hemmnis entgegenzusetzen.«

Diese Bemerkung Lewins lässt sofort an den Diebstahl von Rezepten durch Drogensüchtige denken, wie er auch heute immer wieder vorkommt. In der Tat hatte der Verzicht der Toxikophagen (Giftesser) auf die gewohnte Zufuhr ihres geliebten Arseniks ähnliche Entzugserscheinungen zur Folge, wie man sie von Alkoholikern, Morphinisten und anderen Opiatabhängigen kennt. Dann zeigten sich, wie von Bibra schreibt, ein »Mangel an Appetit, vermehrte Speichelabsonderung, Krämpfe, Leibschmerzen, Verstopfung und Atembeschwerden. Ganz überraschend schnell erreichen aber alle diese Symptome ihr Ende, wenn wieder die gewohnte Dosis Arsenik genommen wird.«

Noch aus einem weiteren Grund wetterte Lewin gegen die unvorteilhafte Mischung aus Eitelkeit und Dummheit, die schon damals den Markt der Nahrungsergänzung belebte: Man wusste, dass bei Arsenikkonsumenten mit der Zeit eine Gewöhnung eintritt und sie dann die Dosis erhöhen. Zudem glaubt so mancher, der seiner Schönheit, Gesundheit oder Potenz auf die Sprünge helfen will, nur allzu gern an die Regel »viel hilft viel«. Daher kam es häufig zu tödlichen Vergiftungen, wenn die Dosissteigerung zu groß war. Dann mussten die Gerichtsmediziner klären, ob es sich bei den Toten um Giftmordopfer handelte oder um Arsenikesser, die ihr Dope oder ihre Anti-Aging-Medizin überdosiert hatten.

Zu den Arsenpräparaten gehörte unter anderem die erwähnte »Solutio Fowleri« (Fowler'sche Lösung). Sie enthielt ein Prozent Arsenik und wurde ebenso wie arsenhaltige »asiatische Pillen« (Exotisches ging damals ebenso gut wie heute) oder Mineralwässer im 19. Jahrhundert sogar im Rahmen von Arsenkuren verabreicht: »Zur allgemeinen Kräftigung bei Asthenikern und Nervösen, bei verschiedenen Blut- und Hautkrankheiten und, da Arsenik den Ansatz der Nahrungsstoffe im Körper begünstigt, bei mangelhaftem Eiweiß- und Fettansatz und bei Störungen des Knochenbaues (Osteomalazie)«, wie der *Große Brockhaus* 1928 wusste. Dünne galten damals als hässlich, und Magerkeit wurde als sicheres Zeichen von Krankheit angesehen, die unbedingt einer ärztlichen Therapie bedurfte. In einer Zeit, als üppige Formen angesagt waren, kam das Arsen gerade recht. O tempora, o mores!

Literatur:

Lewin L: Phantastica. Die betäubenden und erregenden Genussmittel. Georg Stilke, Berlin 1927
Lewin L: Gifte und Vergiftungen. Lehrbuch der Toxikologie. Georg Stilke, Berlin 1929
Freiherr von Bibra E: Die narkotischen Genussmittel und der Mensch. Wilhelm Schmid, Nürnberg 1855
Falbe J, Regitz M (Eds): Römpp Chemie Lexikon. Thieme, Stuttgart 1992
Der Große Brockhaus. FA Brockhaus, Leipzig 1928
Altenberg P: Mein Lebensabend. Fischer, Berlin 1919

Ascorbinsäure: errötende Würstchen

Wer entscheidet eigentlich, was unser Körper so braucht? Ganz einfach: die Experten. Jede Nation, die etwas auf sich hält, finanziert Fachgesellschaften, denen es obliegt, dem eigenen Volke Empfehlungen für eine politisch korrekte Ernährung zu verkünden. Die Folge: Wenn's ums Essen geht, kocht jedes Land sein eigenes Süppchen. Den Schweden gilt der Alkohol als größtes aller Übel, die Franzosen schätzen ihn, nach kritischer Auswertung der gleichen Studien, die vor ihnen die Schweden geprüft haben, als optimale Anti-Aging-Medizin und lassen sich nicht zweimal bitten.

Was für den Alkohol recht ist, ist für Vitamine billig: So benötigte der Bananendeutsche (West) vor der Wende 75 Milligramm Vitamin C am Tag, während sich der südfruchtdefizitäre Ossi mit mageren 45 Milligramm begnügen musste. Da ist es nur logisch, dass der Bedarf nach der Wiedervereinigung auf 100–125 Milligramm angehoben wurde. Als Europäer reichen einem Deutschen allerdings schon 30 Milligramm, so hat es das Fachgremium der EU beschlossen. Und wie hoch ist der Bedarf eines real existierenden Menschen? Er liegt bei lumpigen fünf Milligramm am Tag, eine Dosis, die auch derjenige nicht unterschreitet, der Obst und Gemüse meidet wie der Teufel das Weihwasser. Denn Ascorbinsäure alias Vitamin C wird vielen Fertigprodukten und Junk Food als »E 300« zugesetzt – und das nicht selten ohne Deklaration. Beispielsweise zur schnelleren Umrötung von Würstchen oder zur Verlängerung der Haltbarkeit von Rohwurst.

Schon allein aufgrund der Vitamin-C-Zusätze sollten die Ernährungsberater unser Fast Food über den grünen Klee loben. Gibt es einen Stoff mit einem gesünderen Image als Ascorbinsäure? Es ist eine therapeutische Allzweckwaffe, die selbst das Wasser von Lourdes noch nass macht. Ganze Völkerschaften schwören auf »ihr« Vitamin C, wenn die Medien gerade mit Vogelgrippe infiziert sind oder die Angst vor dem Krebs übermächtig zu werden droht. Dann essen sie Obst und Grünzeug, schlucken Pülverchen oder lassen Brausetabletten in Mineralwasser zergehen. Und fühlen sich gleich besser!

Gegen dieses Gefühl gibt es nun wirklich nichts einzuwenden: Vitamin C ist erstens im Discounter billig und schont damit Ihren Geldbeutel, zweitens in geringer Dosis für die meisten Menschen belangloser als eine Prise Salz – und drittens ist es allemal hygienischer als Weihwasser. Der Placeboeffekt ist nicht ehrenrührig, sondern kann ja auch ganz hilfreich sein. Trotzdem: Wie sehen die Ergebnisse im placebokontrollierten Doppelblindversuch aus? Wenig erfreulich. Rechtzeitig zur Erkältungssaison schrieb das *arznei-telegramm* als Resümee von zwei Meta-Analysen und sechs Studien: »Hoch dosiertes Vitamin C bleibt ohne Einfluss auf die Häufigkeit von Erkältungen. Die in einer auch Studien geringer Qualität einschließenden Metaanalyse gefundene Verkürzung der Erkrankungsdauer um weniger als einen halben Tag ist klinisch unbedeutend …« Und für den Tipp, statt hoch dosiertem Vitamin C einfach Multivitamintabletten einzuwerfen, »fehlt ebenfalls ein klarer Nutzenbeleg«.

Bei Leistungssportlern ist die Wirkung noch ungeklärt. Wenn sie im Frühjahr aus ihren Winterquartieren nach Mitteleuropa zurückfliegen, schlucken sie hoch dosiertes Vitamin C. Dadurch sollen die bisher üblichen Erkältungen unmittelbar nach dem Eintreffen in der Heimat weitgehend unterbleiben. Wer rein zufällig kein Leistungssportler ist, der monatelang unter südlicher Sonne herumtollen durfte, dem sei zu einer gewissen Vorsicht geraten: Da Vitamin C in hoher Dosierung Eisen aus den roten Blutkörperchen freisetzen kann, sind bei entsprechender genetischer Veranlagung durchaus ernsthafte Schäden, zum Beispiel am Herzen, zu erwarten. Dazu zählt die heterozygote Hämochromatose – von dieser Veranlagung wissen die Betroffenen im Allgemeinen nichts, was auch nicht wichtig ist, solange sie nicht hoch dosiertes Vitamin C schlucken wollen. Unter Freizeitsportlern ist es so schon zu Todesfällen gekommen.

Was die übrigen Wunschwirkungen betrifft, stellt sich das Bild nicht unbedingt erfreulicher dar. Egal ob Herzinfarkt, Krebs, Alzheimer oder Augenerkrankungen – bisher wollte es trotz erheblichen Aufwands einfach nicht gelingen, den versprochenen Nutzen auch hinreichend zu belegen. Dabei hatte der Stoff aufgrund seiner antioxidativen Eigenschaften bei Ärzten große Hoffnungen und bei Chemikern die schlimmsten Befürchtungen geweckt. Nach ärztlicher Spekulation sollte er im Körper ihrer Patienten hypothetische »Radikale fangen«. Diese therapeutischen Wahnvorstellungen zerbrachen jedoch an der harten Realität. Inzwischen warnen die Behörden in den USA zunehmend vor Antioxidanzien-Supplementen in Therapie und Prävention. Die U.S. Preventive Services Task Force spricht sich in ihren Empfehlungen gegen antioxidative Vitaminpräparate aus. Auch das amerikanische Krebsinstitut (National Cancer Institute, NIH) rät von Antioxidanzien in der Tumorbehandlung ab.

Zwar fehlt es nicht an Spekulationen, wogegen Vitamin C womöglich noch helfen könnte – solange es neue Kranke oder neue Krankheitsnamen gibt, so lange stirbt auch die Hoffnung auf neue Geschäftsfelder nicht. Aber es gibt auch Befürchtungen – Befürchtungen, die sich einstellen, wenn man die Einsatzgebiete genauer überprüft: So fand man bei Diabetikerinnen (Typ 2) bei Einnahme von Vitamin-C-Präparaten mehr Todesfälle durch Herzinfarkt. Das in der Nahrung enthaltene Vitamin C hatte glücklicherweise keine Wirkung. Da der Stoff auch zu Oxalsäure abgebaut wird, erhöht sich außerdem das Risiko für Nierensteine.

Für viele Menschen sind solche Risiken bei einem so »gesunden« Vitamin kaum vorstellbar – umso mehr, als der Stoff recht schnell über den Urin entsorgt wird. Deshalb werden wasserlösliche Vitamine ja auch als harmlos eingestuft. Doch sagt die Tatsache, ob ein Stoff wasserlöslich ist oder nicht, rein gar nichts über dessen Giftigkeit aus. Sonst gäbe es im Wasser keine potenziellen Gifte oder gar Fischsterben. Zyankali ist perfekt wasserlöslich – aber auch tödlich. Zudem bedeutet eine Ausscheidung über die Niere (denn das meint das Wort »wasserlöslich« bei Vitaminen), dass der Stoff vorher via Blut durch den ganzen Körper strömt, bis ihn die Niere endlich erwischt und entsorgen kann.

Vielleicht hat der Körper ja gute Gründe, wenn er eine Substanz so schnell wie möglich wieder loswerden will.

Prinzipiell unterliegt das Vitamin der Homöostase – das heißt, der Körper reguliert den Spiegel unabhängig von der Zufuhr auf einem bestimmten Niveau. Einen der ersten Belege dafür lieferte die berühmte VERA-Studie aus Deutschland, sehr zum Entsetzen der Fachwelt: Beim Vitamin C gab es keinerlei Zusammenhang zwischen Zufuhr und Status. Menschen mit sehr hoher Zufuhr konnten trotzdem sehr niedrige Spiegel im Blut haben, und solche, die eigentlich als unterversorgt gelten müssten, wiesen stattliche Gehalte auf. Inzwischen beginnt die Forschung zu entschlüsseln, wie perfekt der Körper die für das jeweilige Gewebe optimalen Werte einstellt. Das erklärt endlich die deutlich niedrigeren Pegel im Blut von Rauchern: In Verbindung mit Substanzen aus dem Tabakrauch zerstört Ascorbinsäure jene Entgiftungsenzyme, mit denen sich unser Körper vor Mikroorganismen und Toxinen schützt – und das soll nach Möglichkeit verhindert werden.

Die Gefahren drohen vor allem von hoch dosierten Vitamin-C-Supplementen. Mit den üblichen Gehalten in unseren Lebensmitteln sind Sie aber immer auf der sicheren Seite – auch dann, wenn mal viel weniger drin sein sollte als erhofft. Zum Beispiel in handelsüblichem Kopfsalat. Da der Stoff im erntefrischen Salat nur mäßig enthalten und das Vitamin recht empfindlich ist, sorgen Transport und Lagerung dafür, dass sich die Restbestände weitgehend verflüchtigt haben, bis er angemacht auf dem Tisch steht. Doch das braucht niemanden zu ängstigen, schließlich ist, wie gesagt, Fast Food in Sachen Vitamin C weitaus ergiebiger.

Literatur:

Anon.: Vitamine A, C, E und Betakarotin: Wie nützlich sind Antioxidantien? arznei-telegramm 2003/34/S.111–113

Lee DH et al: Does supplemental vitamin C increase cardiovascular disease risk in women with diabetes? American Journal of Clinical Nutrition 2004/80/S.1194–1200

Douglas RM et al: Vitamin C for preventing and treating the common cold. The Cochrane Database of Systematic Reviews 2004, Issue 4

Massey LK et al: Ascorbate increases human oxaluria and kidney stone risk. Journal of Nutrition 2005/135/S.1673–1677

Fisher AEO, Naughton DP: Iron supplements: the quick fix with long-term consequences. Nutrition Journal 2004/3:2

Pauling L: Vitamin C and the Common Cold. Freeman & Co., San Francisco 1970

Herbert V et al: Vitamin C-driven free radical generation from iron. Journal of Nutrition 1996/126/S.1213S-1220S

Heseker H: Zur Bewertung von Vitaminversorgungsgrößen. VERA-Schriftenreihe 1993/IX, Niederkleen

Hediger MA: New view at C. Nature Medicine 2002/8/S.445–446

Sotiriou S et al: Ascorbic-acid transporter Slc23a1 is essential for vitamin C transport into the brain and for perinatal survival. Nature Medicine 2002/8/S.514–517
Nagel R: Effect of cigarette smoke on salivary proteins and enzyme activites. Archives of Biochemistry and Biophysics 2000/379/S.229–236
IPCS/WHO: Poisons Information Monograph 046: Ascorbic Acid. http://www.inchem.org/documents/pims/pharm/ascorbic.htm (Stand November 2007)
Morris MC et al: Dietary intake of antioxidant nutrients and the risk on incident Alzheimer disease in a biracial community study. JAMA 2002/287/S.3230–3237
U.S. Preventive Services Task Force (USPSTF): Routine Vitamin Supplementation to Prevent Cancer and Cardiovascular Disease. Annals of Internal Medicine 2003/139/S.51–55 und S.56–70
Seifried HE et al: The antioxidant conundrum in cancer. Cancer Research 2003/63(15)/S.4295–4298
Deutsche Gesellschaft für Ernährung: Referenzwerte für die Nährstoffzufuhr. Umschau Braus, Frankfurt/Main 2000
Europäische Kommission; Berichte des Wissenschaftlichen Lebensmittelausschusses, 31. Folge: Nährstoff- und Energiezufuhr in der Europäischen Gemeinschaft. Luxemburg 1993
Bjelakovic G et al: Antioxidant supplements for prevention of gastrointestinal cancers: a systematic review and meta-analysis. Lancet 2004/364/S.1219–1228
Bjelakovic G et al: Mortality in randomized trials of antioxidant supplements for primary and secondary prevention. JAMA 2007/297/S.842–857
Lawson KA et al: Multivitamin use and risk of prostate cancer in the National Institutes of Health – AARP Diet and Health Study. Journal of the National Cancer Institute 2007/99/S.754–764

Betain: des Karpfen Tod

Eigentlich bezeichnet Betain eine Substanz, die erstmals aus Zuckerrübenmelasse gewonnen wurde (lateinisch *beta*, die Rübe). Chemiker nennen diesen Stoff Trimethylammoniumacetat oder Trimethylglycin. So weit, so gut. Aber das Betain ist zugleich Namenspatron einer ganzen Stoffgruppe, der Betaine. Damit sind alle Stoffe gemeint, bei denen Betain als Baustein in der Formel auftaucht wie beispielsweise Taurin, Carnitin oder Kreatin.

DAS Betain kommt außer in Rüben noch in vielen anderen Pflanzen sowie in Muscheln, Krabben und Haifleisch vor. Dort bindet es bevorzugt Arsen, daher die oftmals erhöhten Arsengehalte in Meereslebewesen. DIE Betaine werden aus pflanzlichen Rohstoffen gewonnen oder synthetisch hergestellt und – weil sie sowohl einen fett- wie auch einen wasserlöslichen Teil haben – vor allem in der Kosmetik- und Waschmittelindustrie als Emulgatoren oder Tenside eingesetzt. Gerade in der Werbung für Kosmetikprodukte oder unter den Selbermachern von Zahnpasta, Shampoos und Duschgelen ist oft nur ganz allgemein von »Betain« die Rede, ohne die tatsächliche Zutat genauer zu bezeichnen.

Durch die Werbung für Nahrungsergänzungsmittel geistern vor allem zwei Substanzen: einmal DAS Betain und dann das Betainhydrochlorid. Betain soll beim Normalverbraucher vor allem Gefäße, Herz und Leber vor den Unbillen des Lebens schützen, bei Bodybuildern und anderen Körperfixierten hingegen Fett in Muskeln umwandeln und bei Sportlern wiederum Wasser und Elektrolyte sparen. Hinter dem sogenannten Betainhydrochlorid verbirgt sich eine Verbindung aus Betain mit Salzsäure (HCl), daher auch die Bezeichnung »Betain HCl«. Sie soll eine zu geringe Magensäureproduktion ausgleichen. Einige Anbieter behaupten sogar, damit unerwünschte Darmbakterien abtöten zu können – vermutlich durch die gefährlich klingende »Salzsäure«.

Im Magen wird zwar tatsächlich aus Betainhydrochlorid wieder Salzsäure freigesetzt, ob die Menge aus ein paar Kapseln allerdings ausreicht, um ein bis zwei Liter Magensaft pro Tag zu ersetzen, darf getrost bezweifelt werden. Oder wie es *Hagers Handbuch der Drogen und Arzneistoffe* formuliert: »Eine effektive Therapie ist nicht zu erwarten …«, und erklärend hinzufügt: »… und auch nicht erforderlich, da die Verdauung bereits durch die Enzyme des Pankreas gesichert ist«. Die Hauptverdauungsarbeit findet nämlich nicht im Magen, sondern im Dünndarm statt, in den die Bauchspeicheldrüse ihre Sekrete entleert.

Das reine Betain steht seit November 2000 auf der sogenannten Negativliste der gesetzlichen Krankenkassen. Die dort aufgeführten Wirkstoffe und Arzneimittel gelten als »unwirtschaftlich«, da ihr Nutzen nicht hinreichend belegt ist; sie werden demzufolge nicht erstattet. Verständlich, dass sich die Hersteller auf andere Märkte verlegen müssen, wenn sie im Geschäft bleiben wollen. Die frei verkäufliche Nahrungsergänzung ist einer davon, der andere sind die »funktionellen Lebensmittel« oder Functional Food.

Ein finnischer Lebensmittelkonzern wollte Betain als Zusatz für Getränke (Mineralwasser, Softdrinks), Getreideprodukte (Frühstückscerealien, Müsliriegel), Süßwaren (Kaugummi, Bonbons) und Milchprodukte (Käse, Joghurt) auf den EU-Markt bringen. Vorsichtshalber sollten die Produkte nicht an Schwangere, Stillende und Kleinkinder verkauft werden. Das machte offenbar auch die Experten der EU stutzig. Nach einer Prüfung gelangte die Behörde für Lebensmittelsicherheit zu dem Ergebnis, dass Betain nicht zugelassen werden sollte. Es könne nicht mit ausreichender Sicherheit nachgewiesen werden, dass für die Konsumenten *kein* gesundheitliches Risiko besteht.

Ihre Hauptkritikpunkte: In kaum einer der verfügbaren Studien hatte man systematisch auch nach unerwünschten Nebenwirkungen gesucht. Für sensible Gruppen wie Schwangere, Stillende und Kleinkinder legte der Antragsteller keine Daten vor – mit der Begründung, das sei nicht angestrebte Zielgruppe. (Offenbar sollten Bonbontüten und Limoflaschen Aufkleber bekommen wie »Nur für die reifere Jugend« oder »Säuglinge, Kleinkinder und Schwangere fernhalten«). Außerdem wurden die meisten klinischen Studien an Patienten durchgeführt, die an einer nichtalkoholischen Fettleber oder einer seltenen Stoffwechselkrankheit (Homocystinurie) litten. Das ist wenig repräsentativ für den Durchschnittskonsumenten.

Bisher liegt nur eine einzige randomisierte, placebokontrollierte Studie an Gesunden vor. Die Probanden wurden dabei gleichzeitig einer Diät unterzogen. Nach drei Monaten Kaloriensparen hatten zwar alle Teilnehmer abgenommen, wobei das Ergebnis mit Betain durchweg schlechter ausfiel als ohne Betain, egal ob Körpergewicht, Fettdepots oder Bauchumfang verglichen wurden. Lediglich beim Homocystein wies die Betaingruppe etwas niedrigere Spiegel auf, gleichzeitig stieg ihr Cholesterin aber an. Fazit: Außer Spesen nichts gewesen.

Tierversuche mahnen dagegen zur Vorsicht: Bei Ratten veränderten sich innerhalb kürzester Zeit Lebergewicht und Leberwerte in allen geprüften Konzentrationen, und zwar bei Weibchen stärker als bei Männchen. Eine untere Grenze, bei der keine Wirkung eintritt, wurde in diesen Experimenten nicht ermittelt. Das heißt umgekehrt, man kann derzeit noch keine duldbare tägliche Aufnahme (DTA) ableiten. Bei trächtigen Labormäusen bewirkte Betain im Futter, dass der Nachwuchs nicht das gelbe Fell der Elterntiere erbte, sondern ein braunes Pelzchen bekam. Was zunächst zum Schmunzeln verleitet, hat einen ziemlich ernsten Hintergrund: Betain hatte (als Methylgruppenüberträger) in der Erbsubstanz der Jungen einfach das Gen für die gelbe Fellfarbe inaktiviert. Damit stellt sich natürlich die Frage, welche Gene wohl noch durch außerplanmäßige Methylierung ab- oder angeschaltet werden. Antworten werden von einem neuen Forschungszweig, der Epigenetik, erwartet.

Falls Sie Ihren Betainvorrat aber schon jetzt entsorgen möchten: Schenken Sie ihn einem befreundeten Angler. Die sind überzeugt davon, dass Betain im Köder die Beißfreudigkeit von Karpfen erhöht. Vielleicht erhalten Sie als Dank eine Einladung zum Abendessen. Fisch soll ja so gesund sein ...

Literatur:

Falbe J, Regitz M (Eds): Römpp Chemie Lexikon. Thieme, Stuttgart 1992

Blaschek W et al (Eds): Hager-ROM; Hagers Handbuch der Drogen und Arzneistoffe. Springer, Berlin 2005

Forth W et al: Allgemeine und spezielle Pharmakologie und Toxikologie. Spektrum, Heidelberg 1998

Rote Liste Service GmbH (Ed): Rote Liste CD 2002. Arzneimittelverzeichnis für Deutschland (einschließlich EU-Zulassungen und bestimmter Medizinprodukte). Aulendorf

Verordnung zur Änderung der Verordnung über unwirtschaftliche Arzneimittel in der Gesetzlichen Krankenversicherung vom 16. November 2000. Deutsches Ärzteblatt 2001/98/S.A559–A565

European Food Safety Authority (EFSA): Opinion of the Scientific Panel on Dietetic Products, Nutrition and Allergies on a request from the Commission related to an application concerning the use of betain as a novel food in the EU (Request No EFSA-Q-2004–090) EFSA Journal 2005/191/S.1–17

Schwab U et al: Betaine supplementation decreases plasma homocysteine concentration but does not affect body weight, body composition, or resting energy expenditure in human subjects. American Journal of Clinical Nutrition 2002/76/S.961–967

Gießen H: Epigenetik. Das Genom über dem Genom. http://www.pharmazeutische-zeitung.de, Archiv 49/2003 (Stand November 2007)

Santos F, Dean W: Epigenetic reprogramming during early development in mammals. Reproduction 2004/127/S.643–651

Tagaki SF et al: Effects of gustatory stimulants upon the olfactory epithelium of the bullfrog and the carp. Japanese Journal of Physiology 1978/28/S.109–128

Capsaicin: Gelobt sei, was scharf macht!

So lautet die simple Botschaft der Capsaicin-Verkäufer. Natürlicherweise kommt der Stoff in den Früchten von *Capsicum*-Arten vor, zu denen Paprika, Peperoni und Chilis gehören. Nachdem mexikanische Salsas, indonesisches Sambal Oelek und nordafrikanisches Harissa ihren Siegeszug durch europäische Küchen und Gaumen schon vor längerem begonnen haben, war es höchste Zeit, auf diesen Zug aufzuspringen und gleichzeitig die uneinnehmbar scheinende Bastion der Chiliverächter zu stürmen. Wer dem scharfen Zeug nichts abgewinnen kann, soll nun zum Kauf geschmacksneutraler Gelatinekapseln verleitet werden. Ganz oben auf der Versprechensliste (welche Überraschung!): Sie machen schlank. So soll der Scharfstoff Capsaicin den Appetit drosseln und den Stoffwechsel anregen. Wieder einmal rückt die Traumfigur ohne großen Aufwand in greifbare Nähe. Und von der Traumfigur ist es nur ein kleiner Schritt zum Aphrodisiakum – vielleicht weil den Novizen nach dem Genuss von Chilischoten ähnliche Hitzewellen durchfluten wie den Frischverliebten beim Anblick seiner Angebeteten?

Was hat die Wissenschaft zum Thema schön scharf und schlank zu sagen? Wie meistens mussten zunächst einmal Ratten als Versuchskaninchen herhalten. Wurde ihnen der Scharfstoff Capsaicin direkt ins Gehirn verabreicht, so führte das tatsächlich zu verminderter Nahrungsaufnahme und Gewichtsverlust. Doch als sich die Tiere von der Misshandlung erholt hatten, waren sie bald wieder so schwer wie vorher. Weitere Tierversuche zeigten, dass Capsaicin speziell das braune Fettgewebe »schmelzen« lässt, das vor allem für die Temperaturregulation des Körpers zuständig ist. Glücklicherweise kam es auch hier nach dem Absetzen zur Rückbildung des biologisch so wichtigen Gewebes. Eine nachhaltige Gewichtsreduktion gelang lediglich mit einer Versuchsvariante bei Mäusen: der Kombination von Capsaicin mit Alkohol. Rechnet man die verabreichte Menge auf einen erwachsenen *Homo sapiens* um, so bräuchte dieser für einen nennenswerten Effekt täglich ein paar Kilo Peperoni, die er mit ein, zwei Flaschen Wein »löschen« dürfte …

Doch ganz egal, ob die Nager nun nüchtern oder betrunken waren: Allemal aussagekräftiger als Tierversuche sind Tests am Menschen. Als zwölf Freiwillige aus Großbritannien zu ihren kalorienidentischen Mahlzeiten an jedem zweiten Tag Chilipulver und Senf erhielten, verbrauchten sie an »scharfen« Tagen im Schnitt lausige 45 Extra-Kalorien. Selbst wer ans Kalorienzählen glaubt, wird mit dieser Abspeckmethode schneller alt als schlank. In der Praxis sieht das alles freilich noch enttäuschender aus. Hier scheiterte sogar der Versuch, nach einer Diät das Gewicht mit Capsaicin zu halten: Der Jo-Jo-Effekt ließ sich durch den Scharfstoff genauso wenig vermeiden wie durch Placebo. Was kann man schon von einer Substanz erwarten, die vielerorts traditionell bei Appetitmangel empfohlen wird?

Nicht nur bei fehlendem Appetit, sondern auch bei Schmerzen rät die Volksmedizin seit alters zu den scharfen Schoten, etwa bei Zahn- oder Kopfschmerzen, und selbst neuzeitliche Apotheken halten Pflaster mit Chiliextrakt zur Behandlung von Rücken- und Nackenschmerzen vorrätig. Der schmerzhemmende Effekt wurde lange Zeit auf eine verbesserte Durchblutung zurückgeführt, die Verkrampfungen lösen kann. Diese Wirkung ist nicht von der Hand zu weisen, erklärt aber nicht, warum das Pulver manchmal auch bei Kopfschmerzen hilft.

Mittlerweile sollen drei Mechanismen den merkwürdigen Effekt erklären. Nummer 1: Das Capsaicin löst selbst einen Schmerzreiz aus, der den ursprünglichen Schmerz »löscht«. Trägt man eine capsaicinhaltige Salbe über einen längeren Zeitraum auf die schmerzende Stelle auf, führt die heftige Dauerreizung zu einer allmählichen Erschöpfung der Botenstoffe und der Schmerz bleibt aus. Nach Mechanismus Nr. 2 bewirkt Capsaicin eine Ausschüttung des Hormons Somatostatin, das bekanntermaßen Schmerz lindert. Und Nr. 3 besagt, dass auf starke Schmerzreize körpereigene Opiate (Endorphine) ausgeschüttet werden – vor allem, wenn man das Ganze langsam steigert und trainiert. Das gilt als Grund, warum manche Menschen so gerne extrem scharf essen (ohne dabei zum Feuerlöscher zu greifen): Es hebt ihre Laune. Egal welche Erklärung im Einzelfall zutrifft, auf jeden Fall kann man Capsaicin effektiv zur Behandlung chronischer Schmerzen einsetzen, zum Beispiel bei Rückenschmerzen, Arthritis, (diabetischen) Neuropathien, Zystitis sowie Phantomschmerzen nach Amputationen.

Die Chilis haben noch eine Besonderheit: Sie werden in heißen Klimaten verwendet. Warum? – Weil sie in der Lage sind, die Körpertemperatur zu senken … Dieser Effekt erscheint auf den ersten Blick zwar paradox, denn im Mund löst das Gewürz bekanntlich ein unerträgliches Hitzegefühl aus. Trotzdem ist er so ausgeprägt, dass eine Überdosis an Capsaicin zum Tode durch Unterkühlung führen kann. Der Grund: Die Schmerzrezeptoren, die auf Capsaicin ansprechen, sind eigentlich Hitzerezeptoren. Daher zunächst auch die Hitzeempfindung im Mund. Der verantwortliche Rezeptortyp (TRPV1 genannt) wird normalerweise durch bedrohliche Wärme aktiviert. Übersteigt die Körpertemperatur 42 Grad

Celsius, so können wichtige Zellfunktionen gestört werden. Kein Wunder also, dass der Organismus dafür ein eigenes Warnsystem bereithält. Sobald die Gefahr durch Hitze oder Capsaicin das Gehirn, genauer gesagt die Schaltzentrale zur Regulation der Körpertemperatur im Hypothalamus, erreicht, veranlasst diese sowohl das Abkühlen der Körperoberfläche durch Schweiß als auch das Absenken der Kerntemperatur des Körpers. Wenn die Menschen im warmen Süden also regelmäßig scharfe Speisen verzehren, dann hilft es ihnen, die Hitze des Tages leichter zu ertragen. Deshalb ist dieses Gewürz in tropischen Regionen so außerordentlich beliebt.

Chemisch betrachtet ist der Scharfstoff Capsaicin ein Alkaloid und gehört damit zu einer großen Gruppe meist giftiger Substanzen. In einem Standardwerk über *Afrikanische Arzneipflanzen und Jagdgifte* wird er gar als »ein hochtoxischer Stoff« bezeichnet. Viermal so giftig wie Capsaicin ist ein Extrakt aus Chilis. »Beide sind keineswegs die harmlosen Mittel, als die sie lange Zeit betrachtet wurden«, warnt der Autor, der Chemiker Neuwinger. Werden Labormäuse mit Capsaicin gefüttert, so stirbt die Hälfte bei einer Dosis von weniger als 200 Milligramm pro Kilo Körpergewicht (LD_{50}). Der Tod tritt durch Krämpfe, Atemversagen und Temperaturabfall ein. Die Wahrscheinlichkeit, dass sich ein Mensch durch Chilikonsum eine tödliche Vergiftung zuzieht, ist allerdings extrem gering. Schließlich kommt es schon lange vorher zu Symptomen wie schmerzhaftem Brennen, Kurzatmigkeit, Übelkeit, Erbrechen und Ohnmacht.

Da stellt sich natürlich die Frage, wie Magen und Darm auf derart feurige Speisen reagieren. Auf der einen Seite deuten Untersuchungen darauf hin, dass Chilis z. B. bei Dyspepsien (Verdauungsschwäche des Magens) helfen können, auf der anderen Seite wird von Schädigungen des Verdauungstrakts berichtet. Wenn Ratten regelmäßig scharfe Extrakte fressen, kommt es bei ihnen zum Verlust der Schleimschicht im Magen, zur Degeneration der schleimproduzierenden Zellen und zu Magenblutungen. Auch beim Menschen löste Chilipulver im Doppelblindversuch Magenblutungen aus. Die Effekte von Capsaicin oder scharfen Gewürzen scheinen demnach nicht nur von der Dosis und der Gewöhnung abzuhängen, sondern auch von der individuellen Empfindlichkeit. Wer wenig Magensäure bildet, kann von Chili und Konsorten profitieren, wer zu Sodbrennen neigt, sollte »heißem Stoff« lieber nur mäßig zusprechen. Als Gewürz ist Capsaicin im Übrigen besser bekömmlich als hoch dosiert in Kapselform.

Fazit: In heißen Regionen sind Chilis ein altbewährtes Functional Food, weil sie kühlend wirken. Hierzulande spielt dieser Effekt kaum eine Rolle. Wer Chilis mag und verträgt, soll sie nach Geschmack, Lust und Laune essen. Aber Vorsicht bei Kapseln! Denn hier bleiben die freundlichen Warnhinweise von Zunge und Gaumen aus.

Literatur:

EU.L.E.n-Spiegel – Wissenschaftlicher Informationsdienst des Europäischen Institutes für Lebensmittel- und Ernährungswissenschaften (EU.L.E.) e.V. 2005/H.3/S.1–22

Falchi M et al: Intracerebroventricular capsaicin and food intake in rat. Drugs under Experimental and Clinical Research 2001/27/S.61–67

Cui J, Himms-Hagen J: Rapid but transient atrophy of brown adipose tissue in capsaicin-desensitized rats. American Journal of Physiology 1992/262/R562–R567

Negulesco JA et al: Effects of capsaicin (C) and dihydrocapsaicin (DC) on serum ethanol (ET) concentration of ET treated CF-1 mice. Artery 1990/17/S.144–158

Henry CJ et al: Effect of spiced food on metabolic rate. Human Nutrition: Clinical Nutrition 1986/40/S.165–168

Lejeune MP et al: Effect of capsaicin on substrate oxidation and weight maintenance after modest body-weight loss in human subjects. British Journal of Nutrition 2003/90/S.651–659

Madaus G: Lehrbuch der biologischen Heilmittel. Thieme, Leipzig 1938

Neuwinger HD: Afrikanische Arzneipflanzen und Jagdgifte. WVG, Stuttgart 1994

DeWitt D et al: The healing powers of peppers. Three River Press, New York 1998

Helyes Z et al: Anti-nociceptive effect induced by somatostatin released from sensory nerve terminals and by synthetic somatostatin analogues in the rat. Neuroscience Letters 2000/278/S.185–188

Helyes Z et al: Antiinflammatory and analgesic effects of somatostatin released from capsaicin-sensitive sensory nerve terminals in a Freund's adjuvant-induced chronic arthritis model in the rat. Arthritis and Rheumatism 2004/50/S.1677–1685

Robbins W: Clinical applications of capsaicinoids. Clinical Journal of Pain 2000/16/Suppl 2/S.S86–S89

Caterina MJ et al: The capsaicin receptor. Nature 1997/389/S.816–824

Clapham DE: Some like it hot: Spicing up ion channels. Nature 1997/389/S.783–784

Nelson AG et al: The effect of capsaicin on the thermal and metabolic responses of men exposed to 38°C for 120 minutes. Wilderness & Environmental Medicine 2000/11/S.152–156

Glinsukon T et al: Acute toxicity of capsaicin in several animal species. Toxicon 1980/18/S.215–220

De AK (Ed): Capsicum – The Genus Capsicum. Taylor & Francis, London 2003

Bortolotti M et al: Red pepper and functional dyspepsia. New England Journal of Medicine 2002/346/S.947–948

Kang JY et al: Chili – protective factor against peptic ulcer? Digestive Disease Science 1995/40/S.576–579

Blaschek W et al (Eds): Hager-ROM; Hagers Handbuch der Drogen und Arzneistoffe. Springer, Berlin 2005

Myers BM et al: Effect of red pepper and black pepper on the stomach. American Journal of Gastroenterology 1987/82/S.211–214

Viranuvatti V et al: Effects of Capsicum solution on human gastric mucosa as observed gastroscopically. American Journal of Gastroenterology 1972/58/S.225–232

Carnitin: der Mehlwurmfaktor

Verkehrte Welt! Die Fleischerinnung wirbt verzweifelt mit dem Spruch »Fleisch ist ein Stück Lebenskraft« für ihre Produkte, und Fettphobiker, Cholesterinvermeider sowie Sportler aller Art werfen stattdessen für teures Geld Carnitinpillen ein, sprich synthetischen Fleischextrakt. Nicht einmal Hund und Katz sind vor solchem Unsinn sicher, seit fanatische Tierschützer ihre Lieblinge erst vegetarisch zwangsernähren und dann Folgeschäden wie der Linksherzerweiterung mit Carnitin vorzubeugen versuchen. In der Diät- und Fitnessszene wird der Stoff dagegen als »Fatburner« gehandelt, der wabbeligen Speck je nach Zielgruppe abschmelzen, in kerniges Muskelfleisch oder in Energie für sportliche Höchstleistungen umwandeln soll.

Was ist das für ein Wunderstoff? Carnitin oder 3-Hydroxy4-(trimethylammonio)-buttersäurebetain kommt vor allem in Muskelgewebe vor, also in Fleisch, daher der Name (lateinisch *caro*, Genitiv *carnis*). Es ist aber auch in Eiern und Milchprodukten enthalten, da alle Warmblüter die Substanz selbst herzustellen vermögen. Über den Urin wird genauso viel ausgeschieden, wie der Eigensynthese plus dem zugeführten Carnitin entspricht. Bei carnitinarmer Ernährung setzt die Niere flugs die Ausscheidung herab, damit die Bilanz wieder stimmt. Das heißt, der Carnitinhaushalt ist streng geregelt. »Verbraucht« wird der Stoff im Übrigen nicht.

Echter Carnitinmangel ist extrem selten. Bei einer angeborenen Stoffwechselstörung kann Carnitin nicht aus dem Blutplasma aufgenommen und in der Niere nicht zurückgewonnen werden. Bei anderen Erbdefekten sind Schaltstellen in Stoffwechselwegen blockiert, so dass vorhandenes Carnitin seine Aufgaben nicht erfüllen kann. Die häufige Behandlung mit Pivalaten, einem bestimmten Antibiotikatyp, kann zu Carnitinmangel führen, weil das Antibiotikum an Carnitin gebunden ausgeschieden wird. Am häufigsten dürfte Carnitinmangel aber durch eine unfreiwillige Vergiftung mit D-Carnitin entstehen: Aus dubiosen Quellen beziehbare Carnitinpräparate sind nämlich nicht immer »sauber«: Sie enthalten dann statt des im Körper vorhandenen L-Carnitins eine Mischung aus dieser Form und seinem Spiegelbild, dem D-Carnitin. Dieses hemmt jedoch den Transport und die Funktion von L-Carnitin, so dass unter Umständen sogar Carnitinmangelsymptome wie myasthenieartige Muskelschwäche auftreten können.

In seiner Funktion lässt sich Carnitin mit einem Taxi oder einem Schleuser vergleichen. Es transportiert sogenannte »aktivierte« Fettsäuren aus dem Zellsaft in die Mitochondrien, die Energiezentralen des Körpers. Dort werden die Fettsäuren zwecks Energiegewinnung »verbrannt«. Mit der (wahren) Aussage, dass Carnitin Fettsäuren der Verbrennung zuführt, wird in der Werbung die (falsche) Hoffnung geweckt, man könne durch die höhere Zufuhr unerwünschtes Fett abschmelzen und mehr Energie für körperliche Leistung erzeugen. Das klappt jedoch schon deshalb nicht, weil der Körper bei erhöhter Zufuhr das überschüssige Zeug einfach wieder ausscheidet. Außerdem ist der begrenzende Faktor für die Energiegewinnung nicht der Transporteur Carnitin, sondern der Brennstoff – und der muss erst mal aus den Depots freigesetzt werden. Dieser Prozess ist hormon- und nicht carnitingesteuert. Der limitierende Faktor sind damit die Fettsäuren und nicht das Carnitin.

Kaum verwunderlich, dass die wenigen Studien, in denen Carnitin gegen Übergewicht getestet wurde, keine Wirkung fanden. Die Idee vom »Fatburner« wird daher von allen Sachverständigen einmütig ins Reich der Fabel verwiesen. Leicht bizarr mutet es angesichts heutiger Werbesprüche an, dass derselbe Stoff in den fünfziger Jahren des letzten Jahrhunderts schon mal als Nahrungsergänzung im Schwange war: damals zur Appetitsteigerung bei Unterernährten. Ja, carnitinreiche Fleischbrühe galt als ideales Mittel zum Aufpäppeln schlecht gedeihender Säuglinge. »Bei Disposition zu Übergewicht« las man noch 1978 in einem Fachbuch über Fleischextraktstoffe, sei Carnitin besser zu meiden. Vielleicht ein Zeichen dafür, dass auch Wundermittel mit der Zeit gehen?

Bodybuilder und andere Kraftsportler versuchen, diesen vermuteten Masteffekt sogar zu nutzen (Stichwort: Fett in Muskeln umwandeln). Ähnliche Motive bringen Tiermäster dazu, mit allerlei Futterzusätzen zu experimentieren, damit das Schlachtvieh mehr und schneller mageres Fleisch ansetzt. In der Tat beobachtet man nach Carnitingaben an Ferkel oder Hühner bei den heute üblichen Fütterungsregimen manchmal eine stärkere Gewichtszunahme, und das bei etwas geringerem Fett- und höherem Eiweißgehalt des Fleisches. Bevor Sie nun aber hoffnungsvoll zum Carnitin greifen, bedenken Sie bitte: In der Tiermast haben wir es mit Jungtieren zu tun, deren Organismus auf Wachstum programmiert ist. Da es sich bei Bodybuildern meist jedoch um ausgewachsene und freilaufende Exemplare der Gattung Mensch handelt, gilt das oben Gesagte weiter: Überschüssiges Carnitin wird ausgeschieden. Mästen Sie mit dem Geld also lieber Ihr Sparschwein.

Andere ambitionierte Sportsfreunde haben sich mit ein paar biochemischen Bauklötzchen niedliche Theorien zurechtgelegt, warum Carnitin einfach leistungsfördernd sein muss. Zum Beispiel soll durch die gesteigerte Fettverbrennung Glykogen eingespart werden. Siehe oben: keine gesteigerte Fettverbrennung, keine Glykogeneinsparung. Intensive sportliche Betätigung soll das Carnitin in der Muskelzelle erschöpfen und zu Defiziten führen, die mit Supplementen ausgeglichen werden müssen. Da auch das Corpus delicti von modernen Hochleistungssportlern evolutionär noch auf schwere körperliche Arbeit geeicht ist, kommt es aber selbst bei intensiver Betätigung nicht zum Carnitinmangel. Auf die Laktatbildung (den meisten in Form von Muskelkater bekannt) haben Carnitinpillen ebenso wenig Einfluss wie auf die maximale Sauerstoffaufnahme (VO_2max). Bereits 1996 hat ein finnischer Forscher die zahlreichen Studien zu diesem Themenkomplex zusammengefasst und kritisch gewürdigt. Olli Heinonen konnte jedenfalls keine »wissenschaftliche Grundlage« dafür erkennen, warum »gesunde Menschen und Sportler Carnitin einnehmen sollten, um ihre sportlichen Leistungen zu verbessern«. Auch der Autor einer neueren Übersicht sagt in seinem Schlusswort: »Die weitaus meisten experimentellen Daten legen nahe, dass Carnitinsupplemente keinen Einfluss auf die körperliche Leistungsfähigkeit gesunder Menschen hat.« Wer hätte das gedacht!

Neben Bodybuildern, Schweinemästern und Sportsfreunden suchen Mediziner eifrig nach neuen Aufgaben für Carnitin. Zu den beliebtesten Feldern gehören Herz- und Gefäßkrankheiten (Herzinfarkt, Herzschwäche, Linksherzerweiterung, arterielle Verschlusskrankheit). Diesmal soll das Carnitin die Mitochondrien nicht mehr mit Fettsäuren füllen, sondern lieber diverse Verbindungen aus ihnen heraustransportieren, die sich aufgrund dieser Erkrankungen in ihrem Inneren angehäuft haben. Dazu gibt es viele positiv klingende Berichte, aber wieder einmal außer Versprechen keine ernstzunehmenden klinischen Studien. Dafür geriet der Stoff in den dringenden Verdacht, gelegentlich Rhabdomyolyse zu verursachen, also Muskelzerfall, der nicht selten tödlich endet. Aber solche Infos finden in der Szene kaum Beachtung.

Im Gegenteil: Seit einigen Jahren ist bekannt, dass Carnitin auch in Nervenzellen vorkommt. Also probiert man den Einsatz von Carnitin bei Hyperaktivität und Bewegungsstörungen, darüber hinaus bei diabetischer Neuropathie und Demenzerkrankungen – auch hier bislang ohne nachvollziehbaren Erfolg. Für die Anwendung bei Demenzerkrankungen hat die *Cochrane Database of Systematic Reviews* alle verfügbaren Studien auf Inhalt, Durchführung und Ergebnisse abgeklopft. Ihr Fazit: »Es gibt keinen Anlass, Carnitin für die Routineanwendung in der klinischen Praxis zu empfehlen.«

Egal, welche therapeutische Hoffnung nach gründlicher Prüfung stirbt, die Branche zaubert alsbald eine neue biochemische Spekulation aus dem Hut oder präsentiert dubiose Tierversuche, aus denen sich neue Verkaufsargumente formulieren lassen. Im Angebot sind derzeit eine Hemmung der Schilddrüse, eine

Wechselwirkung mit den Rezeptoren für Stresshormone sowie eine Verminderung des Zitterns alkoholabhängiger Ratten und – wen wundert's? – aktivere Spermien. Wir können also sicher sein, dass uns bald ganz neue Behandlungsansätze mit Carnitin beschert werden.

Wirklich lebensnotwendig ist Carnitin nur für einige wenige Patienten mit extrem seltenen Erbdefekten – und natürlich für allerlei Insektenvolk, wie Reismehlkäfer, die ohne den Wunderstoff kläglich eingehen. Dazu zählt auch der Mehlwurm *Tenebrio molitor*, weswegen der »Fatburner« früher auch Vitamin B_T oder schlicht »Mehlwurmfaktor« hieß. Insofern ist Carnitin ein durchaus empfehlenswertes Nahrungsergänzungsmittel, allerdings nur für Vorratsschädlinge.

Literatur:

Blaschek W et al (Eds): Hager-ROM; Hagers Handbuch der Drogen und Arzneistoffe. Springer, Berlin 2005

Gilman AG et al (Eds): Goodman and Gilman's The Pharmacological Basis of Therapeutics. Pergamon Press, New York 1990

Falbe J, Regitz M (Eds): Römpp Chemie Lexikon. Thieme, Stuttgart 1992

Stanley CA: Carnitine deficiency disorders in children. Annals of the New York Academy of Sciences 2004/1033/S.42–51

Hauner H: L-Carnitin in der Adipositas-Therapie? Deutsche medizinische Wochenschrift 1988/113/S.792

Hahn A: Nährstoffsupplemente und Functional Food. Was taugen die neuen »Schlankmacher« wirklich? MMW Fortschritte der Medizin 2003/145/S.847–852

Sulser H: Die Extraktstoffe des Fleisches. Wissenschaftliche Verlagsgesellschaft, Stuttgart 1978

Saper RB et al: Common dietary supplements for weight loss. American Family Physician 2004/70/S.1731–1739

Dyck DJ: Dietary fat intake, supplements, and weight loss. Canadian Journal of Applied Physiology 2000/25/S.495–523

Villani RG et al: L-Carnitin supplementation combined with aerobic training does not promote weight loss in moderately obese women. International Journal of Sport Nutrition and Exercise Metabolism 2000/10/S.199–207

Heinonen OJ: Carnitine and physical exercise. Sports Medicine 1996/22/S.109–132

Brass E.P.: Supplemental carnitine and exercise. Amercian Journal of Clinical Nutrition 2000/72(Suppl.)/S.618S-623S

Harmeyer J: Use of L-carnitine additions in domestic animal feeds. Lohmann Information 2003/Nr.28/S.1–9

Rabie MH, Szilágyi, M: Effects of L-carnitine supplementation of diets differing in energy levels on performance, abdominal fat content, and yield and compostion of edible meat of broilers. British Journal of Nutrition 1998/80/S.391–400

Heo K et al: Dietary L-carnitine improves nitrogen utilization in growing pigs fed low energy, fat-containing diets. Journal of Nutrition 2000/130/S.1809–1814

Ferrari R: Therapeutic effects of L-carnitine and propionyl-L-carnitine on cardiovascular diseases: A Review. Annals of the New York Academy of Sciences 2004/1033/S.79–91

Ferrari R: Study on propionyl-L-carnitine in chronic heart failure. European Heart Journal 1999/20/S.70–76

Brevetti G et al: European multicenter study on propionyl-L-carnitine in intermittent claudication. Journal of the American College of Cardiology 1999/34/S.1618–1624

Van Oudheusden LJ, Scholte HR: Efficacy of carnitine in the treatment of children with attention-deficit hyperactivity disorder. Prostaglandins Leukotrienes, and Essential Fatty Acids 2002/67/S.33–38

Sorbi S et al: Double-blind, crossover, placebo-controlled clinical trial with L-acetylcarnitine in patients with degenerative cerebellar ataxia. Clinical Neuropharmacology 2000/23/S.114–118

Sima AAF et al: Acetyl-L-Carnitine Improves Pain, Nerve Regeneration, and Vibratory Perception in Patients With Chronic Diabetic Neuropathy. Diabetes Care 2005/28/S.89–94

Hudson S, Taet N: Acetyl-L-carnitine for dementia. The Cochrane Database of Systematic Reviews 2003, Issue 2

Cairns PA, Stalker DJ: Carnitine supplementation of parenterally fed neonates. The Cochrane Database of Systematic Reviews 2000, Issue 4

Kumar NS et al: Carnitine supplementation for preterm infants with recurrent apnea. The Cochrane Database of Systematic Reviews 2003, Issue 4

Agarwal A, Said TM: Carnitines and male infertility. Reproductive Biomedicine Online 2004/8/S.376–384

Mangano NG et al: Effect of acetyl-L-carnitine on ethanol consumption and alcohol abstinence syndrome in rats. Drugs under Experimental and Clinical Research 2000/26/S.7–12

Lenzi A et al: A placebo-controlled double-blind randomized trial of the use of combined l-carnitine and l-acetyl-carnitine treatment in men with asthenozoospermia. Fertility and Sterility 2004/81/S.1578–1584

Scroggie DA: Rhabdomyolysis associated with nutritional supplement use. Reviews in Food and Nutrition Toxicity 2003/1/S.121–128

Chitosan: bekannt aus Abwasser- und Fernsehkanälen

Eine alte Marketingregel lautet: Je unrealistischer die Wünsche der Kundschaft, desto teurer muss das Produkt und desto dümmer sollten die Versprechungen sein. Zum Beispiel: »[XYZ] sorgt dafür, dass Fett aus der Nahrung erst gar nicht vom Körper aufgenommen wird und so nicht als Fettpölsterchen auf den Hüften landet, denn das Fett aus der Nahrung wird einfach wieder ausgeschieden, ohne vom Körper verbraucht zu werden.« Der Traum aller, die hoffen, durch Fettverzicht schlank zu werden, und das ohne eine Einladung zum Käsefondue ausschlagen zu müssen.

Selbst wenn es sonst nichts ist, eine clevere Methode zur Abfallbeseitigung ist es allemal: Chitosan wird nämlich aus Chitin hergestellt, das bei der Verarbeitung von Shrimps anfällt – richtig, das, was man beim Krabbenpulen wegwirft! Bei der Massenproduktion von Shrimps entsteht jede Menge Chitinmüll, und warum soll man den nicht gewinnbringend weiterverarbeiten, statt ihn teuer zu entsorgen? Als interessant gilt der Einsatz von Chitin als Düngemittel, da es nebenbei auch noch gegen allerlei Schädlinge und Pflanzenkrankheiten wirkt. Aber auch als Zusatz zu Hühnerfutter sind die Garnelenpellen geeignet: Sie ersetzen dort die ebenfalls chitingepanzerten Maikäfer und andere Krabbeltiere, die das gewöhnliche Batteriehuhn heute nicht mehr zu Gesicht bekommt. Aber so gut die Müll-zu-Futter-Idee auch sein mag, das große Geld bringt sie nicht.

Mit ein bisschen Chemie lässt sich der ungewöhnliche Rohstoff jedoch in kleinere Bruchstücke aufspalten, die dann unter dem Namen Chitosan firmieren. Verwendet wird Chitosan vor allem für abbaubare Wundverbände, als Träger für Medikamente, als Papier- und Färbereihilfsmittel, Bindemittel für Vliesstoffe, Klebstoff für Leder, Material für Wurstpelle, zur Konservierung und in der Aufbereitung von Abwasser. Und der Tausendsassa Chitosan besitzt tatsächlich starke Bindeeigenschaften für allerlei chemische Substanzen. Vielleicht hat das ja die Phantasie der Werbetexter beflügelt. Aber macht ein Stoff, der Cadmium aus der Kläranlage fischt, auch Fernsehzuschauer schlanker? Im Reagenzglas und vor laufender Kamera lässt sich die Bindefähigkeit des Chitosans eindrucksvoll demonstrieren. Doch was in Abwasser- oder Fernsehkanälen wunderbar funktioniert, hat sich im menschlichen Darm als verdammt schwierig erwiesen. Denn unser Verdauungstrakt ist so raffiniert konstruiert, dass er das im Speisebrei enthaltene Fett auch unter schwierigsten Bedingungen herauszuholen vermag, um seinen Menschen zu nähren.

Wie perfekt unser Körper arbeitet, zeigte eine amerikanische Arbeitsgruppe. Sie untersuchte die Fettbindekapazität eines Produkts, das von sich behauptete, es binde mehr Fett als die gesamte Konkurrenz. 15 Freiwillige aßen zwei Wochen lang nach Plan und mit Protokoll, zunächst ohne, dann mit Chitosan. Außerdem lieferten sie täglich Stuhlproben ab, die im Labor auf ihren Fettgehalt hin überprüft wurden. Doch die Probanden schieden unter Chitosan gerade mal sieben statt sechs Gramm Fett pro Tag aus. Nach den vollmundigen Versprechungen auf der Verpackung hätte man satte 44 Gramm Fett im Stuhl erwarten dürfen. Der nüchterne Schlusssatz der Autoren: »Die Behauptung, Chitosan sei ein Fettfänger, entbehrt jeder Grundlage.«

Aber wer weiß, vielleicht funktioniert die Sache ganz anders. Vielleicht verdirbt das Garnelenpulver dem Esser den Appetit so gründlich, dass er sogar ohne Fettbindung abnimmt... Sei's drum, auch ohne plausible Theorie wurde Chitosan in einer ganzen Reihe von klinischen Studien auf seine Eignung als Abspeckhilfe getestet. Eine der größten kommt aus Neuseeland. An der Universität von Auckland teilte man 250 schwergewichtige Frauen und Männer (Durchschnitts-BMI 35,5), die abnehmen wollten, nach dem Zufallsprinzip einer von zwei Gruppen zu: Die einen erhielten zu Ernährungs- und Lebensstilberatung Chitosanpillen dazu, die anderen ein Placebo. Nach sechs Monaten wurde Bilanz gezogen: Wie sich zeigte, hatten die Chitosanverwender im Schnitt 400 Gramm ab- und die Placebokandidaten 200 Gramm zugenommen. Bei Menschen, die mit über 100 Kilogramm Lebendgewicht gestartet waren, dürfte allerdings weder das eine noch das andere – im wahrsten Sinne des Wortes – ins Gewicht fallen.

Diese Studie ist so ziemlich das Erfreulichste, was die Verkäufer anzubieten haben. Für noch mehr Ernüchterung sorgte eine Analyse von 14 Chitosan-bei-Übergewicht-Studien, die im Frühjahr 2005 in der *Cochrane Database of Systematic Reviews* veröffentlicht wurde. Sie stellte fest, dass die Effekte umso geringer ausfielen, je besser die Untersuchungen geplant, durchgeführt und ausgewertet waren. Das Fazit der Autoren: »Die Ergebnisse von Studien mit hoher Qualität zeigen, dass die Wirkung von Chitosan auf das Körpergewicht minimal ist und aller Wahrscheinlichkeit nach keine klinische Bedeutung besitzt.« Weitere Übersichtsarbeiten schließen sich dieser Einschätzung widerspruchslos an.

Im wahren Leben funktioniert der Fettklau also nicht. Im *arznei-telegramm*, einem unabhängigen Fachdienst für Ärzte und Apotheker, tauchte deshalb die augenzwinkernde Frage auf, ob Chitosan »ein weiterer Meilenstein in der Verdummung« der Dicken sei. Meilenstein hin oder her, eines beweist die Chitosanforschung in aller Klarheit: Aus gequirlter Sch... kann man – na was wohl?

Genau: bedeutende wissenschaftliche Erkenntnisse gewinnen. Und Geld stinkt ja bekanntlich auch nicht.

Literatur:

Anon.: Abnehmen mit Chitosan (Redumin u. a.)? arznei-telegramm 2002/33/S.3–4
Anon.: »Fettblocker« Chitosan. arznei-telegramm 1998/29/S.34
Wuolijoki E et al: Decrease in serum LDL cholesterol with microcristalline chitosan. Methods & Findings in Experimental & Clinical Pharmacology 1999/257/S.357–361
Anon.: Krabben düngen Zuckerrüben. DLG-Mitteilungen 1999/H.4/S.8
Skjak-Braek G et al (Eds): Chitin and Chitosan. Elsevier, London 1989
Knorr D: Recovery and utilization of chitin and chitosan in food processing waste management. Food Technology 1991/H.1/S.114ff-122
Shahidi F et al: Food applications of chitin and chitosans. Trends in Food Science & Technology 1999/10/S.37–51
Hirano S et al: Chitosan as an Ingredient for Domestic Animal Feeds. Journal of Agricultural and Food Chemistry 1990/38/S.1214–1217
Mhurchu CN et al: The effect of the dietary supplement, chitosan, on body weight: a randomised controlled trial in 250 overweight and obese adults. International Journal of Obesity & Related Metabolic Disorders 2004/28/S.1149–1156
Mhurchu, CN et al: Chitosan for Overweight or Obesity. The Cochrane Database of Systematic Reviews 2005, Issue 3
Pittler MH, Ernst E: Dietary supplements for body-weight reduction: a systematic review. American Journal of Clinical Nutrition 2004/79/S.529–536
Saper RB et al: Common Dietary Supplements for Weight Loss. American Family Physician 2004/70/S.1731–1738
Gades, MD, Stern, JS: Chitosan Supplementation and Fecal Fat Excretion in Men. Obesity Research 2003/11/S.683–688
Gades MD, Stern JS: Chitosan supplementation and fat absorption in men and women. Journal of the American Dietetic Association 2005/105/S.72–77

Coca-Cola: »das gesündeste Getränk der Welt«

Für die einen ist Coca-Cola Kult, Symbol des *American way of life* schlechthin, für die anderen ist es – neben Hamburgern – der Inbegriff von gesundheitsgefährdender Kost. Aber was hat die braune Brause in einem Buch über Nahrungsergänzungsmittel verloren? Ganz einfach, vor seinem Relaunch als Erfrischungsgetränk verdiente das Stöffchen sein Geld als »patent medicine«, also als Wundertrank ... Von derartigen Mittelchen gab es nach Angaben eines zeitgenössischen Chemikers um 1900 allein in den USA Zehntausende.

»Der Erfinder [eines solchen Produkts] ließ sich immer nur den Namen oder das Warenzeichen seines Wundermittels patentieren, aber niemals die ›geheime Rezeptur‹«, erklärt Mark Pendergrast in seinem Buch *For God, Country, and Coca-Cola.* »Wenn er die Zutaten offengelegt hätte, wäre es mit dem mythischen Flair vorbei gewesen, Nachahmer hätten leichtes Spiel gehabt, jedermann hätte gemerkt, wie billig der Stoff hergestellt war, und – mit einer der wichtigsten Gründe – man hätte sehen können, wie viel Alkohol, Drogen und/oder Gift darin enthalten waren.« Damit erklärt sich so ganz nebenbei, woher die bis heute anhaltende Geheimnistuerei um das »Cola-Geheimnis« rührt.

Man könnte die »patent medicines« auch als Vorläufer unserer heutigen freiverkäuflichen Medikamente bzw. OTC(over the counter)-Präparate bezeichnen. Bei dem ursprünglichen amerikanischen Erzeugnis handelte es sich genau genommen jedoch um ein Generikum, also um ein Nachahmerprodukt. Das Vorbild stammte aus Frankreich, nein, nicht aus jenem berühmten gallischen Dorf, obwohl die Wirkungen, die man dem Elixier diesseits und jenseits des großen Teichs nachsagte, durchaus an einen Zaubertrank erinnern. Im Gegensatz zu vielen anderen Wundermitteln hatten sie bei Coca-Cola zunächst eine ganz reale Grundlage: Kokain.

Dazu muss man wissen, dass Nerventonika und Stärkungsmittel zu jener Zeit nicht nur in den Staaten, sondern auch im alten Europa Hochkonjunktur hatten und noch niemand etwas von einer suchterzeugenden Wirkung des Kokains bemerkt haben wollte. Vor allem Upperclass people und geistige Eliten litten – wie man meinte infolge des rasenden Fortschritts – an »Neurasthenie«, das heißt Nervosität, geistiger Erschöpfung und Schwächezuständen. Kräuterauszüge aller Art wurden damals mit Honig und Gewürzen geschmacklich verfeinert und als »medizinische Weine« unters Volk gebracht. Gerne reichte

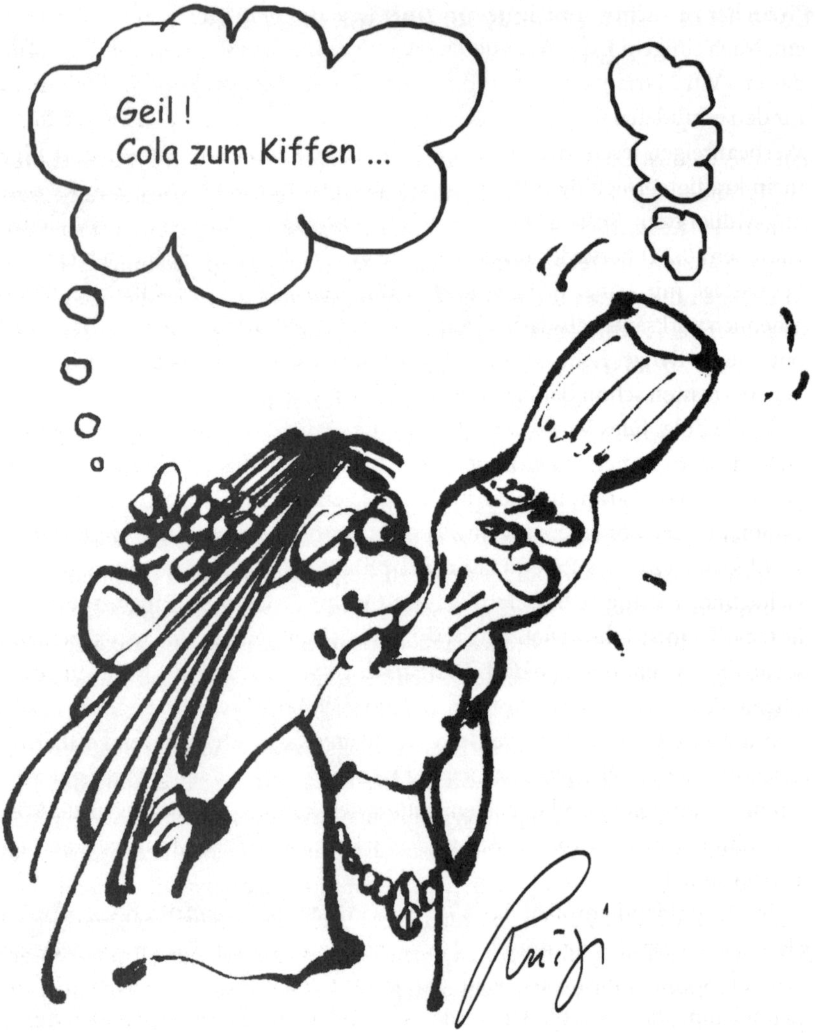

man sie als Appetitanreger, um durch Förderung der Gewichtszunahme Nervosität und Magerkeit abzuhelfen. Einige der Mixturen sind übrigens noch heute als bekannte Aperitifs oder Magenbitter im Handel.

1863 kam der aus einer korsischen Ärzte- und Apothekerfamilie stammende Angelo Mariani nach Paris. Er interessierte sich für den südamerikanischen Cocastrauch, denn er hatte gelesen, dass die Indios Cocablätter kauten, um Hunger zu dämpfen und Müdigkeit zu überwinden. Mariani begann Cocasträucher zu züchten und legte sorgsam ausgewählte Blätter in guten Bordeaux ein. Nach einigem Experimentieren brachte er 1871 ein Produkt auf den Markt, das er »Vin Mariani« nannte. »Ein unvergleichliches Tonikum und Stimulans für den ermüdeten und geschwächten Körper und Geist«, so konnte man in den Werbeanzeigen lesen, das »nährt, erfrischt, die Verdauung fördert und allgemein kräftigt«. Nach dem Bericht eines Zeitgenossen sollen Marianis Extrakte 260 Milligramm Kokain pro Liter Wein enthalten haben. Mit einem kleinen Gläschen (0,2 l) hatte der Konsument bereits die Dosis intus, die sich ein User heutzutage mit »einer Straße« in die Nase zieht. Allerdings war dieser Drink erheblich wirksamer als das Pulver. Denn mit Alkohol reagiert es zu einer noch potenteren Droge. Kein Wunder, dass sich der »Vin Mariani« bei den Gesundheitsbewussten schon bald größter Beliebtheit erfreute.

Émile Zola, Jules Verne und Henrik Ibsen sprachen dem wunderheilsamen Getränk ebenso begeistert zu wie der Komponist Charles Gounod oder die Schauspielerin Sarah Bernhardt. Die frühen Nutzer berichteten durchaus glaubhaft und vor allem nachvollziehbar von »Euphorie und gesteigertem Wohlgefühl, einer größeren Unverkrampftheit in sozialen Kontakten, der Vervielfachung der Ideen, besserem Verständnis für Probleme und schnelleren Reflexen«. Thomas Edison ließ sich bei seinen Erfindungen davon inspirieren, und sogar die Queen, der Zar und drei Päpste genossen Marianis Wein in vollen Zügen. Papst Leo XIII. war von der Kokain-Alkohol-Mixtur so angetan, dass er Mariani eine Goldmedaille verlieh – als Dank dafür, »ihn während seiner Askese mit einer Flasche Wein unterstützt zu haben«. Mit seinen gesammelten Referenzen von hohen und höchsten Autoritäten konnte Mariani weiter die Werbetrommel rühren, expandieren und Filialen in London, Montreal und New York eröffnen.

In Deutschland empfahl die *Allgemeine Militär-Zeitung* 1886 den Cocawein als »neues Verpflegungsmittel«. Aus Sicht der Experten war er ein perfektes Nahrungsergänzungsmittel, bei dem man »für den Erfolg mit Sicherheit garantieren kann. Die Coca-Blätter werden seit undenklichen Zeiten von den Eingeborenen Perus und Boliviens genossen, und von jeher berichten die Reisenden über ganz fabelhafte Leistungen jener Leute bezüglich Ausdauer und Rüstigkeit neben größter Enthaltsamkeit und Nüchternheit.« Medizinisch sei festgestellt worden, »daß Coca erfrischend und belebend auf das ganze Nervensystem, besonders beruhigend aber auf die Magennerven wirkt, ähnlich wie Kaffee, Thee oder Tabak«. Wirksamer noch sei seine Kombination mit Alkohol, ein Schluck aus der Feldflasche genüge, um jegliches Hungergefühl zu unterdrücken.

Marianis »original French Coca Wine« entwickelte sich denn auch in den

Vereinigten Staaten zum Bestseller. Wer kann schon widerstehen, wenn ein Produkt »for Body and Brain« »seit 30 Jahren von allen führenden Ärzten empfohlen« wird? Doch wie jeder erfolgreiche Markenartikel rief auch Marianis Wein bald Nachahmer auf den Plan. Auf dem Markt tummelten sich damals unter anderem »Inca Cola«, »Kos-Cola«, »Coca-Bola«, »Cafe Coca«, »Kumfort's Coke Extract«. Um 1880 herum schließlich stellte John Stith Pemberton, ein morphiumabhängiger Apotheker, in Atlanta, einem unbekannten Nest an der Kreuzung zweier Eisenbahnlinien, ebenfalls eine solche Imitation her und verkaufte sie als »Pemberton's French Wine Coca«. Wie Mariani dachte auch Pemberton zunächst vor allem an Intellektuelle als Zielgruppe: »Wissenschaftler, Gelehrte, Dichter, Geistliche, Juristen, Ärzte und andere, die höchste geistige Leistungen vollbringen müssen, stehen diesem großartigen Stärkungsmittel für das Gehirn am aufgeschlossensten gegenüber.« Allerdings lassen sich erfahrungsgemäß weit mehr Kunden ansprechen, wenn im Katalog der Wohltaten Verdauungsschwäche, Reizdarm und Verstopfung auftauchen oder gar die »wunderbare Kräftigung der Sexualorgane«.

Pemberton sollte an seiner »French Wine Coca« nicht lange Freude haben, denn in Georgia wurde die Prohibition eingeführt und damit der Alkohol verboten. Das Kokain stellte kein Problem dar, es stand damals in gutem Ruf: Es sollte unter anderem Alkoholismus heilen. Also kreierte Pemberton 1886 einen alkoholfreien Drink aus Limettensaft, Vanille, Zucker, Coca-Extrakt und den ätherischen Ölen von Orange, Zitrone, Muskatnuss, Zimt, Koriander und Orangenblüten, den er Coca-Cola nannte. Die Firma bewarb auch die neue Rezeptur konsequent als »Functional Food«: Coca-Cola sei eine »wertvolle Hirnnahrung, die alle möglichen nervösen Symptome, wie nervöse Kopfschmerzen, Neuralgien, Hysterie und Melancholie, zur Heilung bringen« können. Angesichts des Gehaltes an Kokain ist es kaum verwunderlich, dass es so viele treue Kunden hatte.

Doch dann wurde auch das Kokain zum Problem. Vor allem in den Südstaaten, wo es manche Plantagenbesitzer anfangs selbst an ihre schwarzen Arbeiter ausgegeben hatten, fürchtete man sich nun vor den süchtig gewordenen Ex-Sklaven. Horrorgeschichten von enthemmten Monstern, die sich über weiße Frauen und Mädchen hermachten, heizten das Klima zusätzlich an. Tatsächlich war es um die Jahrhundertwende in Atlanta billiger, sich mit Kokain zu bedröhnen, als sich einen gepflegten Rausch anzusaufen. »Das Kokainschnupfen hat solche Ausmaße angenommen, dass manche Saloonbesitzer mit vorwiegend schwarzer Kundschaft vor der Pleite stehen«, schrieb die *New York Tribune* seinerzeit, und der Reporter fügte hinzu, dass Coca-Cola »ähnliche Wirkungen wie Kokain, Morphium und dergleichen« habe. Auch die *Atlanta Constitution* schlug 1901 in diese Kerbe: »Man sagt, dass einige Softdrinks ... Kokain enthalten und dass die schlechte Gewohnheit damit unbewusst gepflegt werde.« Dieser Verdacht spiegelt sich auch in dem damals schon populären Spitznamen »Coke« wider.

Anfang des 20. Jahrhunderts verbrauchte die Firma Coca-Cola jährlich etwa 10 Tonnen Cocablätter. Aus einer Notiz des Unternehmens geht hervor, dass man für eine Gallone Sirup (circa 3,8 Liter) etwa ein Viertelpfund Cocablätter ansetzte. Das wären dann nur noch 8,5 Milligramm Kokain pro Glas Cola gewesen. Noch bevor das Gesetz erlassen wurde, das die Deklaration von Alkohol oder Drogen auf den Etiketten von Nahrungsmitteln verlangte (Pure Food and Drug Act, 1906), erging die interne Anweisung, die Cocablätter vor der Weiterverarbeitung zu entkokainisieren. Wie man sagt, enthält die Brause seitdem Koffein statt Kokain. Aber natürlich konnte das Unternehmen nicht mit dem Verzicht auf die Droge werben, ganz im Gegenteil. Um Ruf und Marktposition nicht zu gefährden, ließ der Firmenchef verkünden, »das gesündeste Getränk der Welt« habe nie, nie, nie Kokain enthalten. Stattdessen zauberte man ganz patent(medizinisch) das große Cola-Geheimnis mit den sieben magischen Ingredienzien aus dem Hut.

Nachdem die Kundenbindung nicht mehr über das Kokain lief, mussten die Marketingstrategen neue Wege finden, das Produkt unters Volk zu bringen bzw. es dort zu halten; denn zu dieser Zeit war die Marke Coca-Cola in den USA bereits allgegenwärtig. Coca-Cola und seine Imitationen wurden also zur »Limonade für ein jugendliches Zielpublikum« umfunktioniert, wie ein Beobachter vermerkte. Dabei könnten die Gerüchte um verbotene Inhaltsstoffe vielleicht sogar hilfreich gewesen sein, denn die prä- bis postpubertären Konsumenten umwehte damit ein cooler Hauch von Verruchtheit. Gleichzeitig versprach man weiterhin vom Lesen ermüdeten Studenten, vom Einkaufen genervten Hausfrauen (»over-shopping«) und Kindern, die sich beim Toben (»over-play«) verausgabt hatten, »neue Energie für Geist und Körper«.

So mutierte ein trendiges Stärkungsmittel mit Suchtgarantie zunächst zum Functional Food, dann zum Energydrink und schließlich – dank einer Werbung, die immer mehr auf die Durstlöscherqualitäten abhob – zur gewöhnlichen Limonade. Aber was macht diese Limonade zum Kultgetränk? Die heutigen Werbemanager von Coca-Cola sind fest davon überzeugt, dass der anhaltende Erfolg der braunen Brause auf ihr verdienstvolles Wirken zurückgeht: »Wir verkaufen heiße Luft. Die Leute trinken das Image, nicht das Produkt.« Der Mythos lebt!

Literatur:
Pendergrast M: For God, Country and Coca-Cola: The unauthorized history of the world's most popular soft drink. Phoenix, London 1994
Metzger T: Who Put the COKE in Coca-Cola? 1998. http://www.loompanics.com/Articles/WhoPut.htm (Stand November 2007)
Bensoussan M: Wein und Coca-Cola. Slow Food Magazin 2002/H.29/S.72–76
Springer A: Kokain – Mythos und Realität. Christian Brandstätter, Wien 1989
Karch SB: A Brief History of Cocaine. CRC Press, Boca Raton 1998
Young JH: The long struggle for the 1906 law. FDA Consumer 1981/15/No.5/S.12–16
Kahn EJ: The Big Drink: An Unofficial History of Coca-Cola. Max Reinhardt, London 1950

Eisen: Blech vom Experten

Wenn elterliche Fürsorge und kindlicher Widerwille am heimischen Küchentisch aufeinanderprallen, können die Wogen schon mal hochschlagen – gelegentlich bis an die Zimmerdecke. Am Spinat schieden sich generationenlang die Geister, weil der angeblich so viel gesundes Eisen enthielt und deshalb auch dann gegessen werden musste, wenn die dünnpfiffähnliche Darreichungsform bei den lieben Kleinen natürliche Abwehrreaktionen provozierte. Schreckgespenst Spinat gegen Schreckgespenst Blutarmut, lautete die Devise. Aber nun ist endlich Entspannung angesagt. Zum einen dringt allmählich auch bis in Drogerie- und Apothekerblättchen durch, dass sich die großen Eisenmengen im Spinat einem schnöden Rechenfehler verdanken, und zum zweiten nimmt selbst die Deutsche Gesellschaft für Ernährung (DGE) klammheimlich Abstand von ihren früheren Empfehlungen – und das will etwas heißen. Offenbar hat sich bis in hiesige Expertenkreise herumgesprochen, dass man des Guten auch zu viel tun kann, wie etwa im Fall des Eisens.

Keine Frage, Eisen ist ein wichtiger, ja lebensnotwendiger Bestandteil unseres Körpers. Das Metall spielt beispielsweise eine Schlüsselrolle beim Sauerstofftransport im Blut. Angesichts seiner Bedeutung ist es ziemlich merkwürdig, dass der Körper im Schnitt nur etwa zehn Prozent des Eisenangebotes in unserer Nahrung auch tatsächlich nutzt. Aber nicht etwa, weil er nicht mehr »herausholen« könnte. Wird mehr Eisen gebraucht, steigert er problemlos die Resorption. Kursiert dagegen zu viel Eisen, packt er es ins Ferritindepot und senkt die Aufnahme aus dem Darm.

Bis diese Regulation ausgereizt und die Speicher erschöpft sind, muss sich ein Mensch schon sehr lange sehr extrem ernährt haben. So zeigen denn auch nach Angaben der DGE nur sechs Promille der Bundesbürger Anzeichen einer Eisenmangelanämie – meistens Essgestörte oder Vegetarier, die sich »vollwertig« und mit viel Rohkost nähren. Das hängt mit pflanzlichen Abwehrstoffen wie Phytin zusammen, die das Eisen so fest binden, dass sich unser Verdauungstrakt daran schier »die Zähne ausbeißt«. Phytin ist reichlich in Vollkorn enthalten – vor allem wenn es roh als Müsli gegessen wird. Bei dauerhaftem Missbrauch sind Mangelerscheinungen nicht ungewöhnlich.

Unter normalen Umständen kontrolliert der Körper die verfügbare Eisenmenge sehr genau. Das haben auch viele gesunde Frauen erfahren müssen, denen wegen »Eisenmangel« entsprechende Supplemente verordnet wurden: Ihr Körper weigerte sich häufig, die guten Gaben von Arzt und Apotheker auch anzunehmen. Seltsam? Nein, eigentlich nicht. Denn nicht nur der menschliche Körper braucht Eisen, um sich pudelwohl zu fühlen, auch viele Bazillen gedeihen erst »mit« so richtig. Eisen ist *der* essenzielle Nährstoff für fast alle Krankheitserreger, ohne ihn können sie sich nicht vermehren. Das heißt aber umgekehrt, wenn unser Organismus den ungebetenen Gästen das Eisen vorenthält, kann er die Erkrankungen, die sie sonst hervorrufen, abwehren oder zumindest abschwächen. Aus diesem Grund »leiden« die Menschen in Ländern mit geringer Hygiene und hohem Infektionsdruck so häufig unter »Anämien«: Blutarmut ist für sie eine Art Lebensversicherung. Gutgemeinte Eisengaben durch westliche Ärzte haben die Betroffenen nicht selten mit ihrem Leben bezahlt.

So geschehen in einem Flüchtlingscamp in Afrika. Dort gaben Tropenmediziner einer Gruppe von Flüchtlingen mit Blutarmut (Hb-Wert unter 11 mg/dl), die aber ansonsten gesund erschienen, Eisentabletten und einer Vergleichsgruppe ein Placebo, also ein Scheinmedikament. Zu ihrem Entsetzen erkrankte alsbald jeder Zweite aus der Eisen-Gruppe an so scheußlichen Malaisen wie Malaria, Brucellose, Tuberkulose, Lungenentzündung oder Bilharziose. Und die Krankheiten wüteten umso heftiger, je mehr sich der Hb-Wert normalisierte. Aus der Placebo-Gruppe erkrankte nur jeder Zehnte. Tragisch endete auch der Versuch, mangelernährte afrikanische Kinder mit Multivitamin- und Eisenpräparaten aufzupäppeln: Von 40 Kindern starben 13 unmittelbar danach an überschießenden Infektionen. Die gute Eisenversorgung hatte es den Mikroorganismen ermöglicht, sich rasant zu vermehren und ihre »Wirte« zu töten.

In unserer Gesellschaft sinken bei Schwangeren im letzten Trimester die Eisenwerte. Auch wenn die meisten Ärzte bis heute glauben, Mutter Natur in flagranti beim Pfuschen erwischt zu haben, und ihrer Kundschaft »sicherheitshalber« Eisen empfehlen, so erschließt sich dem unvoreingenommenen Beobachter der biologische Grund problemlos: Bei einer Geburt besteht durch den offenen Geburtskanal und das nahrhafte Blut eine hohe Infektionsgefahr. Auch hier sind die niedrigen Eisenpegel als Lebensversicherung für Mutter und Kind gedacht. Aber bei uns, so mag man einwenden, werden Kinder in der Regel nicht mehr in freier Wildbahn geboren. Das ist zwar richtig, dennoch steigt mit dem Eisenpegel das Risiko von Fehl- und Totgeburten erheblich an.

Schwangeren wird das Doppelte von dem angeraten, was eine Frau im gebärfähigen Alter sonst aufnehmen soll, stolze 30 Milligramm Eisen pro Tag. Selbst jeden Tag Braten und Blutwurst würden nicht ausreichen, um den Phantasievorgaben der Experten gerecht zu werden! Der Ernährungsmediziner George Beaton, einst Vorsitzender der Kommissionen, die im Auftrag der Weltgesundheitsorganisation WHO solche Empfehlungen berechneten, äußert sich heute kritisch: »Komitee nach Komitee hat bestätigt, einen Eisenbedarf abgeschätzt zu haben, der nicht über die Nahrung gedeckt werden kann; damit empfehlen sie absichtlich oder unabsichtlich pharmazeutische Supplemente.« Mit Erfolg.

Erhebungen zeigen, dass sich Gesundheitsbewusste in Korea 18-mal mehr Eisen über Supplemente zuführen als der empfohlenen Tagesdosis entspricht. In amerikanischen Frühstücksknusperflocken fanden Forscher zum Teil doppelt so viel Eisen wie auf der Verpackung angegeben, gleichzeitig stellte sich im Praxistest heraus, dass die Portionen, die sich Testpersonen abmaßen, doppelt so groß waren, wie die Modellportionen des Müsliproduzenten. Auf diese Weise nahmen Männer bereits mit dem Frühstück das 4,5fache der eh schon hohen empfohlenen Tagesdosis an Eisen zu sich. Skandinavische Gesundheitsbehörden haben deshalb sogar den Verkauf der üblichen eisenangereicherten Frühstückskrümel verboten. Inzwischen wurde das Verbot allerdings von einem internationalen Handelsgerichtshof aufgehoben.

Normalerweise sollte der Körper eine Eisenüberladung verhindern, indem er einfach weniger aufnimmt. Aber offenbar schafft er das nicht immer im erforderlichen Maße – vor allem, wenn das Eisen in leicht resorbierbaren Formen (beispielsweise in Kombination mit Vitamin C oder Zitronensäure) zugesetzt wird, auf die er in seiner Evolution nicht vorbereitet wurde. In einer Studie mit über 1000 amerikanischen Senioren hatte man – nach Ausschluss von Personen mit Eisenspeicherkrankheiten – bei 13 Prozent auffallend große Eisenspeicher festgestellt; sie lagen drei- bis viermal höher als der Mittelwert der Gruppe.

Diese prall gefüllten Eisenspeicher gingen den Analysen der Forscher zufolge zwar häufig, aber keineswegs immer auf reichlichen Konsum von Eisen-Supplementen zurück: Gleichermaßen trugen die Einnahme von Vitamin-C-Präparaten oder eine Vitamin-C-reiche Ernährung zur Belastung bei.

Zu den selbst herbeigeführten Eisenüberladungen kommen noch diverse Eisenspeicherkrankheiten, wie etwa die Hämochromatose, bei der zu viel Eisen aus dem Darm aufgenommen und dann in verschiedenen Organen deponiert wird. Fatalerweise gleichen ihre ersten Symptome, zum Beispiel Müdigkeit oder geminderte Leistungsfähigkeit, denen eines Eisenmangels. Vor allem gesundheitsbewusste Betroffene neigen daher zur Selbstmedikation mit Eisensupplementen – mit bösen Folgen. Wird die Erkrankung nicht erkannt und behandelt, kommt es zu Leberschädigungen bis hin zur Zirrhose, zu Diabetes, Herzrhythmusstörungen, Herzinsuffizienz und typischerweise zu einer verstärkten Pigmentierung der Haut.

Dass es einen Zusammenhang zwischen der Größe der Eisenspeicher und dem sogenannten Altersdiabetes gibt, scheint mittlerweile so gut wie sicher. Zum einen hat man eine Reihe indirekter Belege gefunden, zum Beispiel Stoffwechselparameter, die als Anzeichen für Diabetes oder das metabolische Syndrom gelten (zum Beispiel Insulinresistenz, Blutzucker, Blutfette oder Nüchternzucker). Eine Auswertung der dritten amerikanischen Gesundheits- und Ernährungserhebung (NHANES III) zeigte beispielsweise, dass unter den Männern mit hohen Ferritinwerten jeder dritte am metabolischen Syndrom litt, bei niedrigen Eisenwerten aber nur jeder achte. Bei Frauen nach den Wechseljahren sah das Bild ähnlich aus.

Mittlerweile liegen auch prospektive Studien vor, das heißt Studien, bei denen eine ausgewählte Bevölkerungsgruppe eine gewisse Zeit beobachtet wird. So gaben im Rahmen der großen Nurses-Health-Studie über 30 000 gesunde Frauen zu Beginn der Untersuchung Blutproben ab, die zunächst eingefroren wurden. Dann wartete man zehn Jahre ab. In dieser Zeit entwickelten an die 700 von ihnen Altersdiabetes. Sie wurden nun verglichen mit den Daten von etwa 700 Frauen gleichen Alters, die nach dem Zufallsprinzip aus der Restgruppe ausgewählt wurden. Bei der Untersuchung der Blutproben zeigte sich, dass die Gefahr, an Diabetes zu erkranken, mit der Größe der Eisenspeicher stetig zunahm. Eine ähnliche, wenn auch kleinere Studie aus Finnland kam bei Männern zu einem vergleichbaren Ergebnis.

Mal sehen, was die Forschung zum Thema Eisen noch an belastendem Material zutage fördern wird. Unklar ist die Rolle des Eisens derzeit noch bei Krebs und Herzproblemen, an Verdachtsmomenten mangelt es aber nicht. Doch der tatsächliche Umfang des gesundheitlichen Schadens durch langjährige Einnahme von Eisenpräparaten (vor allem in Verbindung mit Vitamin C) ließe sich nur anhand von Interventionsstudien zuverlässig bestimmen. Hier aber hegt die DGE ihre Zweifel: »Lassen sich solche Studien angesichts der langfristigen Entstehung von Schäden überhaupt durchführen und können wir sie in Kenntnis der vorhandenen Daten noch verantworten?« Doch wenn es zu gefährlich ist, Studien mit erhöhter Eisenzufuhr durchzuführen, muss man sich fragen, warum es immer mehr Lebensmittel gibt, die mit Eisen angereichert werden – oft genug in Kombination mit Ascorbin- oder Zitronensäure? Und was ist mit den Tonnen an Eisen, die in Deutschland als leicht bioverfügbare Supplemente geschluckt werden? Wann hat die DGE den Mut, nicht mehr unrealistisch hohe und damit auch riskante Zufuhrmengen in ihren Empfehlungen einzufordern und vor allem Schwangere und Fernreisende vor Supplementen zu warnen?

Fazit: Ob Ihr Speiseplan eher mehr oder weniger Eisen enthält, ist wahrscheinlich belanglos – solange Sie keinen »gesunden« Ernährungsweisen frönen. Der Körper ist auf die übliche Nahrung eingestellt. Anders sieht es bei Eisenpräparaten und mit Eisen, Zitronensäure und/oder Vitamin C angereicherten Produkten aus. Hier wird die Eigenregulation des Darmes unter Umständen überfordert. Aus Gründen des vorbeugenden Gesundheitsschutzes oder der vielbeschworenen Eigenverantwortung der Industrie sollten eisenangereicherte Erzeugnisse beispielsweise im Rahmen eines sogenannten »stummen Rückrufs« aus den Regalen verschwinden. Die seltenen Fälle von tatsächlichem Eisenmangel gehören samt und sonders in die Arztpraxis und nicht in die Ernährungsberatung oder gar den Supermarkt – ganz egal, wer gerade was empfiehlt.

Literatur:

AID: Der Spinat, das Eisen und das Komma. Verbraucher-Aufklärung, 03.05.1988, Heft 31, S. 3

Erbersdobler H: Zu viel des Guten? – die Zweite! Ernährungsumschau 2004/51/S.169

Stephansson O et al: Maternal Hemoglobin Concentration during Pregnancy and Risk of Stillbirth. JAMA 2000/284/S.2611–2617

Fisher AEO, Naughton DP: Iron supplements: the quick fix with long-term consequences. Nutrition Journal 2004/3/S.2

Whittaker P et al: Iron and folate in fortified cereals. Journal of the American College of Nutrition 2001/20/S.247–254

Fleming DJ et al: Dietary factors associated with the risk of high iron stores in the elderly Framingham Heart Study cohort. American Journal of Clinical Nutrition 2002/76/S.1375–1384

Jehn M et al: Serum ferritin and risk of the metabolic syndrome in U.S. Adults. Diabetes Care 2004/27/S.2422–2428

Jiang R et al: Body iron stores in relation to risk of type 2 diabetes in apparently healthy women. JAMA 2004/291/S.711–717

Murray MJ et al: The adverse effect of iron repletion on the course of certain infections. British Medical Journal 1978/2/S.1113–1115

McFarlane H et al: Immunity, transferrin, and survival in kwashiorkor. British Medical Journal 1970/2/S.268–270

Beaton, GH: Iron needs during pregnancy: do we need to rethink our targets? American Journal of Clinical Nutrition 2000/72/S.265S-271S

Siegenthaler W et al: Lehrbuch der inneren Medizin. Schattauer, Stuttgart 1992

Jacobasch G, Bauer-Marinovic M: Eisen – ein Januskopf-Element. Ernährungs-Umschau 2004/51/S.272–277

Neumann B: Aderlass für eine Nährwertempfehlung. EU.L.E.n-Spiegel – Wissenschaftlicher Informationsdienst des Europäischen Institutes für Lebensmittel- und Ernährungswissenschaften (EU.L.E.) e.V. 2004/H.4–5/S.28–30

Muth J, Pollmer U: Eisen: Alte Liebe rostet nicht. EU.L.E.n-Spiegel – Wissenschaftlicher Informationsdienst des Europäischen Institutes für Lebensmittel- und Ernährungswissenschaften (EU.L.E.) e.V. 2000/H.7/S.1–9

Salonen JT et al: Relation between iron stores and non-insulin-dependent diabetes in men: case-control study. BMJ 1998/317/S.727

Crawford RD: Proposed role for a combination of citric acid and ascorbic acid in the production of iron overload: A fundamental cause of desease. Biochemical and Molecular Medicine 1995/54/S.1–11

Deutsche Gesellschaft für Ernährung: Referenzwerte für die Nährstoffzufuhr. Umschau Braus, Frankfurt/Main 2000

Pollmer U et al: Prost Mahlzeit! Krank durch gesunde Ernährung. Kiepenheuer & Witsch, Köln 2000

Energydrinks: flügellahme Enten

Das Nass aus den schrillen Dosen erfreut sich nicht nur unter Sportlern, sondern vor allem in der Jugendszene großer Beliebtheit. Allein oder in Kombination mit Wodka, Whisky oder Jägermeister gelten die Modebrausen als Eins-a-Muntermacher, die abgeschlafften Halbstarken Energie und Powerstoffe für schweißtreibende Aktivitäten aller Art zur Verfügung stellen.

In die neue Generation von Erfrischungsgetränken, die seit Ende der neunziger Jahre den Markt aufmischen, wird so ziemlich alles hineingerührt, was sich irgendwie in Wasser lösen lässt. Wichtigstes Verkaufsargument (neben den unterschwelligen Assoziationen): Die Inhaltsstoffe sollen irgendwelchen Funktionen im Stoffwechsel zuzuordnen sein. Angesichts der Tatsache, dass diese Behauptung auf nahezu alle Substanzen, Wasser inklusive, irgendwie zutrifft, eine Platitüde. Das geheimnisvoll ganzheitlich klingende Versprechen des Marktführers zu seiner Zutatenliste im Internet, es sei die »Gesamtheit der Inhaltsstoffe, die Red Bull Energy Drink seine positiven Wirkungen verleiht«, kann da nur ein müdes Kichern entlocken.

Hauptbestandteile von Energydrinks sind Zucker, meist Glucose und Saccharose, also simpler Trauben- und Haushaltszucker. Während einige Produzenten aus Kostengründen eher zurückhaltend mit dem süßen Rohstoff umgehen, setzen andere auch noch völlig willkürlich Süßstoffe zu. Die Zucker sollen dabei wohl für schnell verfügbare »Energy« – kurz »Kalorien« – sorgen, die Süßstoffe mutmaßlich »Kalorienarmut« und »Schlankmacher« signalisieren. Damit sich das eigene Erzeugnis von ordinärer Limo unterscheidet, mengen die Hersteller allerlei mehr oder weniger bekannte Wundermittel bei, um dem Kunden das Gefühl zu geben, einen ganz speziellen Fitmacher getrunken zu haben. Weil der Glaube, von viel Eiweiß bekäme Mann viele Muckis, nicht auszurotten ist, wandern sogar eiweißhaltige Reststoffe aus der Molkerei nicht mehr wie früher in den Schweinetrog, sondern in die wesentlich rentableren Energydrinks. Stattdessen könnte der Muskelmann in spe auch ein Glas Buttermilch trinken, aber das bewährte Naturprodukt leidet unter dem abträglichen Ruf, Schlabberkram für Weicheier zu sein.

Manche Energydrinks locken mit reichlich Kalium und Magnesium, weil dieses, wie der aufgeklärte Fitnessjünger aus der Fachpresse weiß, Muskelkrämpfen vorbeugt. Aber selbst bei Marathonläufern wurde keinerlei Zusammenhang zwischen dem Auftreten von Wadenkrämpfen und der Magnesiumkonzentration im Blutplasma gefunden. Fred Brouns vom Zentrum für Ernährungsforschung der Universität Maastricht kommt nach einer Auswertung der wissenschaftlichen Literatur zu dem ernüchternden Schluss, dass es für diesen populären Allgemeinplatz keine Belege gibt. Im Auftrag der EU-Kommission für Gesundheit und Verbraucherschutz musste sich ein Expertengremium mit den Besonderheiten von Sportlernahrung befassen. Es stellte erstens fest, dass sich die Vitaminsituation von Sportlern nicht von der der untätig herumfläzenden Bevölkerung unterscheidet, und zweitens, dass zusätzliche Vitamingaben die sportliche Leistung nicht steigern.

Die Modegetränke-Branche ist ein Tummelplatz für Chemiker mit einem gewissen Sinn für schwarzen Humor. Diesen Schluss legen zumindest ihre phantasievollen Kreationen nahe. Sie enthalten neben belanglosen Vitaminen, penetranten Aromen und billigen Färbemitteln allerlei Zusätze, deren Art und Menge wohl weniger als Beitrag zur Leistungssteigerung denn als Reverenz an den Zeitgeist anzusehen sind. Extrakte von Ginkgo, Ginseng oder Guarana, Gelee royale, Yohimbe, Mate oder grünem Tee werden dabei aus Kostengründen meist nur in homöopathischen Dosen zugesetzt. Mit anderen Zusätzen geht man dafür umso verschwenderischer um. Der Putzmittelrohstoff Taurin brachte es schon auf stolze vier Gramm pro Liter Brause. Dabei ist die Substanz ebenso wenig leistungssteigernd wie Glucono-delta-Lacton (Bestandteil von Backpulver) oder verzweigtkettige Aminosäuren (in jeder Bohnensuppe enthalten). Nach den Worten von Fred Brouns werden die vollmundigen Werbeaussagen »durch keinerlei solide wissenschaftliche Erkenntnisse gestützt«. Sofern Studien seitens der Anbieter vorlägen, litten diese gewöhnlich unter einem »erbärmlichen experimentellen Design oder der Verwendung subjektiver statt objektiver Leistungsparameter«.

In die gleiche Kerbe schlägt Woojae Kim von der University of California in Los Angeles. Er moniert, dass Studien, die die Wirksamkeit von Red Bull bzw. der Kombination aus Taurin, Koffein und Glucuronolacton belegen sollten, mit zu wenigen Teilnehmern, in zu großer Nähe zum Hersteller und nicht im Vergleich mit Koffein allein durchgeführt wurden. Die für Red Bull reklamierten Wirkungen beispielsweise führt Woojae Kim allein auf das darin enthaltene Koffein zurück. Shafinaz Hussein, ein weiterer Autor, der sich mit den Wirkungen von Energydrinks befasste, macht dafür ebenfalls in erster Linie Koffein (als Stimulans) und Kohlenhydrate (als schnell verfügbare Energielieferanten) verantwortlich. Nachdrücklich weist er darauf hin, dass Menschen individuell unterschiedlich auf Koffein reagieren. Gerade beim Konsum großer Mengen von Energydrinks, womöglich in Kombination mit anderen stimulierenden Substanzen wie etwa Ephedra (Ma huang), MAO-haltigen Medikamenten oder Drogen wie Ecstasy, Kokain und Speed (Metamphetamin), kann es zur Überstimulation kommen. Mögliche Folgen sind gesteigerte Wasserausscheidung, Dehydrierung, extreme Nervosität, Blutdruckanstieg, unregelmäßiger Herzschlag und hohe Pulsfrequenz bis hin zum Herzversagen.

Burckhard Viell vom ehemaligen Bundesinstitut für gesundheitlichen Verbraucherschutz verweist darauf, dass der Tatbestand, dass gegen diese Produktgruppe keine »konkreten gesundheitlichen Bedenken« bestehen, nicht zum Umkehrschluss verleiten dürfe, die Drinks seien »erwiesenermaßen unbedenklich«. Denn toxikologische Tests der zahlreichen Mixturen fehlen bisher, obwohl Wechselwirkungen der einzelnen Komponenten durchaus wahrscheinlich sind. Auch ein Expertengremium, das im Auftrag der EU-Kommission für Gesundheit und Verbraucherschutz Informationen zu Taurin, Glucuronolacton, Koffein unter dem Gesichtspunkt der Verbrauchersicherheit bewerten sollte, meldete Bedenken an. Hauptgrund sind die Mengen, die unter Umständen an einem Abend konsumiert werden und die weit über die üblicherweise mit der Nahrung aufgenommenen Mengen derselben Substanzen hinausgehen. Im Tierversuch hatten hohe Taurinkonzentrationen bei Ratten zu Nervosität und Selbstverletzungstendenzen geführt, Glucuronolacton hatte Nierenschäden hervorgerufen. Bei der Kombination von Taurin und Koffein halten die Experten Wechselwirkungen zwar für möglich, wegen der bislang nur »anekdotisch« berichteten Symptome beim Menschen sehen sie sich aber nicht zu einer abschließenden Bewertung in der Lage – auch weil Alkoholkonsum und starkes Schwitzen die Situation in der Praxis häufig beeinflussen.

Das entscheidende Argument in Sachen Energydrinks, egal welcher Zusammensetzung, aber lautet: Es ist bislang kein Nährstoff bekannt, für den ein zum Energieverbrauch überproportionaler Bedarf besteht, will heißen: Man braucht sie schlicht und ergreifend nicht. Der menschliche Körper ist nun mal auf schweißtreibende körperliche Arbeit vorbereitet. Deshalb hat ihm Mutter Natur Hunger und Durst mit auf den sportlichen Lebensweg gegeben. Beide sorgen für einen gesunden Appetit, mal auf kühle Getränke, mal auf heiße Brühe oder auch auf Bratkartoffeln. Dadurch gewinnt der Körper jeweils genau die Menge an »Energy«, an Wasser und Mineralstoffen, die er gerade benötigt.

Zu den sonstigen Wirkungen schreiben Christian Rätsch und Claudia Müller-Ebeling, beides Fachleute auf dem Gebiet von Rauschdrogen und Liebesmitteln, nachdem sie sich heldenhaft durch das Brausensortiment geschlürft hatten: »Bei uns bewirkte kein einziger Energy-Drink jemals, dass wir in kosmische Sphären entschwebten, energiegeladen, potent und beseelt von Fortschritt und Zukunft.« Und sie fügen hinzu: »Außerdem schmecken sie erbärmlich, wie in Mineralwasser aufgelöste Gummibärchen, Zucker- oder Gurgelwasser. Viel Lärm um nichts!«

Literatur:

Brouns F, Kovacs E: Functional drinks for athletes. Trends in Food Science & Technology 1997/8/S.414–421

Maugham RJ, Shirreffs SM: Fluid and electrolyte loss and replacement in exercise. In: Harries M et al (Eds): Oxford Textbook of Sports Medicine. Oxford University Press 1998, S.97ff

Marx F, Fabricius H: Zur Analytik von Guaraná (Paullinia cupana var. Sorbilis). Deutsche Lebensmittel-Rundschau 1997/83/S.171–174

Viell B: Sportlernahrung und ›Energy drinks‹ – Fragen der Abgrenzung. Bundesgesundheitsblatt 1996/39/S.384–388

European Commission: Report of the Scientific Committee on Food on composition and

specification of food intended to meet the expenditure of intense muscular effort, especially for sportsmen. (corrected by the SCF on 28/2/2001) SCF/CS/NUT/SPORT/5 Final (corrected)
European Commission: Opinion of the Scientific Committee on Food on additional information on »energy« drinks. (expressed on 5 March 2003) SCF/CS/PLEN/ENDRINKS/16 Final
Kim W: Debunking the effects of taurine in Red Bull energy drink. Nutrition Bytes 2003/9/ Nr.1/Art. 6
Hussein S: The effects of energy drinks. Journal of the Health Resource Center 2002/1/S.3–6
Bonci L: »Energy« Drinks: Help, Harm or Hype? Sports Science Exchange 2002/15/Nr.1
Rätsch C, Müller-Ebeling C: Lexikon der Liebesmittel. AT Verlag, Aarau 2003

Essig: saure Brüscht

Als Adam der berühmte Apfel im Halse steckenblieb, sollte der ihn in Form des Adamsapfels fürderhin an die Erkenntnis erinnern, dass man besser nicht alles glaubt, was einem so versprochen wird. Die heutigen Zeiten sind zwar nicht mehr ganz so paradiesisch, erlauben allerdings manchmal ähnliche Schlüsse. Eine Nachfahrin jener Eva, der die üble Erfahrung seinerzeit bekanntlich erspart blieb, suchte eine Klinik auf, nachdem sie eine halbe Stunde lang mit einer in der Speiseröhre hängengebliebenen Apfelessigkapsel gekämpft hatte. Noch Monate später litt sie unter Schmerzen im Halsbereich und heftigen Schluckbeschwerden.

Nachwuchswissenschaftler der University of Arkansas in Fayetteville nahmen diesen Vorfall zum Anlass, um Apfelessigkapseln etwas genauer in Augenschein zu nehmen. Aus Drogerien, Supermärkten und Apotheken sowie per Internet beschafften sie acht verschiedene Produkte, analysierten die darin enthaltenen Säuren und staunten nicht schlecht: Die Säuregehalte der Tabletten lagen zwischen zwei Prozent und 50 Prozent. Ein Produkt – es bestand zu 49 Prozent aus Äpfelsäure – war so sauer, dass es mit ziemlicher Sicherheit zu Verätzungen in der Speiseröhre führen konnte. In fünf der acht Nahrungsergänzungsmittel – unter anderen in dem, das die Frau eingenommen hatte – war die Essigsäurekonzentration um ein Mehrfaches höher als in Haushaltsessig (der hat meist fünf Prozent). Zum Vergleich: Essigessenz, die gerne zur Reinigung schmutziger Toilettenschüsseln verwendet wird, enthält 25 Prozent Essigsäure. Aus dem Umstand, dass sie zwar in allen Produkten Essigsäure (zwischen einem und zehn Prozent), aber nur in sechs Zitronensäure (bis zu 19 Prozent) und lediglich in einem Äpfelsäure nachweisen konnten, zogen die Forscher außerdem den Schluss, dass die untersuchten Apfelessigkapseln wahrscheinlich gar nicht aus Apfelessig hergestellt worden waren.

Vielleicht hat die erwähnte Evastochter nach der Einnahme der Apfelessigkapseln ja tatsächlich an Gewicht verloren (üblicherweise das Hauptverkaufsargument für diese Produkte), aber sicher nicht weil der »Apfelessig« das Fett aus ihren Fettzellen »verbrannt« hätte! Eher ist wohl anzunehmen, dass die Säuren aus der hängengebliebenen Kapsel ihre Speiseröhre so stark »verbrannt« haben, dass die Frau die Nahrungsaufnahme auf das Allernotwendigste beschränken musste.

Aber wer nimmt denn auch Apfelessigkapseln? Die wahren Naturfreunde geben sich den Stoff »in echt« morgens in einem Glas Wasser auf nüchternen Magen, um damit zur angestrebten, wenn auch nie erwiesenen Entgiftung und Entschlackung zu gelangen. Schließlich ist Obst gesund und Essig ein altes Hausmittel. Weil sauer zwar lustig macht, aber Gesundheit nun mal kein Spaß ist, darf der Trunk sogar mit einem Teelöffelchen Honig gesüßt werden. Selbstverständlich soll jeder Mensch trinken können, wonach ihn gelüstet, und wenn es verdünnter Essig ist – bitte. Freilich sollte man sich aber vor dem fatalen Irrtum hüten, »alte Hausmittel« und »natürliche Substanzen« seien frei von Risiken und Nebenwirkungen.

So berichteten Ärzte der Innsbrucker Universitätsklinik über den Fall einer 28-jährigen Frau, die mit Muskelkrämpfen, schwachem Blutdruck und auffallend niedrigen Kaliumwerten an sie überwiesen worden war. Die weiteren Untersuchungen ergaben eine ganze Reihe ungewöhnlicher Blut- und Urinwerte sowie eine stark verminderte Knochendichte, sprich Osteoporose. Die Mediziner standen zunächst vor einem Rätsel. Erst als die Patientin erzählte, dass sie schon seit Jahren täglich einen Viertelliter Apfelessig – mit Wasser verdünnt sowie als Salatdressing – zu sich nehme, ließen sich die merkwürdigen Befunde zu einem plausiblen Gesamtbild zusammenfügen.

Ursache der Mineralstoffimbalancen war vermutlich nicht allein die Essigzufuhr; wahrscheinlich hatten große Mengen Rohkost, Weizenvollkorn, Obst und Zitrussäfte, eine Kombination, die bei Gesundköstlern weit verbreitet ist, nicht unerheblichen Anteil an ihrer Entstehung. Der Essig führte zu einer vermehrten Bicarbonatbildung und damit zu einer vermehrten Ausscheidung von

Natrium und Kalium. Rohkost und Weizenvollkorn können eine Mangelversorgung mit Magnesium, Calcium und Zink nach sich ziehen, weil der Körper die Stoffe nicht aus ihrem natürlichen Verbund herauszulösen vermag und sie mit dem Kot wieder ausscheidet. Osteoporose ist dann die unvermeidliche Folge einer säurebetonten Ernährung, insbesondere bei schlanken Personen. Doch selbst nach intensiver Aufklärung war die Dame nicht von ihren Essiggewohnheiten abzubringen; sie weigerte sich verständlicherweise auch, zu einer Nachuntersuchung zu erscheinen.

Statt eines Kommentars lassen wir an dieser Stelle lieber den Vater vieler alter Hausrezepte zu Wort kommen: »Wenn der Essig rein und unverfälscht ist, so billige ich den vernünftigen Gebrauch desselben; ich betone aber: den *vernünftigen* Gebrauch [Hervorhebung im Original]«, so beginnt der berühmte Pfarrer Kneipp das Essig-Kapitel in seinem Werk *Das große Kneippbuch.* Er erklärt auch, warum: »Weil der Essig, in zu großen Mengen genossen, schädlich ist. Der Beweis ist schon dadurch erbracht, daß reichlicher Genuß von Essig, wenn lange fortgesetzt, die blühendste Gesichtsfarbe erbleichen macht.« Und er beschließt das Kapitel mit einer nachdrücklichen Warnung vor dem Essigtrinken: »Ich habe selbst Leute kennengelernt, die solches taten, aber alle sind nicht alt geworden.«

Dennoch verteufelt der Meister den Essig keineswegs grundsätzlich: »Mit Maß und Ziel gebraucht schadet der Essig nicht; er hat jedenfalls Anspruch auf einen Platz in der Küche.« Auch als Hausmittel – mit der bemerkenswerten Einschränkung »für den Kenner« – schätzt er ihn, denn »der Essig übt einen großen Reiz. Ein Beweis dafür ist, daß, wenn es jemand übel wird und man ihm das Gesicht oder die Lippen damit wäscht, er schnell wieder zu sich kommt.« Für die belebende Wirkung muss der Essig fürwahr schon lange bekannt gewesen sein, findet sich doch bereits in den Rezepturensammlungen der Pfälzer Kurfürsten aus dem 14. bis 16. Jahrhundert folgende herzhafte Ausnüchterungsanleitung: »Ein druncken nüchtern zu machen: Henck eim sein hoden in essig vnd einer frawen ire brüscht.« Dürfte aufgrund des »großen Reizes« sicherlich prompt gewirkt haben.

Literatur:

Hill L et al: Esophageal injury by apple cider vinegar tablets and subsequent evaluation of products. Journal of the American Dietetic Association 2005/105/S.1141–1144

Lhotta K et al: Hypokalaemia, hyperreninemia and osteoporosis in a patient ingesting large amounts of cider vinegar. Nephron 1998/80/S.242–243

Kneipp S: Das große Kneippbuch. Ein Volksbuch für Gesunde und Kranke. Josef Kösel & Friedrich Pustet, München 1928

Miller M, Zimmermann K: »Vor das Juckenn an haimlichen ortenn«. Ruperto Carola [Forschungsmagazin der Ruprecht-Karls-Universität Heidelberg] 2002/H.3/S.4–10

Feigen: Erleuchtung garantiert

Wie die Geschichte vom kleinen Muck zeigt, stellt die Idee des Functional Food – die Vorstellung, man könne die Körperform durch den Verzehr bestimmter Lebensmittel wunschgemäß designen – ein geradezu klassisches Thema für Märchenerzähler dar. Hier wird nicht mit Zaubertränken operiert, nein, ganz normal aussehende Feigen bewirken dramatische körperliche Veränderungen. In der Erzählung von Wilhelm Hauff verkauft der kleine Muck zunächst Feigen an den königlichen Hof, die bei Herrscher und Hofstaat Nasen und Ohren grotesk anschwellen lassen. Dann verkleidet sich der Pfiffikus als Arzt aus einem fernen fremden Land und bietet für teuer Geld das todsichere Gegenmittel an. Da alle bekannten Medizinen, einschließlich chirurgischer Maßnahmen, wirkungslos geblieben sind, geht der König auf die Forderungen ein. Doch der kleine Muck lässt ihn mit Riesenzinken und Eselsohren stehen, dreht sich in seinen Wunderpantoffeln auf dem Absatz um und ist mit dem Geld auf Nimmerwiedersehen verschwunden.

Heute genügt es in der Regel bereits, den Menschen mit Unannehmlichkeiten wie Bauch, Falten oder Vergesslichkeit zu drohen, um sie zum Kauf von Nahrungsergänzungen oder funktionellen Lebensmitteln zu bewegen. Wenn der Krankheitsfall bereits eingetreten und die Not groß ist, umso besser, das erhöht den Druck aufs Portemonnaie. Das macht diesen Markt zu einem Rummelplatz für eloquente Märchenerzähler. Die Nachfolger des alten Hauff erweisen sich als Meister der Umschreibung, sie wissen beklemmende Assoziationen zu wecken und verstehen die Kunst der hoffnungsfrohen Andeutung, ohne sich auf irgendetwas festzulegen.

Biochemisch-wissenschaftlich oder ganzheitlich-esoterisch klingender Kaufsprech schließlich soll die Gesundheitssucher beeindrucken und vollends von den sagenhaften Wirkungen des XY-Wunders aus Ichweißnichtwo überzeugen. Die Feigenverkäufer von heute kommen allerdings nicht mehr auf Wunderpantoffeln daher, sondern machen per Postwurfsendung, Kleinanzeige, Werbespot oder Gesundheitsseite im Internet auf sich aufmerksam. Doch bei Reklamationen wird man ihrer ähnlich schwer habhaft wie des kleinen Mucks: Wie dieser tauchen sie aus dem Nichts auf und verschwinden auf die gleiche Weise, sobald das Geld eingesammelt ist und das Pflaster zu heiß wird. Man darf vermuten, dass sie ihren so gewonnenen Wohlstand genau wie ihr märchenhaftes Vorbild »zurückgezogen« genießen.

Aus einigen der vorgenannten Gründe haben die Früchte von *Ficus carica*, wie der Feigenbaum botanisch genannt wird, allerdings tatsächlich noch eine glänzende Karriere als Functional Food vor sich. In einem tiefschürfenden Artikel für *Cereal Foods World*, eine Zeitschrift der Lebensmittelwirtschaft, breitet ein Chemieprofessor der Jesuiten-Universität in Scranton die zentralen Argumente aus. »Feigen enthalten kein Fett, kein Natrium und kein Cholesterin«, vermeldet der Autor beglückt. Ja, »Feigen besitzen mehr Ballaststoffe als die meisten anderen bekannten Obstsorten«. Das qualifiziert sie unweigerlich dafür, »bei der Gewichtsreduktion behilflich zu sein«, denn schließlich sind »über die Hälfte aller Amerikaner, 97 Millionen Menschen, übergewichtig und 23 Prozent stark übergewichtig«.

Wo die Keule Übergewicht geschwungen wird, sind in der Regel Krebs und Herzinfarkt nicht weit, so auch hier. Mit »Schätzungen zufolge gibt es bei 70 Prozent aller Krebserkrankungen einen Zusammenhang mit der Ernährung«, wobei das Risiko durch hohen Obst- und Gemüsekonsum gesenkt werden könne, predigt der Jesuitenschüler mal wieder einen der populärsten Ernährungsirrtümer (siehe dort). Außerdem, so der gelehrte Mann, sei ja allgemein bekannt, dass eine fettarme und ballaststoffreiche Ernährung das Risiko für Herz-Kreislauf-Erkrankungen senke (ebenfalls ein Fall für die populärsten Ernährungsirrtümer). Sowohl für den versprochenen Herz- als auch für den Krebsschutz seien die antioxidativ wirksamen, Radikale fangenden Polyphenole verantwortlich, wie sie auch im Rotwein vorkommen. Von denen enthalten 100 Gramm frische Feigen etwa so viel wie ein halber Liter Rotwein, weshalb der Autor unbedingt den erhöhten Verzehr von Feigen empfiehlt. Dazu dürfen wir dann sicherlich ein Glas Wasser trinken ...

Aber wer so phantasielos mit seinen Feigen hausieren geht, mit Sprüchen, die für jeden Ballen Stroh gleichermaßen zutreffen, lockt keine Kundschaft mehr hinter dem Ofen hervor. Dabei liegt die zündende Marketingidee für einen frommen Chemieprofessor wahrhaftig auf der Hand: Sind frische Feigen nicht von sündiger Süße? Damit regen sie auf jeden Fall die Insulinausschüttung an. Und dient das Insulin nicht auch der Wachstumsförderung? Aber sicher doch! Bestimmt haben die Menschen in Ländern mit hohem Feigenkonsum deshalb oft kräftige Nasen. Aber das hieße ja ...?! Potztausend! Feigen müssen potenzfördernd sein! Denn wie der Volksmund mit seiner jahrhundertealten Erfahrung zu sagen weiß: »Wie die Nase des Mannes, so sein Johannes.«

Dazu passt, dass die runzligen Früchte eine gewisse Ähnlichkeit mit Hoden aufweisen. Und schneidet man sie auf, meint man – obszön, aber schön – in eine erregte Vulva zu blicken (behaupten zumindest die Autoren eines recht umfänglichen *Lexikons der Liebesmittel*). Gemäß der von vielen Zeitgenossen noch immer hochgeschätzten Signaturenlehre kann das nur bedeuten, dass Feigengenuss auch dem weiblichen Geschlecht zu Lustgewinn verhilft. Weitere starke Indizien: Die alten Griechen schnitzten aus Feigenholz *phalloi*, Kultgegenstände in Penisform, ihr Fruchtbarkeitsgott Priapos war schließlich aus einem Feigenbaum hervorgegangen, und die Römer erkannten in dem weißen Milchsaft des Feigenbaums das Sperma des Kriegsgottes Mars. Bis heute ist die Feige in vielen Kulturen ein Symbol der Sexualität. Lange Rede, kurzer Sinn: Ein gewiefter Märchenerzähler von heute könnte Feigen problemlos als das geilste Aphrodisiakum seit Adam und Eva verkaufen.

Apropos: Was hat Adam bloß geritten, in den dämlichen Apfel zu beißen? Hätte er sich unter Evas Pantoffel rausgetraut und ihr forsch in die Feige gegriffen, statt sich hinter deren Blättern zu verstecken, die ganze Geschichte wäre bestimmt anders ausgegangen! Was die hinterlistige Schlange natürlich nicht verraten hatte: Auch unter Feigenbäumen kann einem ein Licht aufgehen. Das entdeckte der indische Edelmann Gautama, den man deshalb Buddha, den Erleuchteten, zu nennen pflegte. Aber da war es um die Christenheit leider schon geschehen.

Literatur:

Hauff W: Die Geschichte vom kleinen Muck. In: Hauff W: Märchen. Insel Verlag, Frankfurt/Main, 2002

Vinson JA: The Functional Food Properties of Figs. Cereal Foods World 1999/44/S.82–87

Pollmer U, Warmuth S: Lexikon der populären Ernährungsirrtümer. Missverständnisse, Fehlinterpretationen und Halbwahrheiten von Alkohol bis Zucker. Eichborn, Frankfurt/Main 2007

Rätsch C, Müller-Ebeling C: Lexikon der Liebesmittel. AT Verlag, Aarau 2003

Rätsch C: Heilkräuter der Antike in Ägypten, Griechenland und Rom. Mythologie und Anwendung einst und jetzt. Eugen Diederichs Verlag, München 1995

Beuchert M: Symbolik der Pflanzen. Insel Verlag, Frankfurt/Main 2004

Fischöl: Jetzt mit Lach(s)faktor

Klar, Fisch ist gesund. Sie wissen schon, wegen dem Jod im Meer, dem Calcium in den Gräten und seit neuestem auch wegen den schier unaussprechlichen Omega-3-Fettsäuren in der Schwanzflosse. Zwei- bis dreimal pro Woche soll Seefisch auf den Tisch, damit wir von Herzinfarkt, Bluthochdruck, Krebs, Rheuma, Asthma, Allergien sowie Hautkrankheiten und Depressionen verschont bleiben. Diese Erkrankungen hätten wir alle nicht, wenn wir so gesund leben würden wie unsere Vorfahren. Wahrscheinlich ist es reiner Zufall, dass man bei Ötzi keine Ausrüstung fürs Hochseeangeln oder wenigstens ein paar Rollmopsfossilen gefunden hat.

Wer allerdings bei der Aussicht auf den vermehrten Verzehr von Meeresgetier angewidert die Nase rümpft, darf sich ersatzweise mit Fischöl angereichertes Omega-3-Brot (von der Deutschen Herzstiftung empfohlen) einverleiben oder Omega-Eier von Hühnern verspeisen, die mit getrocknetem Kaltwasserplankton gefüttert wurden. Wem auch das nicht mundet, greift beherzt zu Fischölkapseln, die – vielleicht weil's edler klingt – gelegentlich das Lachsmäntelchen umgehängt bekommen oder zumindest mit dem »Lachsfaktor« und der schönen roten Farbe werben, die angeblich aus den »sehr kraftvollen Antioxidanzien« stammt, »die man im Wildlachs findet und die ihm die typische Farbe geben«.

Und wo fängt man am preisgünstigsten einen Wildlachs, der sein Fett für Pillen zu Apothekenpreisen spendet? Beispielsweise dort, wo Zuchtlachse verarbeitet werden. Gibt es doch allerlei sterbliche Überreste an so einem Fisch, die man leider nicht als Filet verkaufen kann und womöglich noch über sogenannte Gammelmühlen entsorgen muss. Da kam die Idee mit den gesunden Fettsäuren gerade recht. Kein Zweifel, hier beherrscht ökologisches Denken die Ökonomie, denn nichts schmückt einen verantwortungsbewussten Unternehmer mehr als sparsamer Umgang mit begrenzten Ressourcen.

Eine weitere ökologisch vorbildliche Geschäftsidee kommt aus dem Land der unbegrenzten Möglichkeiten (woher auch sonst?), das Omega-3-Schwein. Experten des namhaften National Swine Resource and Research Center in Missouri haben Fötalzellen von Schweinen gentechnisch verändert und daraus Ferkel mit einem Würmer-Gen geklont. Das Extra-Gen aus dem Fadenwurm *Caenorhabditis elegans* veranlasst die Umwandlung von Omega-6-Schweine-Fettsäuren in die herzgesunden Omega-3-Fisch-Fettsäuren. Die armen Schweine sollen nun die Überfischung der Meere verhindern, weil der gesundheitsbewusste Kunde dann anstelle eines Bratherings genauso gut ein Schnitzel mit Omega-Fischfett bestellen kann. Aber bis dahin wird es noch einige Zeit dauern, denn noch ist unklar, ob die Fisch-Schweine so viel Gesundheitsdoping überhaupt unbeschadet überstehen.

Aber wieso ausgerechnet Fischöl? Schuld an dem Hype sind die Eskimos, politisch korrekt Inuit. Eigentlich hätten die längst ausgestorben sein müssen, weil sie sich partout nicht an die Ernährungsempfehlungen der Experten hielten: Seit Generationen aßen sie statt fünfmal am Tag Obst und Gemüse kiloweise Robbenspeck und fetten Fisch, und das vorzugsweise am Abend. Doch seltsamerweise starben die Anfang der siebziger Jahre untersuchten grönländischen Ureinwohner keineswegs reihenweise am frühen Herztod, der angeblich allen allzu Fleischeslustigen und Fettverliebten droht.

Da dieser Befund Zweifel an den gängigen Fett-und-Cholesterin-Angstkampagnen nähren musste, bedurfte es rasch einer Theorie, mit der man den Widerspruch irgendwie glattbügeln konnte: Der Rettungsanker hieß langkettige Omega-3-Fettsäuren. In größeren Mengen kommen diese Fettsäuren nur bei Fischen und Säugetieren vor, die sich in kalten Meeren tummeln. Aber auch die bilden sie nicht selbst, sondern nehmen sie mit dem Plankton über die Nahrungskette auf. Man könnte dies als zarten Hinweis auf eine Anpassung an die speziellen Lebensbedingungen in der Kälte auffassen: Fettsäuren sind nämlich wichtige Bestandteile der Zellmembranen, deren Funktionsfähigkeit unter anderem von ihrer »Fluidität« abhängt. Und wie jeder weiß, der schon einmal eine Flasche Olivenöl in den Kühlschrank gestellt hat, werden Öle ab einer gewissen Temperatur fest. Omega-sowieso-Fett bleibt hingegen auch in arktischen Gewässern flüssig und die Fische beweglich. Aber das war den Herzspezialisten als Erklärung wohl doch zu einfach.

Auch sonst ist es mit dem Wissen nicht weit her. Angeblich hängt ja die Zunahme der Herzerkrankungen in den Industrienationen mit einem Rückgang des Fischkonsums zusammen: »In den letzten 75 Jahren ist der Verbrauch an Omega-3 um 80 Prozent gesunken«, hören wir aus dem berufenen Mund eines Nahrungsergänzungsmittelhändlers mit Doktortitel. Aha, früher gab's wohl jeden Tag Fischstäbchen oder Salzheringe. Und was nicht direkt an der Küste verspeist wurde, verlud man (ungekühlt, denn Kühlfahrzeuge waren noch nicht erfunden) auf Pferdefuhrwerke und verkaufte es Wochen später an die meermäßig benachteiligten, aber gesundheitsbewussten Alpenländler, die für den strengen Duft einer weitgereisten Scholle jedes Raclette oder Rösti links liegen ließen.

Damit das Wissen über den kommerziellen Sinn und Zweck von Fischöl

(»Tran«) nicht verlorengeht, mühen sich Werbeagenturen und ärztliche Fortbildungen um die Verbreitung der jeweils aktuellen Theorien. So lesen wir in einem der ärztlichen Fortbildung zugedachten Artikel: »Es gibt zunehmend überzeugende Daten dafür, dass für die Primär- und Sekundärprävention der koronaren Herzkrankheit (KHK) die Omega-3-Fettsäuren innerhalb eines gesamtheitlichen Konzepts eine wichtige Rolle spielen.« Außerdem, so der Autor, sei in den vergangenen Jahren »zunehmend auf die günstige Beeinflussung von Herzrhythmusstörungen durch Omega-3-Fettsäuren hingewiesen worden«. Und das I-Tüpfelchen: »Zunehmend wird auch bei mehreren anderen chronischen Krankheiten (rheumatoide Arthritis, Psoriasis, Krebs, Depressionen, Alzheimer-Krankheit) über eine günstige Wirkung von Omega-3-Fettsäuren berichtet.«

Wenn sich Ärzte allerdings nicht nur »zunehmend« mit Werbesprüchen fortbilden, sondern stattdessen einen Blick in wissenschaftliche Arbeiten werfen, wo man die Qualität von Studien bewertet und deren Ergebnisse in sogenannten Meta-Analysen zusammenführt, dann werden die hoffnungsfrohen Gesichter »zunehmend« länger. So geschehen im Frühjahr 2006, als im *British Medical Journal* die Auswirkungen von Omega-3-Fettsäuren auf Herz-Kreislauf-Erkrankungen, Krebs, Schlaganfall und die Gesamtsterblichkeit einer gründlichen Meta-Analyse unterzogen wurden. Die Autoren fanden »keinen Beleg für einen klaren Nutzen von Omega-3-Fettsäuren auf die Gesundheit«, egal aus welcher Quelle die Fettsäuren stammten.

Auch Patienten mit Diabetes oder metabolischem Syndrom haben nichts von Fischölkapseln: Die Blutfette sinken zwar, doch Gesamtcholesterin und HDL (das »gute«) bleiben unverändert, und das »böse« LDL steigt an. Keine signifikanten Effekte bei Blutzucker und Plasmainsulin. Zu anderen gern beworbenen Einsatzgebieten der Omega-3-Fettsäuren, wie rheumatoide Arthritis, Morbus Crohn oder Depressionen, liegen ebenfalls nur fragwürdige Ergebnisse aus zu kleinen, zu kurzen oder sonstwie methodisch lausigen Studien vor.

Aber kaum ist nach jahrelanger Forschung irgendeine der »zunehmend« beworbenen Wirkungen als leeres Versprechen entlarvt, präsentieren die Werbeabteilungen samt ihren professoralen Mietmäulern neue biochemische Spekulationen, warum aufbereitete Fischabfälle neuerdings gegen Schüchternheit oder Menstruationsbeschwerden helfen müssen. Als Zielgruppe haben sich jene Populationen bewährt, die eine gewisse Meeresferne aufweisen und bisher mit großem Vergnügen Bratkartoffeln oder Bodenseefelchen aßen. So werden gerade den Schweizern die Segnungen der Fischölkapseln gerne ans Herz gelegt. Sie sollen davon endlich schön, klug, souverän und was auch immer werden.

Unser Tipp: Liebe Schweizer, kaufen Sie Derartiges nur, wenn Sie auch so charmant, geistvoll und herzlich sein wollen wie die berühmten britischen Hooligans. Deren Fischölpegel ist durch ständigen Fish-and-Chips-Konsum weitaus höher als der eines Schweizer Bergbauern. Ansonsten essen Sie lieber Ihre Schoggi. Die enthält wertvolle pflanzliche Fettsäuren, denen zum Beispiel die Kaltwasserfisch verschmähenden Azteken ihre gesunden Herzen verdankten. Und vielleicht bewahrt Sie das darin enthaltene aztekische Zahlungsmittel Kakaobohne gleichzeitig vor dem rasant um sich greifenden chronischen Penunzenmangel.

Literatur:

Brian M: Essen auf Rezept. Wie Functional Food unsere Ernährung verändert. Hirzel, Stuttgart 2000

Lai L et al: Generation of cloned transgenic pigs rich in omega-3 fatty acids. Nature Biotechnology 2006/24/S.435–436

Pollmer U: Steinzeitmärchen. EU.L.E.n-Spiegel – Wissenschaftlicher Informationsdienst des Europäischen Institutes für Lebensmittel- und Ernährungswissenschaften (EU.L.E.) e.V. 2005/H.5–6/S.3–32

Hahn A: Nahrungsergänzungsmittel und ergänzende bilanzierende Diäten. Wissenschaftliche Verlagsgesellschaft, Stuttgart 2006

Singer P: Omega-3-Fettsäuren. Theoretische Aspekte und praktische Hinweise für Prophylaxe und Therapie. Medizinsche Welt 2005/56/S.428–432

Hooper L et al: Risks and benefits of omega 3 fats for mortality, cardiovascular disease, and cancer: systematic review. British Medical Journal 2006/332/S.752–760

Hooper L et al: Omega 3 fatty acids for prevention and treatment of cardiovascular disease. The Cochrane Database of Systematic Reviews 2004, Issue 4

MacLean C: Effect of Omega-3 Fatty Acids on Cancer Risk. A Systematic Review. Journal of the American Medical Association 2006/295/S.403–416

MacLean C et al: Effects of Omega-3 Fatty Acids on Lipids and Glycemic Control in Type II Diabetes and the Metabolic Syndrome and on Inflammatory Bowel Disease, Rheumatoid Arthritis, Renal Disease, Systemic Lupus Erythematosus, and Osteoporosis. Summary, Evidence Report/Technology Assessment No. 89. AHRQ Publication No. 04-E012–1. Rockvill, MD: Agency for Healthcare Research and Quality. March 2004

Farmer A et al: Fish oil in people with type 2 diabetes mellitus. The Cochrane Database of Systematic Reviews 2001, Issue 3

Schachter, HM et al: Effects of Omega-3 Fatty Acids on Mental Health. Summary, Evidence Report/Technology Assessment No. 116. AHRQ Publication No. 05-E022-1. Rockvill, MD: Agency for Healthcare Research and Quality. July 2005

Joy CB et al: Polyunsaturated fatty acid supplementation for schizophrenia. The Cochrane Database of Systematic Reviews 2003, Issue 2

Biesalski HK et al (Eds): Ernährungsmedizin. Thieme, Stuttgart 1995

Folsäure: böses Spiel mit der Angst

Was kann es für einen Kaufmann Schöneres geben, als die werte Kundschaft von der Wiege bis zur Bahre fürsorglich mit Lebenswichtigem auszustatten? Folsäure für die werdende Mutter, damit's auch ja ein Prachtkind wird, Folsäure, um der von Familie und Schicksal gebeutelten Mittvierzigerin aus der Depression zu helfen, Folsäure für den reiferen Herrn, der sich bitte schön um Herz und Gefäße zu sorgen hat, und last not least Folsäure fürs Gehirnjogging im Altersheim. Klingt fast zu schön, um wahr zu sein. Sehen wir nach, was die Datenlage hergibt.

Einen Mangel an Folsäure kann es eigentlich nicht geben, denn der Stoff ist reichlich in tierischen wie pflanzlichen Lebensmitteln enthalten. Als die Bundesforschungsanstalt für Ernährung in den neunziger Jahren die Folsäuregehalte in Lebensmitteln untersuchte, stellte sie überdies fest, dass diese vor allem bei Obst, Gemüse und Innereien um ein Mehrfaches über den bisher in den Nährwerttabellen angeführten Mengen liegen. Demnach war die Vitaminversorgung der Bevölkerung aufgrund von Analysefehlern jahrezehntelang unterschätzt worden. Die Deutsche Gesellschaft für Ernährung reagierte prompt: Statt ihre Mangelszenarien stillschweigend in den Papierkorb zu werfen, erhöhte sie einfach die Zufuhrempfehlungen: Statt 300 Mikrogramm Folsäureäquivalente pro Tag sollen Erwachsene nun stolze 400 Mikrogramm aufnehmen. Und das, obwohl die DGE an anderer Stelle einräumt, dass bereits 100 bis 200 Mikrogramm völlig ausreichend sind.

Folge des unermüdlichen Abbetens von Mangellitaneien: Die Lebensmittelindustrie reichert alles Mögliche, angefangen von den Frühstücksflocken über Erfrischungsgetränke und Molkereiprodukte bis hin zum Salz, mit Folsäure an. Das Bundesamt für Risikobewertung (BfR) kam nach einer Untersuchung zur »Verwendung von Vitaminen in Lebensmitteln« zu dem Ergebnis, dass die Hälfte der Erwachsenen und drei Viertel der Kinder sogar die neuen, hohen Zufuhrempfehlungen erfüllen. Man kann davon ausgehen, dass sie damit in vielen Fällen natürlich auch überschritten werden. Dazu kommen noch Extragaben in Form von Tabletten an Schwangere und alle, die schwanger werden könnten. Da muss nicht nur die Frage nach dem Nutzen einer reichen Folsäurezufuhr erlaubt sein, sondern gleichermaßen die nach dem möglichen Schaden.

Als Musterbeispiel für den Sinn und den Erfolg von Folsäuregaben gilt nach wie vor der Kampf gegen Neuralrohrdefekte bei Säuglingen. Als »Neuralrohr«

wird die embryonale Anlage von Gehirn und Rückenmark in den ersten Schwangerschaftswochen bezeichnet. Eine der möglichen Fehlbildungen in dieser Phase ist der sogenannte offene Rücken oder Spina bifida. Rund 15 Prozent der betroffenen Kinder werden bereits tot geboren. Manche leiden lebenslang unter körperlichen Beeinträchtigungen, weil von der Wirbelsäule ausgehende Nervenbahnen gestört sind. Solche schweren Formen sind insgesamt jedoch selten und die allermeisten Fälle von Spina bifida mit einer Operation relativ gut zu beheben. Die Spina bifida stellt die dritthäufigste Fehlbildung bei Neugeborenen dar. »Häufig« heißt, dass die Zahl in Deutschland zwischen einem und zehn Fällen pro 10 000 Geburten schwankt. Diese Daten sind aber mit Vorsicht zu genießen, denn bis heute fehlen aussagekräftige nationale und internationale Erfassungsregister. Die vereinzelten Aufzeichnungen zeigen weltweit einen Rückgang der Erkrankung, ohne jedoch einen plausiblen Grund dafür zu liefern.

Wenn ein Folsäuremangel in der Ernährung schuld an der Krankheit wäre, müsste sie logischerweise bei ausreichender Versorgung mit dem Vitamin verschwinden. In den USA, wo seit 1998 Mehl mit Folsäure versetzt wird, sehen es die Verantwortlichen denn auch als ihren Erfolg an, dass die Häufigkeit der Spina bifida zwischen 1996 und 1999 um ein Viertel gesunken ist. Betrachtet man die Fallzahlen jedoch über einen längeren Zeitraum, beispielsweise von 1991 bis 2000, so erkennt man bis 1995 einen deutlichen Anstieg und dann – drei Jahre vor (!) Beginn der Folsäureanreicherung – ein ebenso deutliches Absinken. Auf den gesamten zeitlichen Verlauf bezogen lässt sich aus dem Zusatz von Folsäure kein positiver Effekt ableiten. Allenfalls könnte man meinen, dass mit Beginn der Supplementation der weitere Rückgang von Spina bifida stagnierte, da die Fallzahlen ab 1998 nur noch geringfügig abnahmen. In Kanada, wo man ebenfalls 1998 begonnen hatte, Mehl mit Folsäure anzureichern, dasselbe Bild: Die Zahl der Spina-bifida-Fälle ist bereits seit 1995 rückläufig. Das erlaubt nur den Schluss, dass andere Faktoren für die Erkrankung und deren Verschwinden verantwortlich sind, nicht aber der Folsäuregehalt der Nahrung.

Das zeigte sich auch in Großbritannien. Dort kam es nämlich ohne jegliche gesundheitspolitische Intervention seit 1972 zu einem rasanten Rückgang von Neuralrohrdefekten. Dieses Phänomen wurde bereits 1985 vom Pädiater John Lorber von der Sheffield-Universität ausgiebig analysiert, der es vor allem der steigenden Zahl vorzeitiger Schwangerschaftsabbrüche aufgrund pränataler Diagnostik zuschrieb. In der Tat sorgt dieser Trend langfristig für sinkende Fallzahlen, was die Verfechter der Folsäureanreicherung aber gerne als ihr Verdienst ausgeben. Als schließlich 1990 die Empfehlung zur Folsäuresupplementation ausgesprochen wurde und zwei Jahre später die ärztliche Verschreibungspflicht

Spina bifida in England und Wales

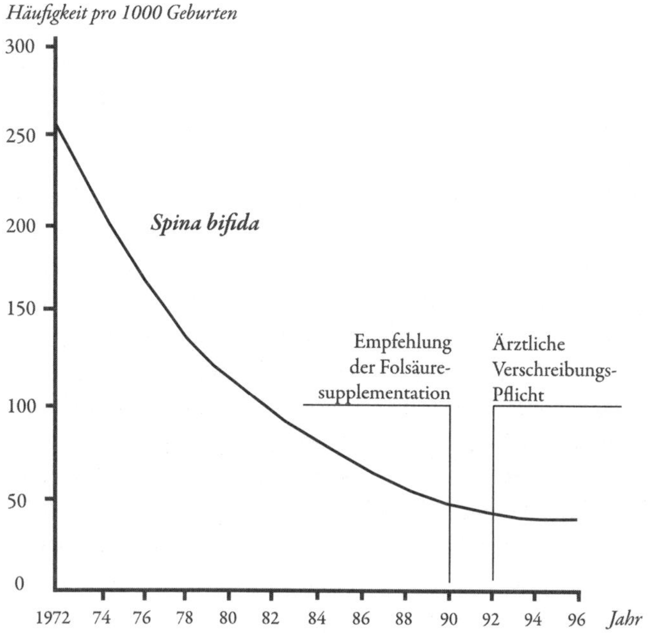

Quelle: Neumann 2005

an alle Schwangeren begann, hatte das überhaupt keinen Einfluss auf die weitere Entwicklung der Fallzahlen.

Laut einem Sonderbericht der internationalen Organisation EUROCAT (European Surveillance of Congenital Anomalies), die fortlaufend Daten zu angeborenen Anomalien auswertet, entwickelten sich die Fallzahlen der Spina bifida in der vergangenen Dekade in den Ländern, in denen Schwangere per Gesetz zusätzliche Folsäuregaben verordnet bekommen, ähnlich wie in den Ländern, die von einer Supplementierung Abstand nahmen. Damit ist die Anreicherung von Lebensmitteln mit Folsäure und das Verschreiben von Folsäuretabletten an Schwangere eine Maßnahme, die nicht dem ungeborenen Kind dient, sondern allenfalls den geborenen Geschäftsleuten unter den Vitaminhändlern.

Aber wenn kein allgemeiner Mangel zugrunde liegt, was dann? Darüber haben sich auch einige Toxikologen Gedanken gemacht, fanden allerdings im

Gegensatz zu ihren Mangelkollegen nichts, was man gewinnbringend verkaufen könnte. Im Gegenteil, die Fährten, die sie aufnahmen, führten sie zu Giften, den sogenannten Teratogenen. James Renwick, einem Londoner Arzt, fiel Anfang der siebziger Jahre auf, dass die in Schottland mit Neuralrohrdefekten geborenen Kinder vor allem in den Monaten März bis Juli gezeugt wurden. Seinerzeit lagerten die Schotten ihre Kartoffeln noch überwiegend selbst und manchmal auch unter ungünstigen Bedingungen ein. Deshalb kamen im Frühjahr und Frühsommer, bis zur Ernte neuer Kartoffeln, offenbar Gerichte auf den Tisch, die aus angekeimten Knollen zubereitet worden waren. Renwick hielt einen Inhaltsstoff aus gekeimten oder angefaulten Kartoffeln für den Übeltäter.

Der Gedanke ist gar nicht so abwegig. Mittlerweile weiß man, dass unter den Alkaloiden gekeimter Kartoffeln weniger das bekannte Solanin, sondern vor allem α-Chaconin, Solanidin sowie Solasodin teratogen wirken, das heißt, bei Ungeborenen Missbildungen hervorrufen. Diese Alkaloide ähneln in ihrer Struktur den sogenannten Veratrum-Alkaloiden mancher Heil- bzw. Giftpflanzen, die ebenfalls Spina bifida auslösen können.

Auch bestimmte Schimmelpilzgifte, die nicht nur in Kartoffeln vorkommen, stehen im dringenden Verdacht, Spina bifida zu verursachen. So führt Fumonisin B_1, das man häufig in Maisprodukten findet, im Tierversuch eindeutig zu Neuralrohrdefekten und anderen Missbildungen. Lange Zeit galt es als Rätsel, warum in Texas nahe der mexikanischen Grenze sechsmal mehr Neuralrohrdefekte auftraten als in den restlichen USA. Erst Ende der neunziger Jahre wurde der Zusammenhang aufgedeckt: Je mehr hausgemachte Maistortillas die Frauen verspeist hatten, desto höher war ihre Belastung mit Fumonisin B_1 und damit die Häufigkeit von Fehlbildungen bei Neugeborenen. Da das Mykotoxin auch in den Folsäurestoffwechsel eingreift, glauben viele Experten an einen ursächlichen Zusammenhang.

Auch in Europa weisen Maismehlprodukte wie Cornflakes, aber auch andere Frühstückscerealien immer wieder erhöhte Gehalte des Pilzgiftes auf. Als kanadische Wissenschaftler eine neue Analysemethode anwendeten, mit der sie die bislang nicht erfassten, weil fest an Zellbestandteile gebundenen Fumonisinrückstände bestimmen konnten, fanden sie heraus, dass 14 von 15 Frühstücksflocken belastet waren. Die Werte lagen dreimal höher als die bisherigen Kontrollresultate und überschritten, gemessen an bei uns üblichen Standards, nicht nur den Grenzwert für diätetische Lebensmittel (100 ppb), sondern vereinzelt auch den EU-Richtwert (500 ppb).

Neben Alkaloiden und Mykotoxinen sind auch zahlreiche Medikamente als Ursache von Missbildungen bekannt. In Tschechien beispielsweise fand man ein erhöhtes Risiko für Spina bifida, wenn die Schwangere im ersten Trimester gerinnungshemmende oder blutdrucksenkende Medikamente eingenommen hatte. In Norwegen, Frankreich und Holland wurden speziell unter Einnahme von Antiepileptika vermehrt Neuralrohrdefekte beobachtet. Dass das Epilepsiemittel Valproat zu Spina bifida führt, gilt als gesichert. Besonders pikant für alle Vitaminprediger: Vitamin A kann ebenfalls Spina bifida verursachen, vor allem wenn die werdende Mutter negativem Stress ausgesetzt ist.

Wer Neuralrohrdefekte verhindern will, sollte sein Augenmerk daher auf die einschlägigen Schimmelpilzgifte und teratogene Alkaloide richten und deren Gehalte in der Nahrung kontrollieren. Eigentlich sollte das zu den selbstverständlichen Aufgaben des vorbeugenden Verbraucherschutzes gehören. Ebenso müssten Vitamin-A-haltige Nahrungsergänzungsmittel und Medikamente mit geeigneten Warnhinweisen versehen werden. Diese Maßnahmen würden weit wirksamer vor Spina bifida schützen als die Anreicherung mit Folsäure. Aber welche Lobby sollte sich hierfür einsetzen? Gibt es jemanden, der davon einen kommerziellen Vorteil hätte?

Literatur:

Müller H: Vitamine in Lebensmitteln. Forschungsreport 1994/H.9/S.22–25

Deutsche Gesellschaft für Ernährung: Referenzwerte für die Nährstoffzufuhr. Umschau Braus, Frankfurt/Main 2000

Domke A et al (Eds): Verwendung von Vitaminen in Lebensmitteln – Toxikologische und ernährungsphysiologische Aspekte, Teil 1. Berlin, Bundesinstitut für Risikobewertung, Wissenschaft 03/2004

McComb GJ: Neural tube defects, spinal and cranial. In: Adelman G, Smith H (Eds): Encyclopaedia of Neuroscience. CD-Rom, Elsevier 2004

Mitchell LE et al: Spina bifida. Lancet 2004/364/S.1885–1895

Neumann B: Mangel auf Empfehlung. EU.L.E.n-Spiegel – Wissenschaftlicher Informationsdienst des Europäischen Institutes für Lebensmittel- und Ernährungswissenschaften (EU.L.E.) e.V. 2005/H.4/S.3–11

EUROCAT: Special report: prevention of neural tube defects by periconceptional folic acid supplementation in Europe. EUROCAT Central Registry, University of Ulster, 2003

Mathews MS et al: Spina bifida and anencephaly prevalence – United States, 1991–2001. Morbidity and Mortality Weekly Report 2002/51/S.9–11

Liu S et al: A comprehensive evaluation of food fortification with folic acid for the primary prevention of neural tube defects. BMC Pregnancy and Childbirth 2004/4:e20

Lorber J, Ward AM: Spina bifida – a vanishing nightmare? Archives of Disease in Childhood 1985/60/S.1086–1091

Renwick JH: Anencephaly and Spina bifida are usually preventable by avoidance of a specific but inidentified substance present in certain potato tubers. British Journal of Preventive and Social Medicine 1972/26/S.67–88

Keeler RF et al: Solanum Alcaloids. In: Shrama RP, Salunkhe DK (Eds): Mycotoxins and Phytoalexins. CRC, Boca Raton 1991, S.607–636

Gelineau-van Waes J et al: Maternal fumonisin exposure and risk for neural tube defects: mechanisms in an in vivo mouse model. Birth Defects Research Part A: Clinical and Molecular Teratology 2005/73/S.487–497

Marasas WFO et al: Fumonisins disrupt sphingolipid metabolism, folate transport, and neural tube development in embryo culture and in vivo: a potential risk factor for human neural tube defects among populations consuming fumonisin-contaminated maize. Journal of Nutrition 2004/134/S.711–716.

Faberi A et al: Determination of type B fumonisin mycotoxins in maize and maize-based products by liquid chromatography/tandem mass spectrometry using a QqQ(linear ion trap) mass spectrometer. Rapid Communications in Mass Spectrometry 2004/19/S.275–282

Park JW et al: Analysis of heat-processed corn foods for fumonisins and bound fumonisins. Food Additives and Contaminants 2004/21/S.1168–1178

King PB et al: Spina bifida and cleft lip among newborns of Norwegian women with epilepsy: changes related to the use of anticonvulsants. American Journal of Public Health 1996/86/S.1454–1456

Meijer WM et al: Folic acid sensitive birth defects in association with intrauterine exposure to folic acid antagonists. Reproductive Toxicology 2005/20/S.203–207

Robert E: Un exemple de détection de tératogène dans le cadre d'un registre de malformations: Dépakine et spina bifida. Revue d'Epidémiologie et de Santé Publique 1996/44/Suppl1/S.S78–81

Rasco JF, Hood RD: Maternal restraint stress-enhanced teratogenicity of all-trans-retinoic acid in CD-1 mice. Teratology 1995/51/S.57–62

Sipek A et al: Výskyt vrozených vad u detí v potomstvu matek uzívajících v I. trimestru gravidity medikaci v Ceské republice v období 1996–2001. Ceska Gynekologie 2003/68/S.401–419

Folsäure: Flop mit Nebenwirkungen

Nach den peinlichen Resultaten in Sachen Spina bifida haben die Präventionsexperten vorsorglich das nächste Einsatzgebiet für ihre Folsäure abgesteckt: die Herz-Kreislauf-Erkrankungen. Das Vitamin, so ihre Theorie, soll hohe Homocysteinwerte senken, die wiederum als Risikofaktor für Schlaganfall und Herzinfarkt gelten. Die DACH-LIGA Homocystein – jene Experten aus Deutschland, Österreich und der Schweiz, die auch die Nährwertempfehlungen ersinnen – hat bereits Richtlinien und Empfehlungen verabschiedet, nach denen erhöhte Homocysteinwerte mit Folsäuresupplementen therapiert werden sollen. Bloß: Bislang gibt es keine brauchbare Studie, in der sich Folsäure tatsächlich als Prophylaxe gegen Herz-Kreislauf-Erkrankungen bewährt hätte.

Im Rahmen der Untersuchung »Vitamin Intervention for Stroke Prevention« senkten Extraportionen Folsäure zwar den Homocysteinspiegel von Schlaganfallpatienten – doch das Risiko für einen neuerlichen Schlaganfall oder einen Herzinfarkt blieb dabei unverändert. Die Auswertung der Nurses Health Study mit über 83 000 Teilnehmerinnen ergab ebenfalls keinen Zusammenhang zwischen der Folsäurezufuhr und dem Auftreten von Schlaganfall, obwohl die Autoren sehr gründlich vorgingen: Sie unterschieden fünf Subtypen der Erkrankung und differenzierten zwischen jener Folsäure, die mit der Nahrung aufgenommen wurde, und solcher, die aus Supplementen stammte. Doch wie sie ihr Zahlenmaterial auch drehten und wendeten: Ein Nutzen der Folsäure wollte einfach nicht herauskommen.

Die Resultate der NORVIT-Studie (Norwegian-Vitamin-Trial) kratzen noch stärker am Mythos der niedrigen Homocysteinwerte und der Wirksamkeit von Folsäure. Zwar sank der Homocysteinspiegel von 2000 Patienten, die schon einmal einen Herzinfarkt erlitten hatten, im Vergleich zur Placebogruppe. Das Risiko eines zweiten Herzinfarktes blieb allerdings in beiden Gruppen gleich. Wer zusätzlich zu dem Folsäure-B_{12}-Cocktail auch Vitamin B_6 schluckte, steigerte sein Infarktrisiko sogar um 23 Prozent. So kommt es, dass die Autoren einer Meta-Analyse, die im Jahr 2005 alle verfüg- und brauchbaren Studien zum Thema Homocystein, Herz-Kreislauf-Erkrankungen und Folsäure gemeinsam auswerteten, ihre Ergebnisse kurz, höflich, aber eindeutig zusammenfassen: »Die aus früheren Meta-Analysen abgeleitete Schlussfolgerung, dass Folsäure durch Absenken des Homocysteinspiegels eine Rolle für die Prävention von Herz-Kreislauf-Krankheiten spielen könnte, muss stark bezweifelt werden.« Liebe DACH-LIGA, da ist wohl die Elite der Experten aus drei Ländern ihren wilden Phantasien erlegen …

Trotz aller Rückschläge dreht sich das Karussell der Folsäurewunderwirkungen munter weiter. Große Hoffnungen beim Publikum wecken die Experten nun im Kampf gegen Depression, Alzheimer-Krankheit und Altersdemenz. Inzwischen wird der Zielgruppe, also der wachsenden Zahl von Senioren, per Werbung suggeriert, sie könnten sich mit Folsäure vor Vergesslichkeit schützen. Im Umkehrschluss heißt das: Wer keine Supplemente nimmt, ist selbst schuld, wenn er tüttelig wird – was natürlich die Motivation einer »Vorsorge« durch Pillenkauf ungemein beflügelt. Doch die aktuellen Daten zeigen, dass es sich bestenfalls um leere Versprechungen handelt. Und zu allem Überfluss gibt es auch hier Ergebnisse, die auf einen vermeidbaren Schaden hindeuten. So eine Studie aus den USA: An ihr nahmen 3700 Senioren aus Chicago teil, allesamt älter als 65 Jahre. Wer täglich an seine Folsäuretablette dachte, wurde schließlich mit viel schnellerem Gedächtnisverlust bestraft als die Altersgenossen, die ohne Supplemente auskamen.

Sollten die reichen Folsäuregaben in unserer Nahrung auch bei den Experten zu Gedächtnisverlust geführt haben? Wo sind die Stimmen geblieben, die einst vor der Supplementierung warnten? Schließlich können Folsäuregaben einen Vitamin-B_{12}-Mangel maskieren. In der Tat verschleiert eine hohe Folsäurezufuhr vor allem bei Senioren und Veganern die Symptome eines akuten und unter Umständen lebensbedrohlichen Mangels an Vitamin-B_{12}. Dabei bleiben die diagnostisch wichtigen Schäden am Blutbild aus, während das Nervensystem irreversibel geschädigt wird.

Inzwischen mehren sich die besorgniserregenden Ergebnisse. So zeigte die bereits erwähnte NORVIT-Studie bei hoher Folsäurezufuhr einen Trend zu mehr Krebs. Dass Folsäure die Zellteilung entarten lassen kann, war schon von Frauen bekannt, die im Rahmen einer britischen Untersuchung in den sechziger Jahren entweder 0,2 oder fünf Milligramm des Vitamins eingenommen hatten. Während aus der Placebogruppe 0,9 Prozent der Teilnehmerinnen erkrankten, waren von den supplementierten Frauen (unabhängig von der Dosierung) 1,5 Prozent von Brustkrebs betroffen. Eine 2006 veröffentlichte großangelegte Untersuchung an 25 000 Frauen bestätigt die Befürchtung: Folsäuresupplemente erhöhen offenbar das Brustkrebsrisiko.

Auch die Wirkweise der sogenannten Antifolate deutet auf ein Krebsrisiko durch Folsäuregaben hin. Antifolate dienen der Behandlung von Krebs und werden vor allem gegen akute Leukämie bei Kindern eingesetzt. Außerdem kommen sie bei rheumatischen Entzündungen sowie Infektionen zur Anwendung, speziell bei Malaria. Trotz der Verschiedenheit ihrer Wirkstoffe haben diese Medikamente eines gemeinsam: Sie blockieren letztlich Folsäure verwertende Enzyme – entweder in der Tumorzelle oder im Krankheitserreger. Eine Extraportion Folsäure kann deshalb die Wirkung der Antifolate stark behindern. Oder andersherum: Die überschüssige Folsäure nutzt nicht den Patienten, sondern den Krankheitserregern und den Krebszellen. Vielleicht ist das der Grund, warum sich der Körper bemüht, nur einen Teil der in der Nahrung enthaltenen Folsäure zu nutzen.

Eine weitere aktuelle Untersuchung bei über 100 gesunden Frauen im Alter von 50 bis 75 Jahren stellte fest, dass der Konsum von Folsäuresupplementen dosisabhängig die Aktivität von körpereigenen Killerzellen verringert. Diese Immunputztruppe tötet unter anderem Tumorzellen oder mit Viren infizierte Zellen ab. Zusätzliche Folsäure schwächt demnach die Körperabwehr und fördert die Entstehung von Krebs. Fast 80 Prozent der Teilnehmerinnen hatten unmetabolisierte Folsäure im Blut, was auf den Verzehr von Supplementen hinweist. Bereits geringste Mengen dieses synthetischen Folats reduzierten die Effektivität der Killerzellen um ein Viertel. Die Autoren interpretieren ihre Daten als besorgniserregend und warnen davor, Lebensmittel immer weiter mit Folsäure anzureichern.

Genau diese unmetabolisierte Folsäure scheint sich zu einem gesundheitlichen Problem auszuwachsen. Denn Folsäure wird als synthetisches Pteroylmonoglutamat (PGA) zugesetzt. Im Gegensatz zu den natürlichen Folaten, deren Aufnahme aus dem Darm durch verschiedene Mechanismen kontrolliert wird, um eine Überdosis zu vermeiden, gelangt das PGA nahezu unbegrenzt durch die Darmschleimhaut, was einen starken Anstieg des Folsäurespiegels im Blut zur Folge hat. Beim Menschen gelten 15 Milligramm Folsäure (drei- bis vierfache therapeutische Dosis) als Auslöser von Alpträumen, Depressionen, Schwindel sowie allergisch bedingten asthmaähnlichen Anfällen.

Wie man sieht, entwickelt sich die wissenschaftliche Datenlage zur Folsäure nicht gerade im Sinne der Präventionsmedizin. Im Gegenteil, mittlerweile sprechen immer mehr Ergebnisse *gegen* eine breit angelegte Supplementierung. Doch der eigens zu diesem Zweck gegründete »Arbeitskreis Folsäure« zeigt sich hartleibig: So forderte Professor Klaus Pietrzik vom Institut für Ernährungswissenschaft der Universität Bonn und Vorsitzender des Arbeitskreises in einem Pressegespräch sogar eine Verdoppelung der Folsäuregaben an Schwangere. Sponsor des Gesprächs war der Vitaminhersteller Merck.

Literatur:

Stanger O et al: DACH-LIGA homocystein (german, austrian and swiss homocysteine society): consensus paper on the rational clinical use of homocysteine, folic acid and B-vitamins in cardiovascular and thrombotic diseases: guidelines and recommendations. Clinical Chemistry and Laboratory Medicine 2003/41/S.1392–1403

Toole JF et al: Lowering homocysteine in patients with ischemic stroke to prevent recurrent stroke, myocardial infarction, and death. JAMA 2004/291/S.565–575

Al-Delaimy WK et al: Folate intake and risk of stroke among women. Stroke 2004/35/S.1259–1263

Bonaa KH et al: Homocysteine lowering and cardiovascular events after acute myocardial infarction. New England Journal of Medicine 2006/354/S.1578–1588

Lewis SJ et al: Meta-analysis of MTHFR 677C->T polymorphism and coronary heart disease: does totality of evidence support causal role for homocysteine and preventive potential of folate? British Medical Journal 2005/331/S.1053–1058

McMahon JA et al: A controlled trial of homocysteine lowering and cognitive performance. New England Journal of Medicine 2006/354/S.2764–2772

Neumann B: Mangel auf Empfehlung. EU.L.E.n-Spiegel – Wissenschaftlicher Informationsdienst des Europäischen Institutes für Lebensmittel- und Ernährungswissenschaften (EU.L.E.) e.V. 2005/H.4/S.3–11

Morris MC et al: Dietary folate and vitamin B12 intake and cognitive decline among community-dwelling older persons. Archives of Neurology 2005/62/S.641–645

Lonn E et al: Homocysteine lowering with folic acid and B vitamins in vascular disease. New England Journal of Medicine 2006/354/S.1567–1577

Anon.: Herzschutz durch Folsäure? Nachweis erneut gescheitert. Ärztezeitung, 17.11.2006

Rothenberg SP: Increasing the dietary intake of folate: pros and cons. Seminars in Hematology. 1999/36/S.65–74

Charles D et al: Taking folate in pregnancy and risk of maternal breast cancer. British Medical Journal 2004/329/S.1375–1376

Stolzenberg-Solomon RZ et al: Folate intake, alcohol use, and postmenopausal breast cancer risk in the prostate, lung, colorectal, and ovarian cancer screening trial. American Journal of Clinical Nutrition 2006/83/S.895–904

Bayly AM, Macreadie IG: Folic acid antagonism of sulfa drug treatments. Trends in Parasitology 2002/18/S.49–50

Kim YI: Does a high folate intake increase the risk of breast cancer? Nutrition Review 2006/64/S.468–475

Troen AM et al: Unmetabolized folic acid in plasma is associated with reduced natural killer cell cytotoxicity among postmenopausal women. Journal of Nutrition 2006/136/ S.189–194

Kelly P et al: Unmetabolized folic acid in serum: acute studies in subjects consuming fortified food and supplements. American Journal of Clinical Nutrition 1997/65/ S.1790–1795

Ammon HTP: Arzneimittelneben- und -wechselwirkungen. Wissenschaftliche Verlagsgesellschaft, Stuttgart 2001

Merck Selbstmedikation GmbH. Presseportal, www.presseportal.de/story.htx?nr=728257 (Stand November 2007)

Gamma-Hydroxybuttersäure (GHB): K.o.-Tropfen für Partykings

Die Gamma-Hydroxybuttersäure (abgekürzt GHB) hatte ihre Karriere eigentlich schon hinter sich, eine wenig erfolgreiche allerdings – und zwar als Medikament. 1960 wurde sie in der Absicht synthetisiert, ein Analogon, also einen chemischen »Doppelgänger«, für die Gamma-Aminobuttersäure (GABA) zu schaffen, die ein wichtiger Botenstoff im Gehirn ist. Und in der Tat entfaltet GHB an bestimmten GABA-Rezeptoren im Gehirn hemmende Wirkung. Aber sie beeinflusst noch weitere Botenstoffe wie Serotonin, Dopamin und Acetylcholin.

In den sechziger und siebziger Jahren wurde Gamma-Hydroxybuttersäure vor allem als Anästhetikum und beim Alkohol- und Opiatentzug eingesetzt, außerdem zur Behandlung zwanghafter Schlafanfälle am Tag (Narkolepsie). Die Hoffnungen waren groß, schließlich handelte es sich um einen Botenstoff, den der Körper auch selbst herstellt. Aber zu oft traten Erbrechen und Krampfanfälle sowie Wechselwirkungen mit Milch oder Alkohol auf, während seine schmerzstillende Wirkung zu schwach war. Deshalb gab die Medizin die Verwendung von GHB fast völlig auf. Sie kommt heute nur gelegentlich und unter strenger Kontrolle zum klinischen Einsatz.

In den achtziger Jahren fand GHB dann Eingang in die Bodybuilderszene. Die Substanz wurde als Anabolikum propagiert, das im Schlaf die Produktion des Wachstumshormons stimulieren und damit die Muskeln sprießen lassen sollte. Das kam an. Wenn die Hanteln und Expander in der Muckibude nicht genug brachten, warf man halt noch ein paar Pillen ein. Außerdem versprach die Werbung mehr Potenz, besseren Schlaf und höhere Stressresistenz. Wer hätte das nicht gerne? Keine dieser Behauptungen wurde je untermauert, was aber offenbar niemanden störte.

Schnell merkten die GHB-Konsumenten allerdings, dass der Stoff zwar nicht muskelbildend, dafür aber anregend bis euphorisierend wirkt und Hemmschwellen sinken lässt: Während Ängste schwinden, wachsen Kontaktfreude und sexuelle Ansprechbarkeit. Damit war der Einsatz von Gamma-Hydroxybuttersäure in der Party-, Rave- und Drogenszene vorprogrammiert. Aber auch so mancher Kriminelle erkannte die Einsatzmöglichkeiten von GHB, zum Beispiel um potenzielle Raub- oder Vergewaltigungsopfer willfährig zu machen. Daher im Polizeijargon die Bezeichnung »date rape drug«. Nicht zuletzt wegen ihres absolut unerotischen Namens wurde GHB in der Szene in »Liquid Ecstasy« umgetauft (mit dem sie chemisch aber weder verwandt noch verschwägert ist). Seit den neunziger Jahren nimmt der Konsum dieser Droge ständig zu.

»Ja, ja, das Genöle kennen wir. Die Grufties und Verwesis gönnen uns bloß den Spaß nicht«, werden ein paar genervte Partykings und Dancing Queens nun aufstöhnen. Hm. Der Haken an der Gamma-Hydroxybuttersäure ist ihre sehr geringe »therapeutische Breite«, will heißen, der Weg von der »Lockerung« bis zum Totalausfall ist äußerst kurz: Schon bei geringfügiger Dosiserhöhung schlagen als positiv empfundene Eigenschaften in äußerst unangenehme und schwerwiegende Nebenwirkungen um. Es kommt unter anderem zu Übelkeit und Erbrechen, unkontrolliertem Harn- und Stuhlabgang, Halluzinationen, Krämpfen, epilepsieartigen Anfällen, unter Umständen setzt die Atmung aus. Je nach Dosierung werden Zustände von Schläfrigkeit bis zu Bewusstlosigkeit oder gar Koma beobachtet. Weil diese Ereignisse oft ohne jede Vorwarnung eintreten, verletzen sich die Betroffenen nicht selten beim Stürzen oder werden in Unfälle verwickelt.

Alkohol, Drogen (wie Ecstasy) oder Medikamente (zum Beispiel Valium) verschlimmern die Wirkung. Besonders gefährlich ist das Zusammentreffen von Erbrechen und Bewusstlosigkeit, weil die Betroffenen dann Gefahr laufen zu ersticken. Die erstaunliche Tatsache, dass Konsumenten aus einem GHB-Koma oft ähnlich schlagartig erwachen, wie sie in den Zustand hineingefallen sind, verleitet manche Anbieter dazu, das riskante Geschehen herunterzuspielen. Fakt ist jedoch, dass jedes Mal aufs Neue die Gefahr einer Überdosierung besteht, zumal die Konzentration der Droge in den angebotenen Pulvern oder Flüssigkeiten variieren kann und die Wirkung auch stark von den Begleitumständen abhängt.

Bei regelmäßigem Konsum (wie er etwa von Bodybuildern und Schlafgestörten bekannt ist) entwickelt sich eine Abhängigkeit. Typische Symptome eines Entzugs sind Zittern, Halluzinationen, Tachykardie und Schlaflosigkeit. Zur medikamentösen Begleittherapie sind Benzodiazepine oder Pentobarbital erforderlich.

Nachdem der freie Verkauf von Gamma-Hydroxybuttersäure 1990 in den USA verboten worden war, kamen zwei neue Substanzen auf den Markt, die im Körper zu GHB umgewandelt werden und damit genau die gleiche Wirkung entfalten: 1,4-Butandiol und Gamma-Butyrolacton (Szenenamen beispielsweise »Renewtrient«, »Blue Nitro« oder »Gamma G«). Angesichts der stimmungsverbessernden Wirkung ist es kein Wunder, dass beide Substanzen inzwischen auch als »natürliche Zutat« in Nahrungsergänzungsmitteln Karriere machen. Da merken die Kunden dann schnell, dass man sich mit der richtigen

Vitalstoffmischung aus dem Füllhorn von Mutter Natur einfach viel besser fühlt. Aber auch ohne Gesundheitspillen kam es schon zu Zwischenfällen. So erlitten Kinder durch Spielzeugperlen, die Reste des Lösungsmittels 1,4-Butandiol aufwiesen, Bewusstseinstrübungen und Krampfanfälle.

Gamma-Butyrolacton ist kurioserweise ein natürlicher Aromastoff, der in vielen Lebensmitteln wie Kaffee, Bier, Muscheln, Kartoffeln oder Pilzen in Spuren vorkommt und vor allem Gebäck, Pfirsichjoghurt, Frühstückscerealien oder auch Suppen zugesetzt wird. So nahe können altbekannte Nahrungsmittel und neue Drogen beieinanderliegen: In kleinsten Mengen erfreut der Aromastoff Gamma-Butyrolacton unser Näschen, in höherer Dosierung entpuppt er sich als unberechenbarer Hammerstoff.

Literatur:

Abanades S et al: γ-Hydroxybutyrate (GHB) in humans. Pharmacodynamics and pharmacokinetics. Annals of the New York Academy of Sciences 2006/1074/S.559–576

Blaschek W et al (Eds): Hager-ROM; Hagers Handbuch der Drogen und Arzneistoffe. Springer, Berlin 2005

García FB et al: Actualización des ácido gamma-hidroxibutírico. Revista de Neurología 2006/43/S.39–48

Carter Snead III, O, Gibson KM: γ-Hydroxybuturic Acid. New England Journal of Medicine 2005/352/S.2721–2732

Iten PX et al: Eine neue Droge erreicht die Schweiz: Koma nach Einnahme von Gamma-Hydroxybuttersäure (GHB). Schweizerische Medizinische Wochenschrift 2001/130/S.356–361

Zvosec D et al: Adverse effects, including death, associated with the use of 1,4-Butanediol. New England Journal of Medicine 2001/344/S.87–94

Wojtowicz JM et al: Withdrawal from gamma-hydroxybutyrate, 1,4-butanediol and gamma-butyrolactone: a case report and systematic review. CJEM 2008/10/S.69–74

Gunja N er al: gamma-hydroxybutyrate poisining from toy beads. Medical Journal of Australia 2008/188/S.54–55

Wood DM et al: Medical and legal confusion surrounding gamma-hydroxybutyrate (GBH) and its precursors gamma-butyrolactone (GBL) and 1,4-butanediol (1,4BD). Quaterly Journal of Medicine 2008/101/S.23–29

Glutaminsäure: die Schlemmerdroge

Man könnte auch vom Absturz eines Superstars sprechen: In den fünfziger und sechziger Jahren wurde Glutaminsäure noch allenthalben als leistungsförderndes und intelligenzsteigerndes Stärkungsmittel gehandelt – allerdings weniger als Lifestyle-Pille gegen die Midlife-Crisis, sondern vorzugsweise für Kinder zur Verbesserung der schulischen Leistungen. Doch in den achtziger Jahren erhielt die heimliche Hoffnung aller ehrgeizigen Pennälermütter einen herben Dämpfer. Da geriet die Hirnnahrung der Babyboomer in den Verdacht, für das sogenannte China-Restaurant-Syndrom verantwortlich zu sein, also für Kopfschmerzen, Übelkeit und Schweißausbrüche. Und in jüngster Zeit mehren sich die Hinweise, dass die als Botenstoff fungierende Aminosäure Nervenzellen schädigen, hormonelle Regelsysteme beeinflussen und Übergewicht begünstigen kann. Von wegen Intelligenzpille.

Anno 1955 schwärmte die Fachwelt von Glutaminsäurewirkungen, die im Lichte moderner Lobpreisungen von Nahrungsergänzungsmitteln seltsam vertraut erscheinen: Überwindung der »Mittagsmüdigkeit der geistig Arbeitenden«, günstiger Einfluss auf »Pubertätsträgheit« und Konzentrationsschwäche bei Schulkindern, außerdem »bessere Energie und Fröhlichkeit«. Glutaminsäurepräparate werden tatsächlich auch heute noch als Tonika vertrieben, als Anwendungsgebiete nennt die Gelbe Liste: nervöse Erschöpfung, Ermüdbarkeit, Konzentrations- und Leistungsschwäche, Managerkrankheit, Vitaminmangel (!), Verdauungsstörungen sowie die unterstützende Behandlung von Nerven- und Gemütskrankheiten – kurz alles, worunter jeder Mensch zu leiden hat, wenn er heutzutage als normal angesehen werden will.

Dabei ist Glutaminsäure in der Natur weit verbreitet: Sie macht fast ein Drittel des Weizenproteins und fast ein Viertel des Milcheiweißes (Casein) aus. In Soja, Mais und Fleisch ist es ebenfalls reichlich enthalten. Bei einer nicht durch Not oder Diäten eingeschränkten Kost herrscht daran kein Mangel. Im Stoffwechsel spielt Glutaminsäure eine wichtige Rolle als Zwischenprodukt und als chemischer Botenstoff im Gehirn (Neurotransmitter). Dort stellt sie den anregenden (exzitatorischen) Gegenspieler zu Gamma-Aminobuttersäure (GABA) dar, die bremsende (inhibitorische) Aufgaben erfüllt. Dieses delikate Gleichgewicht muss notwendigerweise einer strengen Kontrolle unterworfen sein.

Die Forschungsergebnisse, auf die sich der Ruf der Glutaminsäure als Leistungsförderer und Stärkungsmittel gründet, stammen aus den vierziger und frühen fünfziger Jahren. Damals waren – aufgrund der schlechten Versorgungslage im und direkt nach dem Krieg – viele Menschen unterernährt. Hunger macht kraftlos, müde und apathisch. Einige der referierten Wirkungen von Glutaminsäure erscheinen vor diesem Hintergrund sogar plausibel. Mit einer deftigen Brotzeit hätte man allerdings den gleichen Effekt erzielen können. Ein interessanter Nebeneffekt war seinerzeit aus denselben Gründen keinesfalls unerwünscht: Die unterernährten Versuchspersonen nahmen an Gewicht zu. Kinder, denen man Glutaminsäure verabreichte, waren nicht nur schwerer, sondern auch größer als die Kandidaten aus der Vergleichsgruppe.

Heute ist die Ausgangssituation eine andere: Glutaminsäurehaltige Lebensmittel stehen hierzulande jedem, der will, in mehr als ausreichender Menge zur Verfügung. Wen es nach noch mehr gelüstet, der kann mit Flüssigwürzen wie Sojasauce oder »Maggi« nachhelfen. Die meisten allerdings versorgen sich eher unabsichtlich mit einer Extraportion Glutaminsäure – via Geschmacksverstärker: MSG (englisch Monosodiumglutamat), allgemein nur »Glutamat« genannt, ist das Salz der Glutaminsäure. Mittlerweile gibt es kaum noch Fertig- oder Halbfertigprodukte, von Knabbereien und Snacks gar nicht zu reden, ohne diese Wunderwaffe der Betriebswirte: Sie erspart den Herstellern nämlich wesentlich teuerere geschmacksgebende Zutaten und führt praktischerweise dazu, dass die Kunden erst mal mehr essen ...

Außer der Appetitsteigerung kommen für die heute so gar nicht mehr erwünschte »Nährwirkung« von Glutamat/Glutaminsäure noch zwei andere Effekte in Frage. Wir besitzen im Mund eigene Geschmacksrezeptoren für Glutamat. Sobald wir glutamathaltige Lebensmittel schmecken, wird dies an die Schaltzentrale im Oberstübchen gemeldet und von dort in die Abteilung Verdauung weitergeleitet, die umgehend eine Insulinausschüttung veranlasst. Mit einer Dosis von 150 Milligramm pro Kilogramm Körpergewicht kann man so innerhalb von 15 Minuten den Insulinspiegel verdreifachen! Die Folge: Der Blutzuckerspiegel sinkt, und der Bauch signalisiert Heißhunger. Glutamat/Glutaminsäure greift darüber hinaus in den hormonellen Regelkreis ein und fördert über eine erhöhte Ausschüttung von Cortisol die Anlage von Fettdepots.

Mit hohen Dosen Glutamat kann man bei neugeborenen Ratten Hirnbereiche zerstören, die an der Steuerung der Nahrungsaufnahme beteiligt sind. Diese Tiere haben lebenslang einen erhöhten Spiegel an Stresshormonen, sie bilden mehr Cortisol und legen größere Fettreserven an als unbehandelte Kontrollen, obwohl sie weniger fressen als diese. Sie entwickeln Übergewicht, Insulinresistenz und Glucoseintoleranz, eine Kombination, die Mediziner als »metabolisches Syndrom« bezeichnen. Auch wenn man mit der Übertragung von Tierversuchen auf den Menschen immer vorsichtig sein muss, sollten diese Ergebnisse zur Vorsicht mahnen. Zum einen reagieren Menschen sehr viel stärker auf Glutamatgaben als Nager, zum anderen kann der Stoff aus dem mütterlichen Blutkreislauf in den Fötus übergehen, dessen Blut-Hirn-Schranke zu dieser Zeit noch nicht funktionsfähig ist. Bleibt die Frage, was ist eine hohe Dosis?

Aus unsystematischen Massenselbstversuchen in der Gastronomie wissen wir, dass manche Menschen auf die gleiche Pekingsuppe mit Kopfschmerzen und Übelkeit reagieren, während andere genüsslich verdauen. Offenbar gibt es ausgeprägte individuelle Unterschiede in der Glutamatempfindlichkeit: Zwischen 1,5 und 12 Gramm sind nötig, um das Syndrom auszulösen. Bei Stichproben in Asia-Restaurants in Deutschland wurden bis zu zehn Gramm Glutamat pro Portion Suppe ermittelt... Andererseits: Glutamat und glutamathaltige Würzen sind traditionelle Zutaten der asiatischen Küche, dennoch scheint es das China-Restaurant-Syndrom kurioserweise im Fernen Osten nicht zu geben. Inzwischen beginnt sich der Widerspruch zu klären: Während bei uns die Suppe vorneweg, also auf leeren Magen, gegessen wird – was einen schnellen Übergang ins Blut bedeutet –, bildet sie in China den Schluss der Speisenfolge. Da Glutamat außerdem in Anwesenheit von Reis ebenfalls viel langsamer ins Blut übergeht, bleiben die Beschwerden aus.

Was bleibt? Die Empfehlung von Glutaminsäure als Intelligenzpille ist natürlich dummes Zeug. Da es in unserem Kulturkreis besonders empfindliche Menschen gibt, die auf hohe Dosen mit neurologischen Beschwerden reagieren, ist von jeglicher Verwendung als hoch dosierte Nahrungsergänzung abzuraten – gleichgültig um welche Art von werblichen Versprechungen es sich handelt. Angesichts des großen Angebotes an glutamathaltigen Lebensmitteln sollten die bedenklichen Effekte auf den Cortisolstoffwechsel endlich die gebotene toxikologische Beachtung finden. Leider trägt das deutsche Deklarationsrecht nicht dazu bei, glutamathaltige Artikel auch immer sofort als solche zu erkennen. Nicht selten verbirgt sich der Geschmacksverstärker hinter Bezeichnungen wie »Würze«, »Aroma« oder »Hefeextrakt« – selbst dann, wenn auf der Packung der Aufdruck »ohne Zusatz von Glutamat« prangt. Die deutsche Lebensmittelüberwachung hat sich bei der Kontrolle der einschlägigen gesetzlichen Vorschriften auf diesem Gebiet nicht mit Ruhm bekleckert.

Literatur:

Nagy T et al: Glutamat: Nicht nur Geschmackssache. EU.L.En-Spiegel – Wissenschaftlicher Informationsdienst des Europäischen Institutes für Lebensmittel- und Ernährungswissenschaften (EU.L.E.) e.V. 2004/H.4–5/S.1–19

Klingmüller V: Biochemie, Physiologie und Klinik der Glutaminsäure. Editio Cantor, Aulendorf 1955

Olney JW, Ludolph AC: Glutamic acid. In: Spencer PS, Schaumburg HH (Eds): Experimental and Clinical Neurotoxicology. Oxford University Press, Oxford 2000/S.604–609

Niijima A et al: Cephalic-phase insulin release induced by taste stimulus of Monosodium Glutamate (Umami Taste). Physiology & Behavior 1990/48/S.905–908

Hermanussen M et al: Obesity, voracity, and short stature: the impact of glutamate on the regulation of appetite. European Journal of Clinical Nutrition 2006/60/S.25–31

Bellisle F et al: Monosodium Glutamate as a palatability enhancer in the european diet. Physiology & Behavior 1991/49/S.869–873

Perelló M et al: Glucocorticoid-dependency if increased adiposity in a model of hypothalamic obesity. Neuroendocrinology Letters 2004/25/S.119–124

Geha RS et al: Review of alleged reaction to monosodium glutamate and outcome of a multicenter double-blind placebo-controlled study. Journal of Nutrition 2000/130/ S.1058S-1062S

Frieder B, Grimm VE: Prenatal MSG treatment given through the mother's diet causes behavioral deficits in rat offspring. International Journal of Neuroscience 1984/23/ S.117–126

Yang WH et al: The monosodium glutamate symptom complex: assessment in a double-blind, placebo-controlled, randomized study. Journal of Allergy & Clinical Immunology 1997/99/S.757–762

Rudin O et al: Glutaminsäure-Gruppenintoxikation. Sogenanntes China-Restaurant-Syndrom. Gerichtsmedizin 1989/47/S.69–71

Büttner M, Schiefer G: Besonderheiten der asiatischen Gastronomie. 2. Mitteilung. Die übermäßige Verwendung von Natriumglutamat als Geschmacksverstärker bei der Herstellung der Speisen. Rundschau für Fleischhygiene und Lebensmittelüberwachung 2003/55/S.75–78

Skultetyova I et al: Neurotoxic lesions induced by monosodium glutamate result in increased adrenopituitary proopiomelanocortin gene expression and decreased corticosterone clearance in rats. Neuroendocrinology 1998/67/S.412–420

Bunyan J et al: The induction of obesity in rodents by means of monosodium glutamate. British Journal of Nutrition 1976/35/S.25–39

Carlson HE et al: Stimulation of pituitary hormone secretion by neurotransmitter amino acids in humans. Metabolism 1989/38/S.1179–1182

Graham TE et al: Glutamate ingestion: the plasma and muscle free amino acid pools of resting humans. American Journal of Physiology: Endocrinology and Metabolism 2000/278/E83–89

Hirata AE et al: Monosodium glutamate (MSG)-obese rats develop glucose intolerance and insulin resistance to peripheral glucose uptake. Revista brasileira de pesquisas medicas e biologicas 1997/30/S.671–674

Grapefruitkernextrakt: putzt die Platte

Wie der Zufall so spielt, soll ein amerikanischer Gärtner eines schönen Tages beobachtet haben, dass die Grapefruitkerne auf seinem Komposthaufen nicht verrotteten. Daraus schloß er messerscharf, die unschuldigen kleinen Kerne müssten ein hochwirksames Antibiotikum enthalten, mit dem sie zersetzendem Gelichter wie Pilzen und Bakterien heroisch die Stirn böten. Rührende Geschichte. Vielleicht hatte aber auch nur der Mitarbeiter einer Saftfabrik eine Idee, wie man die Rückstände der Saftpresse gewinnbringend weiterverwerten könnte, statt sie für teuer Geld zu entsorgen. Das wäre immerhin ziemlich rührig. Vor allem weil die Amis Weltmeister im Trinken von Grapefruitsaft sind, da bleiben schon ein paar hübsche Tönnchen Kerne und Pulpe (das sind die Häute um die Fruchtschnitze) übrig. Natürlich kann man das Zeug, wie so vieles andere auch, den Schweinen geben, aber eine »Verfütterung« als Nahrungsergänzungsmittel an Exemplare des *Homo sapiens* bringt unterm Strich deutlich mehr Peanuts (neudeutsch für »größere Mengen Kleingeld«).

Wir wissen nicht, ob sich die Geschichte mit den Grapefruitkernen so oder so abgespielt hat, auf jeden Fall hört sich die Story vom klugen Gärtner für Menschen mit Hang zum Natürlichen viel sympathischer an. Biologisch gegärtnerte Antibiotika wären das Nonplusultra. Besonders für all die Gesundheitsbewussten, deren Abscheu vor ih-pfui-chemisch-synthetischen Mitteln ebenso groß ist wie ihr Vertrauen in die ewig gute Urmutter Natur. Nix gegen Romantik, aber erstens stammen die Vorläufer vieler heute industriell hergestellter Antibiotika ebenfalls aus dem Schatzkästlein der Natur (sie wurden zumeist im Dreck von Pfützen aufgespürt), und zweitens ist auch die Natur an und für sich kein biblisch-paradiesischer Zustand, sondern ein Kampf ums Dasein, der von den Beteiligten mitunter mit harten Bandagen ausgetragen wird: Penicillin, Streptomycin, Tetracyclin, Bacitracin, um nur ein paar der bekannteren Antibiotika zu nennen, sind allesamt chemische Waffen von Mikroben gegen Mikroben.

Was also ist der Unterschied zwischen einem Grapefruitkernextrakt, der nach Aussagen der Anbieter Hunderten von Bakterien-, Pilz- und Virenstämmen das Lebenslicht auspustet, und einem konventionellen Antibiotikum? Ganz einfach: Er ist nicht als Arzneimittel zugelassen. Deshalb lobt man ihn in Werbeschriften wohl auch lieber als »das mit Abstand interessanteste, rein biologische Konservierungs-, Hygiene- und Antiparasitenmittel der Zukunft« und verkauft ihn in der Gegenwart auch schon mal als Nahrungsergänzungsmittel.

Weshalb sich der Mensch freiwillig und eigenhändig Desinfektionsmittel und Antiparasitika einverleiben soll? Gute Frage! Angeblich, um damit das Wohlbefinden zu steigern und das Immunsystem zu stärken. (Ob das die probiotischen Keime aus dem Joghurt auch wissen?) Na ja, vielleicht schmeckt das Zeug einfach besser als Meister Proper und andere Kandidaten aus der Rohrreinigerfraktion. Erstaunlich ist allerdings, dass ausnahmsweise nicht mit Anti-Aging geworben wird, Sie wissen schon, wegen der Konservierung...

Nein, das Marketing setzt voll auf die gerade wieder grassierende Mikrobenhysterie. Nach einer Phase relativer Ruhe an der Putzmittelfront (die Generation der chemieboykottierenden Ökopaxe kommt langsam in die Jahre) wittern die professionellen Saubermänner wieder zitrusfrische Morgenluft. Dank der Aufklärung durch gestylte Hausdamen in spiegelnden Küchen und Bädern sehen sich die Verbraucher von Heerscharen unsichtbarer und höchst bösartiger Aliens umzingelt. Doch die Rettung naht! Zum Glück hat die Industrie viele tolle Produkte entwickelt – antibakteriellen Weichspüler, antibakterielle Zahnpasta, antibakterielle Matratzenschoner, antibakterielle Wurstpellen, antibakterielle... – alles zum Schnäppchenpreis. Und die Vermarkter der Grapefruitkernextrakte schlagen in genau die gleiche Kerbe wie die Produzenten gewöhnlicher Wasch- und Reinigungsmittel: »Pilze, Bakterien und andere mikroskopisch kleine und teilweise sehr gesundheitsschädliche Parasiten nutzen auch die kleinste Fuge, um sich unbemerkt vom Alltagsgeschehen unaufhaltsam zu vermehren«, heißt es auf der Internetseite eines Anbieters. Wie schön, dass das Grapefruitzeug »nahezu bei jedem Reinigungs- und Desinfektionsverfahren eingesetzt werden [kann], beim Geschirrabwaschen, Reinigung von Möbeln und Fußboden, in der Küche, im Badezimmer, in der Toilette...«.

Doch »bio« hin oder her: »Der Einsatz von Desinfektionsmitteln im Haushalt ist grundsätzlich überflüssig« teilten das Umweltbundesamt (UBA), das Bundesinstitut für gesundheitlichen Verbraucherschutz und Veterinärmedizin (BgVV) und das Robert Koch-Institut im Sommer 2000 per gemeinsamer Presseerklärung mit, weil ihnen die Gruselkampagnen der Saubermänner über die Hutschnur gingen. Als wichtigste Maßnahme zum Schutz vor Infektionen durch im Haushalt vorkommende Keime empfahlen die Institute: »Händewaschen, besonders nach dem Toilettenbesuch.«

Andere Wissenschaftler mahnen, es mit dem Reinlichkeitsfimmel nicht zu übertreiben, weil durch den übermäßigen Gebrauch von Keimtötern im Haushalt unter Umständen resistente Mikroben herangezogen werden – so wie sich die Medizin durch allzu eifrige Verwendung von Antibiotika Pathogene »herangezüchtet« hat, die nur noch schwer zu kontrollieren sind. Die naheliegende Frage, ob der angeblich so potente Zitrusextrakt nicht vielleicht ebenfalls Resistenzen provoziert, stellten sich die Anbieter offenbar nicht. Sie versprechen lieber, dass ihre universell wirksamen Naturprodukte, »eine ganze Reihe von umwelt- und gesundheitsschädlichen Präparaten und Substanzen mit zum Teil hochschädigenden Nebenwirkungen ersetzen« könnten. Na, dann wollen wir mal gucken, was da für zauberhafte Wunderdinge drin sind.

Das dachten sich wohl auch Chemiker und Mikrobiologen. Schon allzu lange stand der Verdacht im Raum, die kommerziellen Grapefruitkernextrakte enthielten als wirksames Agens schlicht stinknormale chemisch-synthetische Bakterienkiller wie Triclosan oder Benzethoniumchlorid. Beides ist hierzulande in Lebensmitteln verboten, Nahrungsergänzungsmittel mit diesen Beimengungen sind nicht verkehrsfähig. Allerdings würde ihre Anwesenheit die phantastischen Wirkungen der Extrakte sehr gut erklären. Solch ketzerische Behauptungen wiesen die Anbieter verständlicherweise entrüstet von sich.

Eine ausgefeilte Studie, durchgeführt am Institut für Pharmazie und am Institut für Hygiene der Universität Greifswald, lüftete das Geheimnis. Die Wissenschaftler besorgten sich im Handel sechs verschiedene Grapefruitkernextrakte und testeten sie in unterschiedlichen Verdünnungen an fünf Bakterienstämmen (für Kenner: *Bacillus subtilis*, *Escherichia coli*, *Staphylococcus aureus*, *Micrococcus flavus*, *Serratia marcescens*). Von den sechs Extrakten waren fünf höchst effektiv, der sechste wirkte nicht einmal, als die Forscher versuchten, die Bazillen mit dem puren Extrakt buchstäblich zu ersäufen. Allerdings war dieser der einzige, bei dem die Herstellerangabe »frei von Konservierungsstoffen und Pestiziden« zutraf. Die anderen fünf enthielten alle Benzethoniumchlorid, und zwar, wie die Autoren schreiben, in »beträchtlichen Mengen«. In drei von diesen fünf Produkten wurden außerdem sowohl Methylparaben (ein starkes Konservierungsmittel) als auch Triclosan nachgewiesen.

Wie weitere Abklärungen ergaben, entsprach das Wirkungsspektrum der kommerziellen Grapefruitkernextrakte exakt dem der verschwiegenen Zusätze. Mit reiner »Zitruskraft« allein war nichts gegen die Mikroben auszurichten. Inzwischen haben mehrere unabhängige Studien die Aussagen der Greifswalder Spezialisten mit unterschiedlichen Methoden bestätigt.

»Das also war des Pudels Kern«, sprach Goethes Faust (I, 1323), als er entdeckte, dass der teuflische Mephistopheles in Gestalt des possierlichen Vierbeiners aufgetreten war. Und wir wissen nun, dass die Grapefruit im Kern völlig harm- und wirkungslos ist, während die sagenhaften Effekte des angeblichen Naturputzmittels auf Stoffe zurückzuführen sind, wie wir sie von den oben zitierten »umwelt- und gesundheitsschädlichen Präparaten und Substanzen mit zum Teil hochschädigenden Nebenwirkungen« kennen.

Literatur:

Sinclair WB: The Biochemistry and Physiology of the Lemon and Other Citrus Fruits. University of California, Oakland 1984

UBA/BgVV/RKI: Antibakterielle Reinigungsmittel im Haushalt nicht erforderlich. Gemeinsame Pressemitteilung von Umweltbundesamt (UBA), Bundesinstitut für gesundheitlichen Verbraucherschutz und Veterinärmedizin (BgVV) und Robert Koch-Institut (RKI), 22.08.2000

Larson EL et al: Effect of antibacterial home cleaning and handwashing products on infectious disease symptoms. Annals of Internal Medicine 2004/140/S.321–329

Aiello AE, Larson EL: What is the evidence for a causal link between hygiene and infections? Lancet Infectious Diseases 2002/2/S.103–110

Levy SB: Antibacterial Household Products: Cause for Concern. Emerging Infectious Diseases 2001/7/ Suppl/S.512–515

Anon.: Grapefruitkernextrakt – ein biologisches Breitbandantibiotikum? arznei-telegramm 1998/29/S.25–26

Anon.: Grapefruitkernextrakt – Wirkprinzip Konservierungsmittel? arznei-telegramm 1999/30/S.47

von Woedtke T et al: Aspects of the antimicrobial efficacy of grapefruit seed extract and its relation to preservative substances contained. Pharmazie 1999/54/S.452–456

Takeoka G et al: Identification of benzethonium chloride in commercial grapefruit seed extracts. Journal of Agriculturual and Food Chemistry 2001/49/S.3316–3320

Sakamoto S et al: [Analysis of components in natural food additive »grapefruit seed extract« by HPLC and LC/MS]. Eisei Shikenjo Hokoku 1996/114/S.38–42

Ganzera M et al: Development and validation of an HPLC/UV/MS method for simultaneous determination of 18 preservatives in grapefruit seed extract. Journal of Agricultural and Food Chemistry 2006/54/S.3768–3772

Grünlippmuscheln: gestrandete Hoffnungen

Von Zeit zu Zeit braucht der Markt einen neuen Stern am Nahrungsergänzungshimmel, einen unverbrauchten Hoffnungsträger für die Träume der Menschheit. Wichtig: Er muss schon mindestens wenn nicht noch länger irgendwo auf der Welt mit hervorragendem Erfolg zur Behandlung der Malaise XY verwendet worden sein, bloß hat es keiner gemerkt. Aber dann ist es endlich so weit: Das »Wunder aus dem Meer« (oder was auch immer) wird der staunenden Öffentlichkeit präsentiert. Für Neueinführungen dieser Art eignen sich besonders gut Blüten, Blätter, Früchte oder Wurzeln exotischer Pflanzen. Tierische Produkte sind immer ein wenig heikel, kommen aber auch hin und wieder zu Wundermittelehren. So wie die aus Neuseeland stammende Grünmuschel mit dem schönen lateinischen Namen *Perna canaliculus.* In ihrer Heimat heißt sie *green-lipped mussel,* weswegen sie in Ermangelung eines offiziellen deutschen Namens hierzulande als »Grünlippmuschel« Karriere machte.

Warum es die Grünlippmuschel auf die internationale Nahrungsergänzungsmittelbühne geschafft hat, kann man nur vermuten. Möglicherweise weil ein anderer Star der Branche zur selben Zeit im Niedergang begriffen war: Gelatine, lange Zeit konkurrenzlos beliebt in der Selbstbehandlung von arthritischen Gelenkbeschwerden, hatte die Verbrauchergunst verloren. Schuld war nicht zuletzt die BSE-Krise, die das aus Knochen und Tierhäuten gewonnene Produkt mit einem erhöhten Angst- und Ekelfaktor belegte.

Die Vorstellung, an den »naturbelassenen Stränden und sehr schadstoffarmen Meeresgebieten der Südinsel Neuseelands« gezüchtete, pulverisierte Muscheln zu sich zu nehmen, ist da offensichtlich weitaus angenehmer. Überzeugungsarbeit leisteten darüber hinaus ungefragt die Maoris, die neuseeländischen Ureinwohner, die diese Schalentiere – wie könnte es anders sein – »seit vielen hundert Jahren« verzehren. Wenn so schöne Menschen dank des täglichen Genusses von Muschelfleisch ihre Hüften bis ins hohe Alter problemlos wiegen können, dann muss etwas dran sein an der schmerzlindernden, entzündungshemmenden und knorpelregenerierenden Wirkung von Muschelextrakt und Muschelpulver.

Geschichten dieser Art findet man regelmäßig auf den Websites von Herstellern und Weiterverkäufern und dann wieder kolportiert in Internetforen. Ob die muschelessenden Maoris tatsächlich seltener an Arthrose und Arthritis leiden als andere Bevölkerungsgruppen, hat bis heute niemand untersucht. Mehr als den schlichten Hinweis auf einen nicht näher spezifizierten »neuseeländischen Volksglauben« haben die Protagonisten denn auch nicht zu bieten. Aber egal, Menschen, die an Schmerzen und schweren chronischen Erkrankungen leiden, probieren erfahrungsgemäß alles, was nur irgendwie Linderung verheißt. Leichte Beute für Geldhaie.

Wie zuverlässig das böse Spiel mit dem Leid und der Hoffnung von Kranken funktioniert, konnte man im Sommer 1999 direkt vor Ort bei den »Kiwis« beobachten. Am Erstverkaufstag eines neuen Extrakts aus Grünlippmuscheln gingen sämtliche 25 000 Packungen im Wert von zwei Millionen US-Dollar über die Ladentheken! Warum? In den Tagen davor hatten sich Zeitungen, Fernseh- und Radiostationen – unter Berufung auf einen Forscher an einer australischen Universität – mit Meldungen überschlagen, das neue Produkt könne außer Asthma und Arthritis auch Krebs heilen. Zwar wurde schnell der Verdacht laut, es habe sich um eine gezielte PR-Kampagne zur Markteinführung gehandelt, aber die Pillen waren verkauft. Die 5000 US-Dollar Geldstrafe, zu denen das Unternehmen wegen unzulässiger gesundheitsbezogener Aussagen von einem neuseeländischen Gericht verurteilt wurden, schmälerten den Gewinn nur wenig. Grünlippmuschelextrakt wird weiterhin als Nahrungsergänzungsmittel vertrieben und sogar, wie man sich mit einer kleinen Internetrecherche leicht selbst überzeugen kann, auch immer noch als »hilfreich bei Krebs« angepriesen.

Hauptansatzpunkte für die Grünlippmuschelwerbung bleiben aber Arthrose und Arthritis sowie andere entzündliche Erkrankungen von Asthma bis Morbus Crohn. Dabei argumentieren einige Anbieter auf der Knorpelschiene, andere dagegen haben sich auf den Fischöltrip begeben. Die Knorpelfraktion behauptet, ihre Muscheln enthielten besonders viele Glykosaminglykane. Beim Menschen dienen Glykosaminglykane (Mucopolysaccharide) als Gerüstsubstanzen für Haut und Bindegewebe oder als körpereigene Schmierstoffe. Sie kommen zum Beispiel in Form von Hyaluronsäure oder Chondroitinsulfat im Gelenkknorpel vor.

Die Hoffnungsträger Glucosamin, eine Untereinheit der Glykosaminglykane, und Chondroitinsulfat wurden bereits in diversen Studien auf ihre Wirksamkeit bei Arthrose getestet, allerdings ohne nennenswerten Erfolg. Meistens waren die Testsubstanzen kaum besser als das jeweilige Placebo. Auf den Punkt gebracht: Je sorgfältiger die Studien angelegt und durchgeführt wurden, desto weniger kam dabei heraus. Wären diese Stoffe wirklich wirksam, dann ist jede billige Bratwurst den teuren Muschelpulvern vorzuziehen – an zerkleinerten Knorpeln hat es da keinen Mangel.

Die Fischölfraktion setzt auf ein anderes Pferd, das derzeit voll im Ernährungstrend liegt: Omega-3-Fettsäuren, bekannt und beliebt aus der Ernährungsaufklärung (siehe dazu Stichwort Fischöl). Die Grünlippmuscheln enthalten angeblich besonders viel Eicosapentaensäure und Docosapentaensäure. Diese werden zusammen mit weiteren Fetten und fettähnlichen Stoffen aus dem Muschelfleisch extrahiert und in Kapseln verpackt. Allerdings konnten die Anbieter von Grünlippmuschelextrakten bislang auch hier keine belastbaren Beweise für die Wirksamkeit vorlegen: »Studien« mit gerade mal einer Handvoll Teilnehmern oder gar Fütterungsversuche mit bunt gemischten Tierheimhunden sind nur noch peinlich. Wer mit so dünnen Argumenten eine dicke Lippe riskiert, sollte sich was schämen.

Literatur:

Anon.: Glukosamin (Dona 200-S) bei Arthrose: Nutzen weiterhin zweifelhaft. arznei-telegramm 2006/37/S.23

Towheed TE et al: Glucosamine therapy for treating osteoarthritis. The Cochrane Database of Systematic Reviews 2005, Issue 2

Lems WF, Bijlsma JW: Effectiviteit van voedingssupplementen bij artrose: de twijfel blijft. Nederlands Tijdschrift voor Geneeskunde 2006/150/S.1105–1107

Clegg DO et al: Glucosamine, chondroitin sulfate, and the two in combination for painful knee osteoarthritis. New England Journal of Medicine 2006/354/S.795–808

McAlindon TE et al: Glucosamine and chondroitin for treatment of osteoarthritis: a systematic quality assessment and meta-analysis. Journal of the American Medical Association 2000/283/S.1469–1475

Cobb CS, Ernst E: Systematic review of a marine nutriceutical supplement in clinical trials for arthritis: the effectiveness of the New Zealand green-lipped mussel Perna canaliculus. Clinical Rheumatology 2006/25/S.275–284

Reichenbach S et al: Meta-analysis: chondroitin for osteoarthritis of the knee and hip. Annals of Internal Medicine 2007/146/S.580–590

Bierer TL, Bui LM: Improvement of arthritic signs in dogs fed green-lipped mussel (*Perna canaliculus*). Journal of Nutrition 2002/132/S.1634S-1636S

Bui LM, Bierer TL: Influence of green lipped mussels (Perna canaliculus) in alleviating signs of arthitis in dogs. Veterinary Therapeutics 2003/4/S.397–407

Emelyanov A et al: Treatment of asthma with lipid extract of New Zealand greenlipped mussel: a randomised clinical trial. European Respiration Journal 2002/20/S.596–600

Cho SH et al: Clinical efficacy and safety of Lyprinol, a patented extract from New Zealand green-lipped mussel (Perna canaliculus) in patients with osteoarthritis of the hip and knee: a multicenter 2-month clinical trial. Allergie et Immunologie (Paris) 2003/35/ S.212–216

Taylor J: Claims of media manipulation after NZ diet food frenzy. AM Archive, 3. August 1999. http://www.abc.net.au/am/stories/s41055.htm (Stand November 2007)

New Zealand Ministry of Health: Ministry prosecutes over a product hailed as a cure for cancer. Pressemitteilung, 3. August 2000

Himalayasalz: versetzt Gebirge

Das rötlich schimmernde Salz – es firmiert auch unter den Bezeichnungen Kristall-, Karakorum- oder Hunza-Salz – avancierte in den letzten Jahren zum Verkaufsschlager in der Reform- und Naturkostszene. Alle Anbieter berufen sich bei ihren Lobeshymnen direkt oder indirekt auf das Buch *Wasser & Salz, Urquell des Lebens*, das den Boom überhaupt erst ausgelöst hat. Die Autoren empfehlen das wundersame Salz bei Hauterkrankungen von Neurodermitis bis Herpes, bei Asthma, Heuschnupfen und Erkältungskrankheiten, bei Gicht, Rheuma, Arthrose, Arthritis und Osteoporose. Auch bei Verdauungsbeschwerden, Stoffwechselstörungen, Herz-Kreislauf-Erkrankungen sowie Konzentrationsschwäche und Schlafstörungen verspricht die innerliche und äußerliche Anwendung Linderung. Nicht zu vergessen Krebs, Frauenleiden und Schwermetallbelastungen. Das alles soll man mit einem Teelöffel Salz erreichen können, der morgens – in Quellwasser versteht sich – auf nüchternen Magen getrunken wird.

Nach der Kristallsalz-Theorie handelt es sich bei sämtlichen Befindlichkeitsstörungen »nur um unterschiedliche Ausprägungen einer einzigen Krankheit, nämlich dem Defizit an Energie«. Und die heilsame Wirkung des Salzes »basiert auf seinem spezifischen Schwingungsmuster, mit dem die Energiedefizite des Körpers ausgeglichen werden können«. Selbstverständlich kann die »Neutralkraft« des Salzes auch »krank machende, elektromagnetische Schwingungen in unserem Umfeld ausgleichen«, man denke nur an Handys, Mikrowellengeräte und Sendemasten. Andere Autoren preisen das Salz aus dem Himalaya als »Elixier der Jugend«.

Phantastisch! Allein es fehlt der Glaube. Erstens: Auf dem Dach der Welt gibt es keine Salzbergwerke, weder im Karakorumgebirge noch im Hunza-Tal, wo die vielen werbewirksamen Hundertjährigen zu Hause sind. Alle sogenannten Himalayasalze werden – wenn sie nicht aus Berchtesgaden oder anderen ausgewiesenen Orten heimischer Salzgewinnung stammen – allenfalls aus der »Salt Range«, einer Hügelkette in Pakistan, importiert. Das bestätigte einer der Hauptimporteure (unter Berufung auf Geologen, Salzexperten und höchste Regierungsstellen vor Ort) dem Journalisten Leo Frühschütz, der im Auftrag der Zeitschrift *BioHandel* die Herkunft der diversen Himalayasalze recherchierte. Zum selben Ergebnis kam Ludmilla Tüting, Redakteurin von *Tourism Watch*, einem Informationsdienst des Evangelischen Entwicklungsdienstes, und Kennerin der Region: »Im Himalaya gibt es von einer Handvoll Salzseen abgesehen überhaupt kein Salz, Minen erst gar nicht.« Kein Wunder, dass die Werbedichter nun versuchen, die »Salt Range« zu Ausläufern des Himalayas zu erklären, was geologisch jedoch schlichtweg falsch ist.

Auf der falschen Herkunftsangabe müsste man nicht so herumreiten, würden die Anbieter nicht behaupten, der über Jahrmillionen auf dem Salz lastende Druck des gewaltigen Gebirges mache es so besonders wertvoll: »Je höher die Kompression, desto höher die kristalline Struktur mit ihrem Ordnungszustand.« Was aber, wenn nicht Fünf-, Sechs-, Sieben- oder gar Achttausender auf den Salzstock gedrückt haben, sondern nur ein paar mickrige Hügelchen von um die 800 Meter, wie es bei der »Salt Range« der Fall ist? Kein Druck, keine Ordnung, keine Wirkung? Da könnten es die Händler gleich in Berchtesgaden ordern – schließlich bieten die dortigen Salinen dem interessierten Großkunden ebenfalls kristalline Salzbrocken in allen Größen, Formen und Farben an.

Zweitens: Egal ob aus Bayern oder Pakistan, es handelt sich so oder so um gewöhnliches Steinsalz (fachsprachlich Halit), wie es überall auf der Erde durch geologische Prozesse entstanden ist. Steinsalz besteht aus Natriumchlorid, das meist mit geringen Mengen anderer Verbindungen verunreinigt ist. Diese spiegeln allerdings weniger die Zusammensetzung eines ominösen »Urmeers« wider als vielmehr die geochemischen und geophysikalischen Prozesse, die zur Abscheidung von Salzkrusten im Gestein führten. So kommt es durchaus nicht selten vor, dass Steinsalz auch Spuren von Schwermetallen, Erdgas, Erdöl und andere Beimengungen enthält. Daher rührt etwa die interessante rötliche Farbe. Und aus gutem Grund wird Steinsalz deshalb in der Regel raffiniert, also gereinigt.

Das Bayerische Landesamt für Gesundheit und Lebensmittelsicherheit, das 15 Himalayasalz-Proben untersuchte, fand – wen wundert es? – darin zu etwa 98 Prozent Natriumchlorid, was für ein Steinsalz ziemlich normal ist, und im Rest maximal acht andere Mineralstoffe, auf keinen Fall jedoch die von den Himalayasalz-Freunden behaupteten 84 Elemente des »Urmeers«. Zum Glück, denn auf Radium, Uran, Arsen, Blei oder Ähnliches würden die meisten Konsumenten vermutlich doch lieber verzichten. Daran ändert auch der Marketingkniff nichts, schnödes Steinsalz nach dem sprachlichen Vorbild des raffinierten Kristallzuckers in edles »Kristall«salz umzudefinieren. Doch die Kundschaft lässt sich das Wortgeklingel einiges kosten: Was im Einkauf weniger als einen Euro pro Kilo wert ist, erreicht im Bioladen Preise bis zu 25 Euro!

Drittens, die gesundheitlichen Wirkungen. Bei den meisten der angeführten Anwendungsbeispiele handelt es sich um alte Hüte, denn in der Tat wird Sole, also Kochsalzlösung, in Form von Bädern schon seit langem zur Behandlung von Hauterkrankungen, rheumatischen Beschwerden und vegetativen Störungen verwendet. Ebenso klassisch sind Inhalationen bei Asthma und Allergien oder die Nasenspülung zur Vorbeugung von Erkältungskrankheiten und Verstopfungen der Nebenhöhlen. Nur musste das Salz bislang nicht aus dem Himalaya stammen, die traditionsreichen Heilbäder und Kuranstalten kamen mit hiesigen Mineralwässern und Salzvorkommen ganz gut zurecht.

Und was hat es dann mit den geheimnisvollen »Schwingungsmustern« und der »Neutralkraft« der Salzbrocken auf sich? In einem offenen Brief verrät einer der Wasser-und-Salz-Autoren das kleine Geheimnis all seiner Theorien: »Die Materie Salz als Mittler verliert an Bedeutung und wird außer seiner momentanen Wechselwirkung unwesentlich, wenn der Anwender nicht verstehen kann, welch **Geist**, bzw. Lebendigkeit hinter der **Sache**, bzw. dem Mittler steckt.« Die wundersame Salzwirkung tritt nur bei dem ein, der »das notwendige metaphysische Wissen der ganzheitlichen Zusammenhänge« besitzt, das für diejenigen »im Verborgenen bleiben wird, die ihr Bewusstsein dahingehend noch nicht öffnen können«.

Nun wissen wir's: Ohne das rechte Bewusstsein wirkt Salz also einfach nur wie Salz. Fragt sich nur, warum man dafür so gesalzene Preise bezahlen muss. Die Journalistin Ludmilla Tüting hat eine knappe Antwort parat: »Esoterik-Abzocke«.

Literatur:

Hendel B, Ferreira P: Wasser & Salz. Urquell des Lebens. INA-Verlag, Herrsching 2002

Kaussner E: Kristallines Salz – Elixier der Jugend aus dem Himalaya. Eviva-Verlag, Siegsdorf 2001

Frühschütz L: Nix Himalaya! »Wundersalz« stammt aus industriell ausgebeuteten Minen. BioHandel 6/2003. http://www.biohandel-online.de/html/branche/br20030604 (Stand November 2007)

Tüting L: Neue esoterische Abzocke: Der »Jungbrunnen« Himalaya-Salz. Tourism Watch 2002/Nr. 28. http://www.tourism-watch.de/dt/28dt/28.abzocke/index.html (Stand November 2007)

Tüting L: Neues von der Esoterik-Abzocke »Himalaya-Salz«. Tourism Watch 2003/Nr. 30. http://www.tourism-watch.de/dt/30dt/30.esoterik-abzocke/index.html (Stand November 2007)

Anon.: Alles nur Kochsalz? – LGL nimmt »Himalayasalz« unter die Lupe. Pressemitteilung des Bayrischen Landesamtes für Gesundheit und Lebensmittelsicherheit Nr. 038/2003

Ferreira P: Offener Brief von Peter Ferreira für das Jahr 2002. http://www.insidershopping.de/Aqualuxus/Energetisierung/P__Ferreira__Offener_Leserbrie/p__ferreira__offener_leserbrie.html (Stand November 2007)

Kamphuis A: Himalaja-Salz. Skeptiker 2002/1/S.14–17

Joghurt: schützt vor innerer Verwesung

Rauschebärtige Greise haben derzeit kaum eine Chance auf einen Einsatz als Werbeträger im Fit- und Wellnessbereich, schließlich will man ja nicht alt werden, sondern jung bleiben. Zu den wenigen Produkten, die noch mit runzligen Gesichtern für sich werben, gehören Knoblauchpillen und bulgarischer Joghurt, offenbar Relikte aus einer völlig anderen Werbezeit. Aber wer weiß schon, dass einfacher Joghurt vor hundert Jahren alles andere als ein gewöhnliches Milchprodukt war, sondern Functional Food pur? Der Sonderstatus und damit natürlich auch das spezielle Gesundheitsimage schwand erst in der Nachkriegszeit, in den Sechzigern.

Ende des 19. Jahrhunderts war Alter noch keine Schande, sondern verdiente Achtung und Bewunderung. Berichte über pumperlgesunde bulgarische Bauern, die dank geronnener Milch angeblich locker hundert und mehr Jahre alt werden, erregten daher beträchtliche Aufmerksamkeit. Für Otto Normalverbraucher waren Bulgarien und sein Joghurt seinerzeit mindestens so exotisch wie Nepal und das Himalayasalz für seine Urenkel. Waren es damals die hundertjährigen bulgarischen Greise, die ein regionales Milchprodukt zum Jungbrunnen erhoben, bilden heute die hundertjährigen Hunza aus dem Himalaya den folkloristischen Hintergrund für den Handel mit Anti-Aging-Produkten (dessen Vermarkter aber wohlweislich auf entsprechende Fotos verzichten).

Der Biologe Elias Metschnikoff, dem 1908 zusammen mit Paul Ehrlich der Nobelpreis für Medizin zuerkannt werden sollte, hatte seine Meriten mit der Erforschung der zellulären Immunität erworben. Daneben war er von der Idee eingenommen, die im Dickdarm ansässigen Bakterien produzierten Stoffe, die zu einer chronischen Vergiftung des Körpers und damit zu vorzeitiger Alterung und schließlich zum Tode führten. Metschnikoff war überzeugt, dass sich das menschliche Leben verlängern ließe, wenn man der »Darmfäulnis« Einhalt gebieten könnte, zum Beispiel durch chirurgische Entfernung des unbötigen Organs …

In jener Zeit, Ende des 19. Jahrhunderts, boomte die Mikrobiologie: Robert Koch, Louis Pasteur und viele andere Forscher erkannten Bakterien und andere Kleinstlebewesen als Ursache gefürchteter Krankheiten und suchten nach Möglichkeiten, sie wirksam zu bekämpfen. Aber auch bis dahin inkognito wirkende Helferlein bei der Herstellung und Konservierung von Lebensmitteln wurden als Mikroorganismen identifiziert. Ohne Milchsäurebakterien zum Beispiel gäbe es weder Sauerteig noch Sauerkraut, weder saure Gurken noch andere Gärgemüse, ganz zu schweigen von Dickmilch, Buttermilch, Sauerrahm, Joghurt, Kefir, Ayran, Kumys und so fort.

Einem jungen bulgarischen Wissenschaftler namens Stamen Grigorov gelang es, ein Milchsäurebakterium zu isolieren, welches die Umwandlung von Milch in Joghurt besorgte: *Bacterium bulgaricum*, später umbenannt in *Lactobacillus bulgaricus.* Metschnikoff sah darin einen klaren Hinweis, dass man mit diesen Bakterien der Fäulnis und dem tödlichen Verderben im Darm Einhalt gebieten konnte – schließlich wurde schon damals kolportiert, dass die Menschen im fernen Bulgarien beinahe ewig leben würden. »Mit den verschiedenen Nahrungsmitteln, die der Milchsäuregärung unterworfen und in rohem Zustande verzehrt wurden (wie saure Milch, Kefir, Sauerkraut, Salzgurken usw.), haben die Menschen seit undenklichen Zeiten ungeheure Mengen von Milchsäuremikroben in ihren Verdauungskanal eingeführt«, konstatierte er und schloss messerscharf: »Auf diese Weise arbeiteten sie ganz unbewusst der schädlichen Wirkung der intestinalen Verwesungsvorgänge entgegen.« Am Ende glaubte Metschnikoff so fest an die Milchsäurebakterien, dass er sogar auf die Entfernung seines Dickdarms verzichtete und sich fortan damit begnügte, reichlich Joghurt gegen die Verwesung in seinem Darm zu essen.

Die Popularisierung seiner Hypothese übernahmen allerdings andere: Schon damals ernährten sich die meisten Menschen völlig falsch – so die einhellige Auffassung von Medizinern wie Lebensreformern, den Vorläufern unserer Bio- und Ökoszene. Chronische Krankheiten und frühes Ableben drohten auch seinerzeit allen, die sich nicht den jeweiligen Ernährungsvorschriften beugen wollten. Binnen weniger Jahre erschienen damals Hunderte von Artikeln, die die gesundheitlichen Vorteile des exotischen Sauermilchprodukts mit den geheimnisvollen Lebensverlängerungsbakterien über den grünen Klee lobten. Joghurt wurde zum »besten Heilmittel für Kranke und Vorbeugungsmittel für Gesunde« hochstilisiert. Eine Werbeanzeige aus den dreißiger Jahren etwa zeigt einen streng blickenden Herrn im weißen Kittel, vor sich ein Mikroskop, in der Hand eine Art Milchflasche, mit der Bildunterschrift: »Ein Glas Joghurt ist ein Glas Gesundheit.« Die Werbeträger für probiotische Gesundmacher von heute blicken dagegen begeistert bis euphorisch, sind eher blutjung als steinalt und natürlich weiblich statt männlich. Aber der Inhalt der Botschaft – wir kurieren unseren strapazierten Darm von innen – hat sich nicht verändert (siehe Probiotika).

Doch allen propagandistischen Bemühungen zum Trotz blieb der Joghurt lange Zeit ein teures Vergnügen für den damals noch kleinen Kreis eifriger Gesundheitsapostel. Populär wurde das Produkt erst mit der großtechnischen Massenproduktion und erst recht mit einem Zusatz von Zucker und Fruchtaromen. Die Menschen löffelten ihn aber nicht, weil er gesund war, sondern weil er ihnen schmeckte. Und weil schon immer galt, dass alles, was ein Mensch gerne isst, nichts taugen kann, kam der Joghurt im Lauf der Jahre in den Ruf einer bedrohlichen, dickmachenden Kindersüßware – obwohl die Grundlage immer noch die gleiche war und ist, nämlich mikrobiell gesäuerte Milch.

Bleibt die berechtigte Frage, warum seinerzeit ausgerechnet Joghurt als Lebensverlängerungsmittel propagiert wurde und keines der anderen traditionell gesäuerten Lebensmittel, deren Gesundheitswert nach Metschnikoff gleichermaßen außer Frage stand? Vielleicht weil die Menschen im Land der Sauerkrautesser geahnt hätten, dass keineswegs jeder, der dies regelmäßig tut, auch hundert Jahre alt wird. Und ob sie – angesichts der bekannten Nachwehen von Kohlgemüsen – geglaubt hätten, dass eine Extraportion Sauerkraut die Darmfäulnis aufhält, darf getrost bezweifelt werden.

Literatur:

Schlegel HG: Allgemeine Mikrobiologie. Thieme, Stuttgart 1981

Spiekermann U: Functional Food: Zur Vorgeschichte einer »modernen« Produktgruppe. Ernährungs-Umschau 2002/49/S.182–189

Mochmann H, Köhler W: Meilensteine der Bakteriologie. Von Entdeckungen und Entdeckern aus den Gründerjahren der Medizinischen Mikrobiologie. Edition Wötzel, Frankfurt/Main 1997

Wußing H-L et al (Eds): Fachlexikon abc Forscher und Erfinder. Harri Deutsch, Frankfurt/Main 1992

Anon.: Life and work of Dr. Stamen Grigorov. http://www.stamengrigorov.org (Stand November 2007)

Fuller R: History and development of probiotics. In: Fuller, R (Ed): Probiotics. The Scientific Basis. Chapman & Hall, London 1992

Metschnikoff E: Beiträge zu einer optimistischen Weltauffassung. J. F. Lehmanns, München 1908

Kaffee: zerstreut die Melancholie

»Ei! wie schmeckt der Coffee süße, lieblicher als tausend Küsse, milder als Muskatenwein«, so schwärmt die Jungfer Liesgen in Bachs *Kaffeekantate* und fährt mit einem Stoßseufzer fort: »Coffee, Coffee muss ich haben, und wenn jemand mich will laben, ach, so schenkt Coffee mir ein!« Für alle Liebhaber des schwarzen Gebräus ist das sicher leicht nachzuvollziehen. Bezeichnenderweise waren sich die Konsumenten immer einig, was ihr »Käffchen« angeht – nur die Gelehrten streiten seit 500 Jahren unermüdlich darüber, ob der Stoff der Gesundheit nun ab- oder zuträglich ist.

So viel steht fest: Eingeführt wurde Kaffee in Europa zunächst als Heilmittel, als Wundertrank. Der erste, der über die medizinischen Wirkungen eines Getränks »nahe wie Dinten so schwarz« berichtete, war der Arzt und Botaniker Leonhard Rauwolf, der im 16. Jahrhundert die »Morgenländer« bereist hatte. Seinen Berichten zufolge galt der Kaffee dort als so gesund wie in Deutschland der Wermut- oder Kräuterwein (siehe Stichwort Coca-Cola). Ein italienischer Zeitgenosse schrieb 1615 in einem Brief aus Konstantinopel in die Heimat, der »schwarze Trank der Türken« sei der »Gesundheit sehr dienlich, indem er der Dauung hilfft, den Magen stärckt und den Flüssen mehret« (gemeint sind Harnfluss und Menstruation). Außerdem erfuhr er von seinen Gewährsleuten, dass der Kaffee den Schlaf nach dem Abendessen verhindere, weshalb ihn diejenigen, die die Nacht über studieren wollen, einnähmen. Schon kurze Zeit später wurden die Heilanzeigen nördlich des Mittelmeers um Steinleiden, Wassersucht, Podagra (Gicht), Kopfschmerzen, Husten, Katarrh, Hysterie, Verstopfung, Rheuma, Trunkenheit et cetera pp. erweitert.

Dem neuen Wundermittel konnte Sir Thomas Herbert, der 1626 mit einer englischen Gesandtschaft Persien besuchte, noch weitere positive Aspekte hinzufügen: »Heiß getrunken soll es gesund sein; es zerstreut die Melancholie, trocknet die Tränen, beschwichtigt den Zorn und erzeugt freudige Gefühle.« Heute würde man so ein Psychopharmakon bewerben. Aber das war noch lange nicht alles, wie Sir Herbert berichtete: »Nichtsdestoweniger würden die Perserleute es nicht so sehr schätzen, wenn nicht die Überlieferung lehrte: Es sei erfunden und erzeugt vom Engel Gottes, Gabriel, um die Kräfte Mohammeds, die schwindenden, wiederherzustellen. Mohammed selbst habe sich gerühmt: Jedes Mal, wenn er den Zaubertrank einnahm, habe er eine Kraft gespürt, vierzig Männer vom Sattel zu heben und vierzig Frauen zu beschlafen.«

In Europa selbst scheint der Zaubertrank allerdings gegenteilige Wirkung entfaltet zu haben: Kaum waren dort die Kaffeehäuser wie Pilze aus dem Boden geschossen, reichten die Londoner Dirnen 1674 beim Bürgermeister eine Petition für ein Kaffeeverbot ein, weil sie ihr Gewerbe bedroht sahen, »seit das schreckliche Heidengetränk namens Kaffee« ihre Männer »saft- und kraftlos« gemacht habe und »das einzig Feuchte an ihnen ihre tropfenden Nasen, das einzig Steife ihre Kniegelenke« seien. »All dies können wir auf nichts anderes zurückführen als den übermäßigen Genuss jenes so schädlichen Kaffees, der die Natur schwächt und unsere Männer zu Rohrkrepierern macht ... die viel zu früh in Stellung gehen, dann doch keinen Schuss abgeben.«

Damit hatten sich die Freudendamen die populäre Auffassung gelehrter Bedenkenträger zu eigen gemacht, die eindringlich vor den »austrocknenden« Eigenschaften des zum Modegetränk avancierten Mokkas gewarnt hatten. Während die einen argumentierten, der Kaffee entzöge dem Körper nicht nur Flüssigkeit in Form von Urin, sondern auch Sperma und mache Männer dadurch unfruchtbar, konzentrierten sich die anderen auf die Nervenstränge, deren Austrocknung »allgemeine Erschlaffung und Impotenz« zur Folge habe. So lesen wir bei einem Marseiller Universitäts-Medicus: »Die verbrannten Partikelchen, die er im Überfluss mit sich führt, besitzen eine so stürmische Kraft, dass sie, wenn sie ins Blut dringen, die ganze Lymphe mit sich reißen und die Nieren austrocknen. Ferner bedrohen sie das Gehirn ... der Nervensaft trocknet ein; wo es unmöglich ist, ihn zu ersetzen, tritt allgemeine Erschlaffung ein, Paralyse und Impotenz. Und durch das Sauerwerden des Blutes, ... werden sämtliche Körperteile saft-entblößt, und der ganze Körper verfällt der schrecklichsten Magerkeit.«

Die wissenschaftlichen Theorien vom Körper und seinen Funktionen wandelten sich im Laufe der Zeit, und die Vorstellungen, warum Kaffee wie wirkt, folgten stets der neuesten medizinischen Mode. Als die noch aus der Antike stammende Säftelehre (Humoralpathologie), die mit der Austrocknung argumentiert hatte, in den Hintergrund trat, bewegte die Entdeckung des Blutkreislaufs die Gemüter. Gesundheitlich wurde alles zu einer Frage des Blutes und seiner Zirkulation. In einem Universallexikon des 18. Jahrhunderts konnte man lesen, dass Kaffee »das Geblüt säubert und dessen Umlauf befördert« und »die verstopffte monatliche Reinigung wiederbringet«.

Wieder hundert Jahre später standen die Nerven im Mittelpunkt. Nun schärfte Kaffeetrinken den Verstand und reizte zum Denken, während »der anhaltende Missbrauch des Caffee Leute, die ein lebhaftes und gefühlvolles Temperament haben, zu allen Gattungen der Nervenkrankheiten führt, besonders das Frauenzimmer«. Die »auffallende Redseligkeit« in weiblichen Kaffeekränzchen wurde von einem bedeutenden Toxikologen als Übererregtheit des Gehirns infolge von Kaffeemissbrauch interpretiert. Unangenehmer noch waren aus seiner Sicht allerdings die Folgen bei gewissen Herren, den »Kaffeehauspolitikern«, denen das Gebräu in höherer Dosierung »die tiefsten Offenbarungen über das Weltgeschehen auf die vielbewegte Zunge legt«.

Damit ist klar, für welche Krankheiten und Symptome Kaffee im 20. Jahrhundert verantwortlich gemacht werden würde: Cholesterin, Bluthochdruck, Herzinfarkt, Schlaganfall, Diabetes, Krebs. Nicht dass die moderne Medizin nicht alles versucht hätte, die fatalen Zusammenhänge zu beweisen (kein anderes Getränk, von Alkohol einmal abgesehen, wurde so oft und so genau unter die Lupe genommen) – allein es wollte nicht gelingen. »Nachprüfungen der aufgrund epidemiologischer Erhebungen behaupteten Zusammenhänge zwischen dem Kaffeeverbrauch und der allgemeinen Mortalität sowie der Sterblichkeit an Apoplexie und Myokardinfarkt erbrachten übereinstimmend den gänzlich unerwarteten, ja überraschenden Beweis dafür, dass Kaffee weder Herzinfarkte noch Hypertonie, weder Diabetes noch Hyperurikämie verursacht«, fasste Bernfried Leiber, seines Zeichens Professor für Pädiatrie (und nach eigenem Bekunden Teetrinker), den Disput bereits in den neunziger Jahren zusammen.

Mittlerweile wandelt sich das Bild aufs Neue: Es wird immer deutlicher, dass oft genug das Gegenteil vom zuletzt Behaupteten wahr ist ... wenn es viele auch noch nicht wahrhaben wollen. »Kaffee schützt vor Diabetes!« Eine Meldung von solcher Tragweite hätte eigentlich gut in die Abendnachrichten gepasst. Doch Ernährungsmediziner wie Gesundheitsredaktionen zogen es vor, die erfreuliche Erkenntnis gegenüber der Öffentlichkeit herunterzuspielen oder gar zu verheimlichen. Vermutlich, weil der Zeitgeist solche gesundheitlichen Verdienste allenfalls roh geknabberten Karotten zugestehen würde, aber nie und nimmer einem Genussmittel wie Kaffee, womöglich noch mit Sahne und Zucker. So etwas darf einfach nicht gesund sein!

Es lässt sich aber nicht länger leugnen. Eine Meta-Analyse, also eine gemeinsame und zusammenfassende Analyse von neun Studien mit insgesamt fast 200 000 Teilnehmern ergab: Diejenigen, die täglich sechs oder mehr Tassen Kaffee tranken, hatten im Durchschnitt ein um 35 Prozent niedrigeres Diabetesrisiko als Kaffeeabstinenzler. In einer der Studien senkten zehn und mehr Tassen pro Tag das Risiko gar um 80 Prozent. Maßvoller Konsum dagegen brachte offenbar rein gar nichts: Ein oder zwei Tassen am Tag hatten keine Wirkung mehr auf die Diabetesstatistik.

Doch nicht nur die Bauchspeicheldrüse scheint vom Kaffee zu profitieren, sondern auch das Herz. Eine aktuelle Auswertung der Iowa Women's Health

Study belegt nun mit den Daten von 27 000 Frauen »im besten Alter«, dass Kaffeetrinkerinnen seltener an Herz-Kreislauf-Erkrankungen sterben. Ein bis drei Tassen täglich senkten danach die Sterblichkeit aufgrund von Herzleiden um ein Viertel; bei den etwas höheren Dosierungen war der Nutzen nicht ganz so groß, aber immer noch deutlich erkennbar. Außerdem beobachtete man bei den »Kaffeetanten« weniger Diabetes, Parkinson, Leberzirrhose und Gallensteinleiden.

Bis heute ist unklar, worauf die positiven Wirkungen des Kaffees beruhen, hatten sich die Experten bisher allein auf potenziell gesundheits*schädliche* Inhaltsstoffe kapriziert. Der Hauptverdächtige, das Koffein, ist zumindest im Falle des Diabetes unbeteiligt: In mehreren Studien erwiesen sich entkoffeinierte Bohnen dem »vollwertigen« Kaffee ebenbürtig, während der als besonders gesund gepriesene schwarze Tee (der gleichermaßen Koffein enthält) kläglich versagte. Kein Wunder, dass die Spekulationen über die Inhaltsstoffe des Kaffees mit der Hoffnung auf eine vermarktungsfähige Substanz immer mehr ins Kraut schießen.

Ein naheliegender, bislang aber wenig untersuchter Zusammenhang ist die Verbindung von Kaffee zum Stress. Negativer Stress (Distress) gilt als eine der Hauptursachen von Typ-2-Diabetes (Alterszucker). Bekanntermaßen greift Distress auch das Herz-Kreislauf-System an. Einen deutlichen Hinweis auf diesen Zusammenhang fanden Schweizer Forscher, als sie die Wirkung eines Kaffee-Extraktes (entsprechend einer Tasse Espresso) auf den Cortisolstoffwechsel prüften. Cortisol ist ein Hormon, dessen Menge im Blut bei Stress ansteigt, aber danach rasch wieder herunterreguliert wird. Anhaltender negativer Stress, Angst, Sorgen, Kummer oder das Gefühl, einer Situation ohnmächtig ausgeliefert zu sein, führt zu einer Daueraktivierung des Stresssystems mit weitreichenden Folgen für den Organismus: So kommt es beispielsweise zu einer Vermehrung des Fettgewebes im Bauchbereich und zum sogenannten metabolischen Syndrom mit Diabetes im Gefolge.

Die Eidgenossen stellten nun fest, dass ihr Kaffee-Extrakt ein Enzym blockiert, das im Stoffwechsel die Aufgabe hat, Cortisol zu »recyceln«, die 11-beta-Hydroxysteroid-Dehydrogenase Typ 1. Wenn dieses Enzym nicht arbeiten kann, sinkt die Menge an frei verfügbarem Cortisol im Körper. Die Forscher glauben, damit eine plausible Begründung für den Diabetesschutz durch Kaffee gefunden zu haben. Natürlich könnte man so die stressmindernde Wirkung insgesamt erklären.

Im Übrigen beobachtet man auch bei Depressiven ein aktiviertes Stresssystem, auch sie haben ein hohes Risiko für Herz-Kreislauf-Erkrankungen und

Diabetes Typ 2. Und interessanterweise fanden zwei vorausschauend (prospektiv) angelegte Studien eine deutliche umgekehrte Beziehung zwischen Kaffeekonsum und Suizid: Drei Tassen täglich verminderten das Selbstmordrisiko um zwei Drittel. Sollte Sir Thomas Herbert (siehe oben) doch richtig gehört haben und das viel geschmähte Genussmittel Kaffee womöglich antidepressive Eigenschaften besitzen?

Dafür spricht auch, dass manche Menschen regelmäßig ihr Käffchen »brauchen«, um sich richtig wohl zu fühlen. Nicht umsonst ist der Kaffeekonsum in den depressionsfördernden lichtarmen Regionen Nordeuropas etwa doppelt so hoch (in Kilo pro Kopf und Jahr) wie in den sonnenverwöhnten Mittelmeerländern. Trotz der anregenden Wirkung werden solche Kaffeetrinker aber nicht etwa hektisch, sondern ausgeglichen, das heißt, sie »erden« sich damit. Andere Genussmittel wie Schokolade und Alkohol bis hin zur (freiwilligen) sportlichen Betätigung oder Sex wirken vermutlich ebenfalls über den Mechanismus der Stressreduktion auf den Gesamtstoffwechsel.

Halten wir fest: In neuerer Zeit haben die meisten Ärzte ihre Patienten besonders bei Diabetes, Herz-Kreislauf-Erkrankungen und Leberproblemen vor »übermäßigem« Kaffeegenuss gewarnt. Nun aber wurde die niedrigste Gesamtsterblichkeit bei stolzen vier bis fünf Tassen am Tag beobachtet. Kaffee senkte dabei spezifisch das Risiko für Diabetes, Herzinfarkt, Leber- und Gallenleiden, Parkinson sowie Suizid. Bis heute ist kein anderes Lebensmittel mit einem derart günstigen Wirkungsprofil bekannt. Vielleicht ist das der Grund, warum die Menschheit – allen Unkenrufen zum Trotz – ihren Kaffee so außerordentlich schätzt. Damit wäre Kaffee ein spitzenmäßiges Functional Food – zumindest für diejenigen, die ihn mögen.

Literatur:

Muth J, Pollmer U: Kaffeepause. EU.L.E.n-Spiegel – Wissenschaftlicher Informationsdienst des Europäischen Institutes für Lebensmittel- und Ernährungswissenschaften (EU.L.E.) e.V. 2006/H.3–4/S.19–21

Müller RK, Prokop O: Geschichte der Genussgifte. In: Amberger-Lahrmann M, Schmähl D (Eds): Gifte – Geschichte der Toxikologie. Springer, Berlin 1988/S.253–291

Pollmer U, Warmuth S: Lexikon der populären Ernährungsirrtümer. Eichborn, Frankfurt/Main 2007

Lewin L: Phantastica. Die betäubenden und erregenden Genussmittel. Georg Stilke, Berlin 1927

Bach JS: Schweigt stille, plaudert nicht. Kaffeekantate. BWV 211

Mamlock G: Kaffee als Heilmittel. Ciba-Zeitschrift 1951/11/S.4686–4690

Steinbrecher A: Grenzen des Wissens und Grenzen der Verträglichkeit. Zur medizinischen Wahrnehmung von Kaffee seit seiner Einführung in Europa. In: Dietrich E, Rossfeld R (Eds): Am Limit. Kaffeegenuss als Grenzerfahrung. Begleitpublikation zur gleichnamigen Ausstellung des Johann Jacobs Museum. Sammlung zur Kulturgeschichte des Kaffees. Zürich, 18. November 2001 bis 20. Oktober 2002

Döbler H: Kochkünste und Tafelfreuden. Orbis, München 2000

Allen SL: Ein teuflisches Zeug. Auf abenteuerlicher Reise durch die Geschichte des Kaffees. Campus, Frankfurt/Main 2003

Leiber B: Heiß wie die Hölle … EU.L.E.n-Spiegel – Wissenschaftlicher Informationsdienst des Europäischen Institutes für Lebensmittel- und Ernährungswissenschaften (EU.L.E.) e.V. 1997/H.8/S.4

Björntorp P: Do stress reactions cause abdominal obesity and comorbidities? Obesity Reviews 2001/2/S.73–86

Andersen LF et al: Consumption of coffee is associated with reduced risk of death attributed to inflammatory and cardiovascular diseases in the Iowa Women's Health Study. American Journal of Clincal Nutrition 2006/83/S.1039–1046

Anon.: Serious psychological distress among persons with diabetes – New York City, 2003. MMWR 2004/53/S.1089–1092

Ascherio A et al: Coffee consumption, gender, and Parkinson's disease mortality in the cancer prevention study II Cohort. American Journal of Epidemiology 2004/160/S.977–984

Atanasov AG et al: Coffee inhibits the reactivation of glucocorticoids by 11-beta-hydroxysteroid dehydrogenase type 1: A glucocorticoid connection in the anti-diabetic action of coffee? FEBS Letters 2006/580/S.4081–4085

Greenberg JA et al: Coffee, tea and diabetes: the role of weight loss and caffeine. International Journal of Obesity 2005/29/S.1121–1129

Kawachi I et al: A prospective study of coffee drinking and suicide in women. Archives of Internal Medicine 1996/156/S.521–525

Klatsky AL et al: Coffee, tea, and mortality. Annals of Epidemiology 1993/3/S.375–381

Leitzmann MF et al: A prospective study of coffee consumption and the risk of symptomatic gallstone disease in men. JAMA 1999/281/S.2106–2112

Ruhl CE, Everhart JE: Coffee and tea consumption are associated with a lower incidence of chronic liver disease in the United States. Gastroenterology 2005/129/S.1928

Salazar-Martinez E et al: Coffee consumption and risk for type II diabetes mellitus. Annals of Internal Medicine 2004/140/S.1–8

Tanaka K et al: Coffee consumption and decreased serum gamma-glutamyltransferase and aminotransferase activities among male alcohol drinkers. International Journal of Epidemiology 1998/27/S.438–443

Tuomilehto J et al: Coffee consumption and risk of type 2 diabetes mellitus among middle-aged finnish men and women. JAMA 2004/291/S.1213–1219

Van Dam RM: Coffee and type 2 diabetes: From beans to beta-cells. Nutrition, Metabolism and Cardiovascular Diseases 2006/16/S.69–77

Van Dam RM, Hu FB: Coffee consumption and risk of type 2 diabetes. JAMA 2005/294/S.97–104

Wu T et al: Caffeinated coffee, decaffeinated coffee, and caffeine in relation to plasma C-peptide levels, a marker of insulin secretion, in U.S. women. Diabetes Care 2005/28/S.1390–1396

Kaugummi: klasse Masse für Körper und Seele

Zahnschonend sollen sie sein, moderne Kaugummis, am besten mit Xylit und Süßstoff – bloß kein ungesunder Zucker, denn der macht Karies und Speckröllchen. Manche Menschen behaupten sogar, sie würden sich damit das Gebiss reinigen und pflegen. Dass der Kaugummi irgendeine Form von »funktionellem« Lebensmittel sein muss, ergibt sich schon aus der Tatsache, dass der Nährwert minimal ist und auch fleißiges Kauen wohl kaum zur Sättigung führt. Warum also unterziehen wir uns selbst dann freiwillig einem derart sinnlosen Treiben, wenn wir nicht an die Zahnputzfee mit dem Gummi glauben?

Letzteres ist schnell erklärt, denn dieses Phänomen ist psychologisch gut erforscht: Kauen löst innere Anspannung, es baut Stress ab. Der Mensch pflegt Spannung und Nervosität durch Bewegung abzureagieren. Kinder rutschen auf dem Allerwertesten hin und her oder knabbern an den Fingernägeln, Erwachsene brauchen andere Ventile. Sie greifen vor allem beim Autofahren zum Gummi, da sie, in ihren Sitzen festgezurrt, den Bewegungsdrang am leichtesten über die Kiefermuskulatur ableiten können. Anfangs bieten die Kaugummis einen festen Widerstand oder laden wie die Dragees mit Zuckerüberzug zum geräuschvollen und feinsplittrigen Durchbeißen ein. Nach dem Aggressionsimpuls kommt die Phase des kräftigen Kauens. Dabei wird der Gummi allmählich weicher. Das vermittelt ein gewisses Erfolgsgefühl, man hat etwas erreicht.

Die Produktforschung hat hier interessante Details zutage gefördert: Der ideale Kaugummi muss den Zähnen einen gewissen Widerstand bieten, er wäre sonst keine Herausforderung; er darf aber auch nicht zu fest sein, da zu mühsames Kauen eher frustriert. Mit der Zeit wird der Gummi durch das Herauslösen des Zuckers, der etwa zwei Drittel der Kaumasse ausmacht, kleiner und fester. Das ist der Moment, an dem wir praktisch keine Süße mehr wahrnehmen. Wenn der Kaugummi nur noch zum gleichmäßigen Kauen einlädt, wird er irgendwann ausgespuckt. Entscheidend für den »Genuss« ist die dynamische Veränderung des Produktes im Mund. Sie macht das Erfolgserlebnis aus.

Der Zucker spielt dabei eine Schlüsselrolle: Eigentlich würde es nach dem ersten »Biss« ein wenig dauern, bis der Kaugummi so weit durchspeichelt ist, dass der Zucker herausgelöst wird und wir die Süße schmecken können. Weil der Kunde darauf aber nicht warten will, wird in die Streifen feinster Staubzucker mit einem Durchmesser von etwa einem 10 000stel Millimeter eingewalzt. Daher die mehlige, leicht raue Oberfläche. Auf der Zunge empfinden wir das als äußerst angenehm, weil sich der ultrafeine Zucker sofort auflöst und damit schmeckbar ist. Süße beruhigt bekanntlich ebenso wie das Kauen selbst.

Aber genau dieser Zucker löst bei vielen Menschen einen neuen Stressreflex aus: »ungesunde Kalorien«. Deshalb greifen viele Kunden zur »zuckerfreien« Variante. Doch was bringt die? Um es vorwegzunehmen: rein gar nichts. Und das, obwohl der zuckerfreie Kaugummi nachweislich die Plaque entfernt, also jene Schmierschicht auf den Zähnen, die es den Kariesbakterien erlaubt, Säure zu bilden und den Zahn anzugreifen. Ja, bei regelmäßigem Konsum tritt Karies seltener auf. Damit haben zuckerfreie Kaugummis eine ähnliche Wirkung wie die Zahnbürste. Dies weiß man aus Studien, mit denen die Hersteller von Xylit, Sorbit und anderen Zuckeralkoholen den Nutzen ihrer Produkte zeigen wollten. Und doch ist das Ergebnis so nicht ganz korrekt: Die Hersteller haben bei ihren Studien nämlich ein ums andere Mal »vergessen«, einen gewöhnlichen zuckerhaltigen Kaugummi zum Vergleich heranzuziehen. Das nährt den leisen Verdacht, dass sich »zuckerfreie« und »zuckerhaltige« im Endeffekt womöglich nicht unterscheiden. Nur ein einziges Mal wurden die beiden Varianten parallel getestet, und siehe da, es fand sich in der Tat keinerlei Unterschied in der Wirkung.

Es spielt also keine Rolle, ob ein »zahnschonender« Kaugummi verwendet wird oder nicht. Der Zucker im Kaugummi hat keinen Einfluss auf die Entstehung von Karies. Denn dazu braucht es erst einmal eine Plaque. Wenn der Kaugummi diese aber entfernt und das bisschen Zucker längst im Magen gelandet ist, bevor der Gummi ausgespuckt wird, kann er die Zähne nicht mehr angreifen. Deshalb ist auch die in der Zahnmedizin verbreitete Darstellung reichlich fragwürdig, Zuckeralkohole, und dabei speziell Xylit, würden die Kariesbakterien dezimieren. Die antibakterielle Wirkung geht von ganz anderen Inhaltsstoffen eines guten Kaugummis aus: beispielsweise von der Verwendung von Mastix als Bestandteil der Kaumasse. Mastix ist das Harz einer im Mittelmeer heimischen Pistazienart, *Pistacia lentiscus*, auch Mastixbaum genannt.

Der kariesverhindernde Effekt beruht aber nicht nur auf der mechanischen Reinigung beim Kauen (feste Kaugummis sind dabei deutlich wirksamer als die butterweichen Bubblegums) und den antibakteriellen Wirkstoffen in der Kaumasse, sondern gleichermaßen auf der Anregung des Speichelflusses. Und der ist von enormer Bedeutung für die Zahngesundheit. Denn die Säuren im Essen, zum Beispiel Essigmarinade am Salat, Orangensaft oder saure Drops, greifen den Zahnschmelz an (und nicht der Zucker – der muss erst über die Bakterien in der Plaque in Säure verwandelt werden). Der Speichel liefert nun die nötigen Stoffe, um die Zahnoberfläche zu remineralisieren. Auf diese Weise unterstützt der Kaugummi die Eigenreparatur des Zahnschmelzes – sofern es sich nicht gerade um saure Kaugummis mit »Fruchtgeschmack« handelt.

Wegen der Kalorien im zuckerhaltigen Kaugummi braucht sich also niemand Gedanken zu machen: Wer ans Kalorienzählen glaubt, kann darauf vertrauen, dass auch das Kauen Kalorien verbraucht. Geschlagene 11 Kilokalorien pro Stunde, so das Ergebnis einer Studie aus der Mayoklinik in Minneapolis (USA). Damit kann der (normale!) Kaugummi tatsächlich als Functional Food für Körper und Seele durchgehen.

Literatur:

Lingström P et al: Dietary factors in the prevention of dental caries: a systematic review. Acta Odontologica Scandinavica 2003/61/S.331–340

Van Loveren C: Sugar alcohols: what is the evidence for caries-preventive and cariestherapeutic effects? Caries Research 2004/38/S.286–293

Pollmer U et al: Prost Mahlzeit! Krank durch gesunde Ernährung. Kiepenheuer & Witsch, Köln 2001

Jellinek JS: Die vielfältigen Nutzen des Kaugummis. Dragoco Bericht 1984/29/S.86–89

Levine J et al: The energy expended in chewing gum. New England Journal of Medicine 1999/341/S.2100

Huwez FU et al: Mastic gum kills Helicobacter pylori. New England Journal of Medicine 1998/339/S.1946

Aksoy A et al: Short-term effect of mastix gum on salivary concentrations of cariogenic bacteria in orthodontic patients. Angle Orthodontist 2007/77/S.124–128

Machiulskiene V et al: Caries preventive effect of sugar-substituted chewing gum. Community Dentistry and Oral Epidemiology 2001/29/S.278–288

Kreatin: Doping für den Suppenkasper

Wenn's um Leistungssteigerung im Sport geht, interessieren sich plötzlich Menschen für Biochemie, die in ihrer Schulzeit die entsprechenden Fächer gern für erholsame Nickerchen oder Kreativbeschäftigungen genutzt haben. Nur kompliziert darf es noch immer nicht werden. Also lautet die simple Formel: Wenn Kreatin dem Muskel Energie liefert, dann bringt mehr Kreatin auch mehr Energie und damit mehr Leistung. Aber wie fast immer liegen die Dinge nicht ganz so einfach.

Kreatin ist im Grunde eine ganz »natürliche« Substanz: Muskelfleisch enthält bis zu fünf Gramm pro Kilo. Mit der Nahrung nehmen wir im Schnitt etwa ein Gramm am Tag auf, die restlichen ein bis zwei Gramm, die der Körper darüber hinaus benötigt, produziert er in Leber, Nieren und Bauchspeicheldrüse selbst. In Sportlerkreisen kursieren jedoch Dosierungsempfehlungen von 10–20 Gramm pro Tag. In Naturalien müsste der Sportsfreund also kiloweise Steaks verdrücken, um auf die entsprechenden Kreatinmengen zu kommen! Zweifelhaft, ob danach außer Essen, Verdauen und Abführen noch andere Aktivitäten möglich wären.

Einen Vorteil hat Kreatin immerhin im Unterschied zu vielen anderen Mittelchen, die nach dem Verzehr erst gar nicht dort im Körper ankommen, wo sie ihr vorzügliches Wirken entfalten sollten: Im Falle von Kreatin lässt sich der Gehalt im Muskel sogar um bis zu 40 Prozent steigern. Und was bringt das? Auf keinen Fall das, was Millionen von zahlenden Kunden versprochen wird, nämlich dauerhafte Steigerung der Muskelleistung. Der eigentlich wirksame Stoff ist das Kreatinphosphat. Es hat die Aufgabe, die Batterie der Zelle, das ATP, zu regenerieren. Dessen Vorräte sind gerade groß genug, um etwa angesichts eines Säbelzahntigers bei »drei« auf den Bäumen zu sein. Dann ist die Batterie leer. Da die Energieversorgung aber lebensnotwendig ist, zum Beispiel, um sich im Geäst festzuhalten, verfügt unser Organismus klugerweise über mehrere Mechanismen und schaltet erst mal auf ein anderes System um.

Selbst wenn der Muskel mit Kreatin vollgepumpt ist, taugt es immer nur für Blitzaktionen. So ließ sich Sportlern nur unter Laborbedingungen und nur bei kurzzeitiger, wiederholter Maximalbelastung (unter 30 Sekunden) mit reichlich Erholungsphasen eine Leistungssteigerung entlocken. In der sportlichen Praxis waren die Ergebnisse ziemlich durchwachsen. Wiederholt konnten nicht einmal bei Sprintern positive Effekte festgestellt werden. Kraftsportler profitieren möglicherweise, da es bei ihnen auf kurzzeitige, intensive Belastungen ankommt und Kreatin eventuell die Erholungsphasen zwischen den Belastungen verkürzen könnte. Bei Ausdauersportlern brachten die Supplemente erwartungsgemäß überhaupt nichts.

Während die erwünschten Wirkungen also weitgehend ausbleiben, lassen die unerwünschten nicht lange auf sich warten. Das hängt damit zusammen, dass der Kreatinhaushalt im Körper der berühmten Homöostase unterliegt. Was so kompliziert klingt, ist eine wichtige Voraussetzung für das Überleben unseres Körpers: Er muss sein Inneres, das heißt, die Wirkstoffpegel, unter Kontrolle haben und konstant halten. Deshalb passt er seine eigene Kreatinproduktion an die Zufuhr an. Aus diesem Grunde haben Vegetarier die gleichen Kreatingehalte im Muskel wie Steakesser. Eine erhöhte Zufuhr, zum Beispiel durch Nahrungsergänzungsmittel, unterdrückt die Eigenproduktion, was nach den Worten von Professor Alfred Maelicke, seines Zeichens Biochemiker an der Universität Mainz, »eine Reihe von Störungen im Stoffwechsel« bewirkt.

Die Folgen haben besonders die Ausdauersportler zu tragen. Sie erreichen unter Umständen das genaue Gegenteil von dem, was sie beabsichtigten: Die erhöhte Kreatinaufnahme führt nämlich zu einer vermehrten Wassereinlagerung. Das bedeutet Muskelprobleme durch Krämpfe, Verhärtung, Faserrisse und weniger statt mehr Leistung. Solche Muskelrisse sind besonders beim Herzmuskel kritisch. Lediglich Bodybuilder freuen sich, wenn Wassereinlagerungen die Muskeln quellen lassen (Gewichtszunahme etwa ein bis drei Kilo). Ob diverse Todesfälle in dieser Szene auf den Konsum von Kreatin zurückzuführen sind, steht zwar in der Diskussion, ist angesichts der vielen anderen »Aufbaumittel« aber kaum stichhaltig zu beweisen. Nierenkranke und Diabetiker sollten die Finger besser ganz von Kreatinpräparaten lassen: Denn eines seiner Abbauprodukte, das Methylamin, wird im Körper in fragwürdiges Formaldehyd umgewandelt. Außerdem stört Kreatin die Harnsäureausscheidung, was Nierensteine begünstigt.

Professor Aloys Berg von der Uniklinik Freiburg kommt nach Sichtung der Datenlage zu der wenig beruhigenden Einschätzung: »Pharmakologische und toxikologische Ergebnisse, die ... mittels klinisch kontrollierter Studien die Unbedenklichkeit von Kreatin ... belegen, liegen nicht vor.« Dazu kommt: »Sehr bedenklich ist, dass Kreatinpräparate als ›normale Lebensmittel‹ im Handel erhältlich sind und damit nicht wie Arzneimittel auf ihren jeweiligen Reinheitsgrad geprüft werden.« Der Wissenschaftliche Lebensmittelausschuss der EU pflichtet ihm bei: »Es gibt wenig Informationen zur Kurzzeit- wie Langzeit-Sicherheit von Kreatin, und es fehlt der Beleg für eine angemessene Qualitätskontrolle des kommerziell erhältlichen Kreatins.«

Genau da liegt der Hase im Pfeffer: Wenn ein Stoff begehrt ist und teuer bezahlt wird, taucht im Handumdrehen billig produzierte Ware auf dem Markt auf, die im wahrsten Sinne des Wortes »nicht sauber« ist. Die Entfernung toxischer Begleitprodukte ist nämlich ziemlich kostspielig. Diese Verunreinigungen erweitern das Spektrum der Nebenwirkungen ganz zwanglos um ein paar Positionen. Verunreinigungen wie Dicyandiamid oder Dihydrotriazin sind in vor allem über das Internet vertriebenen Kreatinsupplementen nicht selten zu finden. Dicyanamid setzt in Gegenwart von Magensäure Blausäure frei. So lassen sich auch die Durchfälle erklären, die bei einer Supplementation beobachtet wurden.

Im Lifestyle-Journalismus spielen derartige Bedenken keine große Rolle. Schließlich gilt es die Eitelkeit und nicht den Intellekt oder die Gesundheit der Kundschaft zu bedienen. So riet eine große deutsche Frauenzeitschrift unter dem Motto »Kreatin ist Muskelkraft pur« allen Ernstes zum »Bio-Doping«. Zumindest in diesem Punkt ist sie ganz nah an der Realität dran: Vom lockeren Umgang mit erlaubten, angeblich leistungssteigernden Pillen ist es nur ein kleiner Schritt zu verbotenen Substanzen – erst recht wenn sich Sportidole wie der Olympiasieger im 100-Meter-Lauf, Linford Christie, öffentlich mit ihrem Kreatinkonsum brüsten. In Windeseile erreichte diese Botschaft Sportvereine und Schulen, und zwar so nachhaltig, dass der Absatz auf 3,1 Millionen Kilogramm im Jahr 2000 anstieg. Eine Untersuchung unter Schülern einer amerikanischen Highschool ergab, dass bereits acht Prozent der jugendlichen Sportler zwischen 14 und 18 Jahren Kreatin einwerfen. Und da sage noch einer, dass Sport Jugendliche vom Drogenkonsum abhält.

Dabei wäre es so einfach, eine gesundheitlich unbedenkliche Dosis Kreatin ohne Rückstände aus der Synthese und ohne Dopinggefahr zu sich zu nehmen: mit einem Teller Suppe. Kreatin ist von Natur aus in jeder Fleischbrühe und jedem Fleischextrakt enthalten. Sein Gehalt gilt dort als Qualitätsmerkmal. Aber Fleisch liegt halt gerade nicht im Trend …

Literatur:

Benzi G: Is there a rationale for the use of creatine either as nutritional supplementation or drug administration in humans participating in a sport? Pharmacological Research 2000/41/S.255–264

Juhn MS et al: Oral creatine supplementation and athletic performance: a critical review. Clinical Journal of Sport Medicine 1998/8/S.286–297

Juhn MS et al: Potential side effects of oral creatine supplementation: a critical review. Clinical Journal of Sport Medicine 1998/8/S.298–304

Maelicke A: Creatin und Doping. Nachrichten aus Chemie, Technik und Laboratorium 1999/47/S.1326

European Commission: Opinion of the Scientific Committee on Food on safety aspects of creatine supplementation. 07.09.2000; SCF/CS/NUT/SPORT/9 Final

Bird SP: Creatine supplementation and exercise performance: a brief review. Journal of Sports Science and Medicine. 2003/2/S.123–132

Hoffman JR et al: Effect of low-dose, short-duration creatine supplementation on aerobic exercise performance. Journal of Strength and Conditioning Research 2005/19/S.260–264

König D, Berg A: Kreatin – harmloses Lebensmittel oder Dopingsubstanz mit Nebenwirkungen? Ernährungs-Umschau 2000/47/S.235–237

Javierre C et al: Creatine supplementation and performance in 6 consecutive 60 meter sprints. Journal of Physiology and Biochemistry 2004/60/S.265–271

Smith J, Dahm DL: Creatine use among a select population of high school athletes. Mayo Clinic Proceedings 2000/75/S.1257–1263

Metzl JD et al: Creatine use among young athletes. Pediatrics 2001/108/S.421–425
Persky AM, Brazeau GA: Clinical pharmacology of the dietary supplement creatine monohydrate. Pharmacological Reviews 2001/53/S.161–176
Klivenyi P et al: Neuroprotective effects of creatine in a transgenic animal model of amyotrophic lateral sclerosis. Nature Medicine 1999/5/S.347–350
Vorgerd M et al: Creatine therapy in myophosphorylase deficiency (McArdle disease): a placebo-controlled crossover trial. Archives of Neurology 2000/57/S.956–963
Vorgerd M et al: Effect of high-dose veatine therapy on symptoms of exercise intolerance in McArdle disease: double-blind, placebo-controlled crossover study. Archives of Neurology 2002/59/S.97–101
Schols L et al: L-carnitine and creatine in Friedreich's ataxia. A randomized, placebo-controlled crossover trial. Journal of Neural Transmission 2005/112/S.789–796
Kornblum C et al: Creatine has no beneficial effect on skeletal muscle energy metabolism in patients with single mitochondrial DNA deletions: a placebo-controlled, double-blind 31P-MRS crossover study. European Journal of Neurology 2005/12/S.300–309

Lakritz: macht spitz

Wirklich, ein klasse Spruch aus der Abteilung »Ich geh kaputt. Gehst du mit?« – und von ähnlich alltagspraktischer Bedeutung … Der Einfluss des Lakritzkonsums auf die Produktion von Geschlechtshormonen indes wurde tatsächlich wissenschaftlich untersucht – mit dem Ergebnis, dass das im Blut kreisende Hormon Testosteron dadurch vielleicht sogar *abnimmt.* Nach dem derzeitigen Stand der Dinge zerbrechen Beziehungskisten aber eher an so zentralen Fragen wie »süßes oder salziges« bzw. »hartes oder weiches« Lakritz als an dessen Auswirkungen auf das Triebleben.

Von dem zitierten Spontikalauer einmal abgesehen, wird Lakritz heute gemeinhin als harmloses Naschwerk für große und kleine Kinder gehandelt. Dabei kann das mancherorts auch despektierlich als »Bärendreck« bezeichnete klebrige Zeug auf eine lange Geschichte als Arzneimittel und Functional Food zurückblicken. Süßholzwurzel, der Rohstoff für das Konfekt, ist neben anderen wertvollen Gütern wie Honig, Myrrhe, Mohnsaft und Zedernöl schon auf babylonischen Keilschrifttäfelchen aus dem 3. Jahrtausend v. Chr. verzeichnet. Die alten Ägypter kannten die Wurzel ebenso wie die Hellenen, Inder und Chinesen, wenn sie wohl auch verschiedene Arten derselben Pflanzengattung verwendeten, der der berühmte griechische Arzt Dioskurides den Namen *Glycyrrhiza* (griechisch für »süß« und »Wurzel«) gegeben haben soll.

Die Wirkungen, über die die traditionellen Medizinsysteme berichten, gleichen sich auffallend: schleimlösend bei Husten, Schnupfen, Heiserkeit sowie krampflösend, wundheilungsfördernd und entzündungshemmend bei Gastritis, Magen- und Zwölffingerdarmgeschwüren. Und sie werden sogar von der gestrengen Kommission E anerkannt, die für das Bundesamt für Arzneimittel und Medizinprodukte (BfArM) anhand der vorliegenden wissenschaftlichen Literatur Wirksamkeit und Risiken pflanzlicher Heilmittel überprüft. Intensiv erforscht wird derzeit die Fähigkeit von Glycyrrhizin, dem wichtigsten Inhaltsstoff der Süßholzwurzel, bestimmte Viren wie Herpes, Grippe oder AIDS am Eindringen in die Zellen zu hindern bzw. ihre Vermehrung zu unterbinden. In Japan führte die Langzeitbehandlung mit einem Glycyrrhizinpräparat dazu, dass Hepatitis-C-Patienten wesentlich seltener an Leberzirrhose erkrankten als eine Vergleichsgruppe, die ein Placebo erhalten hatte. Eine Bestätigung durch andere Arbeitsgruppen steht aber noch aus.

Weitgehend in Vergessenheit geraten sind die Durstlöscherqualitäten des Süßholzes, von denen der griechische Pflanzenkundler Theophrast bereits im 3. Jahrhundert v. Chr. berichtete. Doch das Wissen darum ist älter: So sollen die Skythen, ein aus Zentralasien stammendes Reitervolk, das im 8. Jahrhundert v. Chr. bis ans Schwarze Meer vordrang, mit seiner Hilfe tagelang ohne Flüssigkeitszufuhr ausgekommen sein. Römische Legionäre hatten die Wurzel angeblich stets im Marschgepäck, und englische Bergleute lutschten noch Anfang des 20. Jahrhunderts unter Tage Lakritz gegen den Durst. Ein echtes Functional Food mit großer Vergangenheit!

Den alten Griechen ist übrigens auch der entscheidende technologische Fortschritt vom Süßholz zum Lakritz zu verdanken: Statt die fasrigen Wurzeln zu kauen und auszulutschen, gingen sie dazu über, sie auszukochen und den Sud einzudicken, bis eine klebrige Masse übrigblieb, die man formen und trocknen konnte. Der Stoff wurde eine beliebte Handelsware, aber auch die Methode und die Pflanze breiteten sich in ganz Europa aus. Selbst im heutigen Bayern gab es einst ausgedehnte Süßholzkulturen, und noch heute ist Süßholz eines der Wahrzeichen der Stadt Bamberg. Im Zuge seiner Verbreitung wurde das griechische *glycyrrhiza* zum lateinisch klingenden *liquiritia* verballhornt, aus dem die Angelsachsen *liquorice* bzw. *licorice* machten, während sich die germanischen Naschkatzen auf *Lakritz(e)* verständigten.

Ein Engländer soll 1760 auf die Idee gekommen sein, den Süßholzsirup mit

Zucker und Mehl zu versetzen, die eigentliche Geburtsstunde des Lakritzkonfekts. Heute gibt es diese Süßigkeiten in vielen Farben, Formen und Geschmacksrichtungen – wobei die typische schwarze Farbe mit Hilfe eines Farbstoffs wie Zuckercouleur entsteht. Mit Lakritzaroma werden Kaugummis, Tabak, Kautabak und Spirituosen wie Anisettes aufgepeppt, außerdem setzt man Glycyrrhizin gerne in unterschwelliger Dosierung als Geschmacksverstärker ein. Immerhin schmeckt der Stoff 50- bis 100-mal süßer als Zucker. Da er Bestandteil eines traditionellen Lebensmittels ist, benötigt er allerdings keine Zulassung als Süßstoff.

Wenn heutige Lakritzfans ihrer Leidenschaft frönen, ahnen sie meist nichts von den pharmakologischen Eigenschaften ihres Leckerstoffs. Manche glauben sogar, sich und ihrer Gesundheit etwas besonders Gutes zu tun, weil sie eine »natürliche Süßigkeit« naschen. Umso größer ist die Überraschung, wenn sich unerwartete Wirkungen einstellen. Dabei spielt es keine Rolle, ob sie den Stoff in Form von Konfekt, Pastillen oder Schnaps zu sich genommen haben. Zu den am häufigsten genannten Beschwerden gehören Kopfschmerzen, Schwindel, hoher Blutdruck und Wassereinlagerungen (Ödeme). Aber auch Herzrhythmusstörungen und Muskelschwäche sind keine Seltenheit. Die Blutuntersuchung ergibt regelmäßig stark erniedrigte Kaliumwerte (Hypokalämie).

Das Phänomen der Lakritzvergiftung ist keineswegs selten und hat unter dem schönen wissenschaftlichen Namen »Pseudohyperaldosteronismus« Eingang in die Lehrbücher gefunden. Schuld daran ist das Glycyrrhizin, das die Umwandlung von körpereigenem Cortisol in Cortison blockiert. Wird Lakritz über längere Zeit regelmäßig zugeführt, löst es ähnliche Effekte aus wie eine krankhafte Überproduktion des Hormons Aldosteron, daher der Name des Krankheitsbildes. Aldosteron reguliert den Blutdruck. Dies geschieht unter anderem über Wasserausscheidung bzw. -einlagerung und über die Beeinflussung des Verhältnisses von Natrium zu Kalium im Blut. Das führt zu Hypokalämie und Ödemen. In solchen Fällen hilft nur Absetzen und Abwarten. Bei schwerwiegenden Symptomen kann unter Umständen auch ein Krankenhausaufenthalt erforderlich sein. Bis das hormonelle System wieder im Lot ist, dauert es ein paar Wochen.

Wer glycyrrhizinhaltige Medikamente kauft, wird per Beipackzettel auf die möglichen Nebenwirkungen aufmerksam gemacht. Den Lakritzkäufer hingegen warnt meist niemand vor dem Objekt seiner Begierde, es sei denn, er hätte zufällig die Pressemitteilung des Bundesinstitutes für gesundheitlichen Verbraucherschutz und Veterinärmedizin mitbekommen, in der es heißt: »Lakritz-Erzeugnisse, die mehr als 200 mg Glycyrrhizin/100 g enthalten, können nach regelmäßigem Verzehr von mehr als 50 g pro Tag bei bestimmten Personen Nebenwirkungen auslösen … Das betrifft vor allem Verbraucher, die an Bluthochdruck, Herz-Kreislauf-Erkrankungen und Diabetes leiden, sowie Schwangere.« Der Wissenschaftliche Lebensmittelausschuss (SCF) der EU-Kommission empfiehlt dagegen allgemein, möglichst nicht mehr als 100 Milligramm Glycyrrhizinsäure pro Tag aufzunehmen, und will bei den Risikogruppen lieber noch vorsichtiger sein.

Wer gerne Lakritzprodukte genießt, sollte im Falle von Kopfschmerzen, Bluthochdruck oder Ödemen auch an seine kulinarische Leidenschaft denken. Falls Sie aber nach Alternativen suchen, probieren Sie es doch mal beim Italiener. Die Fortsetzung des Spontispruchs aus der Überschrift lautet nämlich: »Pizza macht spitza.« Vielleicht ist da ja was dran.

Literatur:

Armanini D, Palermo M: Reduction of Serum Testosterone in men by licorice. New England Journal of Medicine 1999/341/S.1158

Josephs RA et al: Liquorice consumption and salivary testosterone concentrations. Lancet 2001/358/S.1613–1614

Van Riel R: Lakritze. Slow Food Magazin 1999/H.15/S.98–101

Hiller K, Melzig MF: Lexikon der Arzneipflanzen und Drogen. Spektrum Akademischer Verlag, Heidelberg 1999

Bielenberg J: Vergiftung durch Lakritze. Deutsche Apotheker Zeitung 1999/139/S.3282–3289

Cinatl J et al: Glycyrrhizin, an active component of liquorice roots, and replication of SARS-associated coronavirus. Lancet 2003/361/S.2045–2046

Curreli F et al: Glycyrrhizic acid alters Kaposi sarcoma-associated herpesvirus latency, triggering p53-mediated apoptosis in transformed B lymphocytes. Journal of Clinical Investigation 2005/115/S.642–652

Farese RV et al: Licorice-induced hypermineralocorticoidism. New England Journal of Medicine 1991/325/S.1223–1227

Frohne D: Heilpflanzenlexikon. Ein Leitfaden auf wissenschaftlicher Grundlage. Wissenschaftliche Verlagsgesellschaft, Stuttgart 2002

Meyer R: Lakritzverzehr mit Folgen. Deutsches Ärzteblatt 2000/97/S.A-596

Harada S: The broad anti-viral agent glycyrrhizin directly modulates the fluidity of plasma membrane and HIV-1 envelope. Biochemical Journal 2005/392/S.191–199

Kumada H: Long-term treatment of chronic hepatitis C with glycyrrhizin [stronger neo-minophagen C (SNMC)] for preventing liver cirrhosis and hepatocellular carcinoma. Oncology 2002/62 Suppl 1/S.94–100

Madaus G: Lehrbuch der biologischen Heilmittel. Thieme, Leipzig 1938

de Klerk G et al: Lesson of the week: hypokalaemia and hypertension associated with use of liquorice flavoured chewing gum. British Medical Journal 1997/314/S.731

Stuart D: Dangerous Garden. The Quest for Plants to Change Our Lives. Frances Lincoln, London 2004

Bundesinstitut für gesundheitlichen Verbraucherschutz und Veterinärmedizin: BgVV rät zur Vorsicht beim Verzehr von Lakritze! bgvv-Pressedienst 02/99, 1. Februar 1999

European Commission: Opinion of the Scientific Committee on Food on Glycyrrhizinic Acid and its Ammoniumsalt (4 April 2003). SCF/CS/ADD/EDUL/225 Final, 10. April 2003
Richardson, T: Sweets – A History of Temptation. Bantam Press, New York 2004
Blaschek W et al (Eds): Hager-ROM; Hagers Handbuch der Drogen und Arzneistoffe. Springer, Berlin 2005
Brendler T et al: Heilpflanzen/Herbal Remedies. Medpharm Scientific Publishers, Stuttgart 2003

Liebesmittel: 5 am Tag

Liebesmittel oder Aphrodisiaka zählen seit jeher zum begehrtesten Functional Food. Davon legen nicht zuletzt die einschlägigen Werke aus vielen Kulturen und allen Zeiten Zeugnis ab, die eine endlose Zahl an Rezepten enthüllen, wie Amors Pfeil gelenkt, beschleunigt oder verstärkt werden kann. Mit einem Tropfen Urin, heimlich in ein Getränk gegeben, sollte ein Verehrer seine Angebetete beispielsweise »in brünstiger Liebe« entbrennen lassen können. Den gleichen Zweck erfüllte ein wenig eingetrocknetes Sperma als Bestandteil eines Liebescocktails. Zur Not tat's auch ein Spritzer Fledermausblut im Wein oder ein Häppchen Pferdemist in Schnaps eingenommen.

Zur Stärkung der Manneskraft standen die Körperteile von Tieren, »in denen der Sitz der Geschlechtslust oder des Lebens überhaupt angenommen wird«, ganz oben auf der Zutatenliste (siehe auch Stichwort Alpeneier). Aber mitnichten dienten nur Eselsruten, Stierhoden und Schneewittchens Menstruationsblut (bei Neumond von Zwergen gesammelt) der Förderung von Liebe, Lust und Leidenschaft. Glaubt man den alten Autoren, ließ sich die Fleischeslust ebenso erfolgreich mit allerlei Vegetabilien entfachen. Bereits eine einfache »Gemüsesuppe mit frischem Brot« lieferte einen »Koitus mit größerer Wirkkraft«. Die von Hoffnung getriebene Köchin oder der interessierte Herr achtete bei der Gemüseauswahl besonders auf die Form: Karotten, Rettiche, Spargel, Gurken waren eindeutig die erste Wahl. Das Knabenkraut, auch Stendelwurz genannt, das wegen seiner Wurzelknollen den griechischen Namen *orchis* (Hoden) erhalten hatte, geriet dadurch wiederholt an den Rand der Ausrottung.

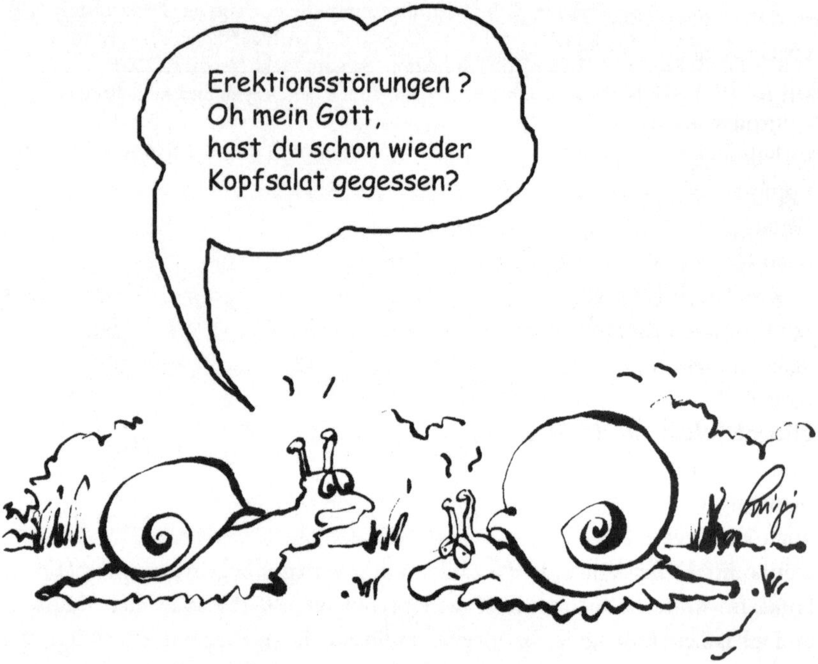

Den Rückschluss von der äußeren Form auf die innere Wirkung propagierte vor allem der berühmte Paracelsus (1493–1541) in seiner Signaturenlehre. Demnach könne man vom Aussehen auf das Zielorgan schließen. Weil die Theorie ebenso einfach wie logisch klingt, hielt sich der mittelalterliche Aberglaube bis in unsere Tage und wird bis heute mit allerlei »praktischen Tipps« in Ratgebersendungen und Büchern zum Thema verbraten. Und schon dürfen wir »in der eigenen Küche ein wahres Schatzgärtlein« an aphrodisierenden Speisen wähnen (vielleicht im Tiefkühlfach?), von deren durchschlagender Wirkung wir bisher noch nie etwas gemerkt haben. Natürlich war früher alles noch viel geiler: »Aus heutiger Sicht«, so die Sexküchenspezialisten, »muss die Steinzeiternährung geradezu als Sexkur angesehen werden.« Ihren Höhepunkt erreicht die Orgie im Neandertal vermutlich bei madengereifter Mammutkeule an Holzapfelmus.

Was einst Fledermausblut, Pimpernüsslein und Mannstreu in die Wege leiten mussten, wird heute allgemein Champagner, Austern und Trüffeln zugeschrieben. Dabei verdanken die modernen Mittel ihren aphrodisischen Ruf vermutlich allein dem Umstand, dass sie Luxusgüter sind. Substanziell ist an ihnen ebenso wenig dran wie an all den anderen angeblich liebes- und leistungsfördernden Mitteln. Als Kartoffeln in Europa noch neu und entsprechend teuer waren, galten die biederen Knollen ebenfalls als Erotic Food. Wer seiner Liebsten kostspielige Speisen und Getränke auftischt, signalisiert ihr neben Wertschätzung eine wohl gefüllte Geldbörse – Letzteres ein nicht zu unterschätzendes Aphrodisiakum. Da in der harten Realität Geld meist doch geiler ist als Geiz, verleiht es selbst angejahrten Knaben Sexappeal. Nicht umsonst finden sich die üppigsten Blondinen gern an der Seite reicher alter Männer. Und die greifen bei Bedarf gewiss eher nach den Erzeugnissen der pharmazeutischen Industrie als nach »Liebeselixieren aus der Küche«.

Zweifelsohne ist Viagra wirksamer als Kohl – auch wenn die klassische Ernährungsmedizin eine bestechend logische Theorie entwickelt hat, warum gerade Bohnen, Linsen oder Knoblauch »zum Beischlaf anregen«. Der Grund: Sie sorgen für kräftige Blähungen. Nach Überzeugung unserer altvorderen Ärzte blies der Wind aus dem Gedärm die schlaffen Glieder wieder zu voller Pracht und Standfestigkeit auf. Der wurde außerdem gebraucht, um das Sperma mit Schwung in die Welt hinauszubefördern. Den Part des Winds konnte allerdings auch gesteigerter Harndrang übernehmen, weshalb diuretisch wirkende Getränke wie Kaffee und Bier ebenfalls in den Rang von Aphrodisiaka erhoben wurden.

Der italienische Arzt und Botaniker Pietro Andrea Mattioli (1500–1577) führte in seinem 1590 auf Deutsch erschienenen Kräuterbuch stolze 37 Gewächse auf, die »des Mannes Werk« mehren sollten. Offenbar war es mit den Liebesmitteln seinerzeit so wie heute mit den Ernährungstipps: Da nichts so recht wirken wollte, machten immer neue Ideen die Runde, wie man mit diesem oder jenem Gemüse die Kraft der Lenden stärken könnte. In einem Vergleich von acht einschlägigen Kräuterbüchern fanden Forscher nur zwei Liebesgewächse, die in allen erwähnt waren: Karotte und Orchideenknollen ... was nicht ihre Wirksamkeit, sondern nur den festen Glauben daran beweist.

Nur bei einem Produkt herrscht seit fast 2000 Jahren große Einigkeit: beim Lattich, dessen Kulturform als Kopfsalat unsere Gemüsetheken begrünt. Den alten Ägyptern galt er noch als Symbol des Fruchtbarkeitsgottes Min und damit als Aphrodisiakum – wegen des Milchsafts, der nach dem Schneiden aus seinem Strunk austritt und entfernt an Sperma gemahnt. Doch die Griechen erkannten in ihm einen Liebestöter, ein Anaphrodisiakum also. Schließlich wurde der schöne Adonis in einem Salatbeet von einem wilden Eber getötet, und seine geliebte Venus legte sich, um ihre Sehnsucht zu dämpfen, in ein Bett voll Kopfsalat. Aus Sicht des großen Arztes Dioskurides war Lattich Gift für Amor und Eros. Er verordnete ihn zur Förderung des Milchflusses. Die Griechen nannten den Ursalat schlicht die »Pflanze der Eunuchen«.

Im Mittelalter empfahl ihn erwähnter Mattioli neben Rucola als optimales Keuschheitsgemüse. Und das Nönnlein Hildegard von Bingen schmähte das Kraut besonders heftig: Es mache mit seinem »unnützen Saft« auch noch »das Gehirn des Menschen leer«. Die Vorstellung, dass Salat beim Manne nicht nur für Leere im Kopf sorgt, sondern vor allem beim Jüngling die Selbstbefleckung unterdrückt, zieht sich durch die medizinische Literatur Europas bis ins 19. Jahrhundert. Was, wenn doch mehr dahintersteckt als nur ein erzieherisches Schauermärchen? Dann kämen als Ursache Phytohormone in Frage, wie sie auch im Haschisch und im Hopfen enthalten sind. Tierversuche bestätigen das: Der Verzehr von frischem Kopfsalat erhöhte das Gewicht der Gebärmutter – vor der Entwicklung feiner chemischer Analysemethoden ein klassischer Nachweis für Hormonwirkungen. Auch an Frauen nach den Wechseljahren wurden entsprechende hormonelle Effekte beobachtet.

Egal wie, Salat war das Mittel der Wahl für jeden, der verhindern wollte, wider Willen vom Liebeszauber einer Gemüsesuppe, vom Blut der Fledermaus im Rotweinglas oder von eingetrocknetem Sperma am Gesangbuch vereinnahmt zu werden. Als ähnlich wirksam gegen wollüstiges Begehren galt nur noch Taubenmist in Öl eingelegt – eine bis heute kaum schlagbare Rezeptur.

Sollten die versprochenen Erfolge durch eine supergeile Gemüsesuppe bisher ausgeblieben sein, ist dies jedoch keineswegs ein Beweis für einen unwissentlichen Verzehr von Kopfsalat mit Urgroßmutters Taubenmistdressing. Vielleicht haben auch die Selleriestängelchen nach dem langen Kochen einfach nur schlappgemacht. Diesen genialen Tipp entnehmen wir einem neuzeitgeistigen Werk über »Liebeselixiere« von einer Bettina H. Darin offeriert die Herausgeberin viele bunte Seiten voll verbaler Gemüseerotik, um dann der geneigten Leserin zu offenbaren, dass die Gemüse ihren erotischen Nimbus weder irgendwelchen erogenen Inhaltsstoffen noch ihren optischen Reizen verdanken. Auf Seite 38 lässt die promovierte Philosophin die Katze aus dem Sack oder besser die Gurke in die Muschi: Gurken und Bananen würden sich nämlich um den Rang des »beliebtesten Natur-Dildos streiten«. Wenn das nicht einen neuen Trend auslöst: Vollwert-Sex mit Produkten aus ökologischem Anbau – natürlich nur vom Bauern Ihres Vertrauens.

Leider, leider hat die EU der Damenwelt den Spaß mit Gurken und Bananen ziemlich verdorben: »Europäischer Normen bezüglich ihrer Krümmung unterworfen, leiden beide unter mangelnder Formenvielfalt, die den Frauen so viel individuellen Spaß bereiten könnte ...« So gesehen wundert es nicht, dass aus der ambitionierten »5 am Tag«-Kampagne nix werden konnte – und die EU-Bürokratie ist wieder einmal schuld! Für die sparsame Erotic-Recycling-Küche wäre das doch so praktisch gewesen: Nach gehabten Freuden kriegt die Familie die Reste vom Feste, Bananenpudding oder leckeren Gurkensalat, angemacht mit einem pikanten Joghurtsößchen und natürlich – mit viel Liebe.

Literatur:

Bächtold-Stäubli H, Hoffmann-Krayer E (Eds): Handwörterbuch des deutschen Aberglaubens. de Gruyter, Berlin 2000

Kiple K, Ornelas KC (Eds): The Cambridge World History of Food. Cambridge University Press, Cambridge 2000

Rätsch C, Müller-Ebeling C: Lexikon der Liebesmittel. AT Verlag, Aarau 2003

Rätsch C: Heilkräuter der Antike in Ägypten, Griechenland und Rom. Mythologie und Anwendung einst und jetzt. Eugen Diederichs, München 1995

Hendrickson R: Lewd Food. The Complete Guide to Aphrodisiac Edibles. Chilton Book Company, Radnor (Pennsylvania) 1974

Camporesi P: I balsami di venere. Garzanti Editore, Milano 1989

Berger PJ, Negus NC: Influence of dietary supplements of fresh lettuce on ovariectomized Microtus montanus. Journal of Mammalogy 1974/55/S.747–750

Torres-Sanchez L et al: Food sources of phytoestrogens and breast cancer risk in Mexican women. Nutrition and Cancer 2000/37/S.134–139

Maliza E: Ricettario delle Streghe. Edizioni Mediterrane, Roma 1992

Von Bingen H: Heilmittel, Buch 1, Von den Pflanzen. Hrsg: Baseler Hildegard-Gesellschaft, Basel 1982

Hesse B (Ed): Liebeselixiere: Geschichte, Zubereitung, Wirkung. Heel, Königswinter 2002

Madaus G: Lehrbuch der biologischen Heilmittel. Thieme, Leipzig 1938

MCT-Fette: Durchgefallen!

»Diät-Sensation: Schlank mit Fett!«, titelte eine große deutsche Frauenzeitschrift und berichtete voll ungebremster Begeisterung, »wie MCT-Öle Wunder wirken« und »wie Sie garantiert sanft und dauerhaft abnehmen«! Seltsam nur, dass den treuen Leserinnen der Postille auch Jahre nach der definitiven frohen Botschaft immer wieder neue, sensationelle, leicht durchzuführende, garantiert wirkende, sanfte und dauerhafte Diäten präsentiert werden müssen. Sollten Diäten oder die gewohnheitsmäßige Lektüre von Frauenzeitschriften etwa das Erinnerungsvermögen trüben?

Und von wegen »jetzt entdeckt«, genauer wäre gewesen »jetzt endlich für den Fitness- und Lifestyle-Markt entdeckt«... Das Gros unserer normalen Nahrungsfette enthält langkettige Fettsäuren als Bausteine. Die mittelkettigen Triglyzeride (englisch *medium-chained triglycerids*, abgekürzt MCT) kommen nur in Kokos- und Palmkernfett in nennenswerten Mengen vor, allerdings kann auch die böse Butter (igitt, tierisches Fett!) mit ein paar Prozentchen aufwarten. Medizinisch werden die MCTs bereits seit vielen Jahren bei Patienten mit gestörter Fettverdauung verwendet, denn anders als die gewöhnlichen Fette mit langkettigen Fettsäuren können sie auch ohne die Säfte von Galle und Bauchspeicheldrüse abgebaut und aus dem Darm aufgenommen werden.

Was macht die MCTs nun aber so interessant für Körperbewusste und Fitnessbeflissene? Dem Diäthalter gefällt vor allem, dass MCT-Fette ein paar Kalorien weniger haben als die gleiche Menge Normalfette, dass ein höherer Prozentsatz in Wärme statt in Leistung oder Masse umgewandelt wird (Thermogenese) und dass sie den Grundumsatz erhöhen (»die Energieverbrennung wird gesteigert und der Stoffwechsel kräftig angekurbelt«). Klingt märchenhaft, doch die biochemischen Basisdaten sind ausnahmsweise korrekt. Wo liegt der Haken?

Den ersten Einwand formuliert Günther Wolfram, seines Zeichens Professor für Ernährungslehre an der TU München: »Diesen... vorteilhaften metabolischen und energetischen Eigenschaften der MCT-Fette stehen allerdings einige küchentechnische und gustatorische Nachteile gegenüber.« Sprich, man kann mit den Designer-Fetten nicht wie gewohnt kochen, und sie schmecken... bescheiden. Dazu kommt, dass schon bald »Leibschmerzen, Sodbrennen oder Durchfall als unerwünschte Nebenwirkungen auftreten«. Das alles würde frau ja vermutlich sogar in Kauf nehmen, werden ihr in dem Wunderartikel bei entsprechendem MCT-Verzehr doch fünf Kilo weniger pro Jahr in Aussicht gestellt. Allein es nützt nichts – trotz häufigeren Stuhlgangs.

Denn – Einwand Nummer 2 – auch in diesem Fall hat das Wunschdenken die Rechnung wieder einmal ohne seinen Wirt gemacht. Unser Stoffwechsel ist ein über zahllose Generationen und oft unter schmerzhaften Erfahrungen perfektioniertes System: Es passt sich an veränderte Lebensumstände an. Wenn sich die Fettzusammensetzung der Nahrung ändert, wird eben die Verwertung geändert. Zwar pflegt unser Körper in der Regel erst einmal abzuwarten, ob sein Mensch die neue Ernährungsweise beibehält, aber nach etwa zwei Wochen hat er sich umgestellt, und dann ist wieder alles beim Alten. »Die seit langer Zeit aus experimentellen Studien an Tier und Mensch bekannten Effekte von MCT-Fetten zeigten... nur in der Anfangsphase die erwartete Wirkung. Anpassungsmechanismen im Stoffwechsel und Probleme bei der Akzeptanz [siehe oben] ... dürften einem nachhaltigen Einsatz bei der Gewichtsreduktion entgegenstehen«, schreibt Wolfram. Aus nachvollziehbaren Gründen wird dieser Anpassungseffekt von MCT-Verkäufern und Frauenzeitschriften natürlich gerne beschwiegen.

Ausdauersportler hingegen liebäugeln meist aus anderen Gründen mit den mittelkettigen Triglyzeriden. Die MCT-Fette sind nämlich aus Sportlersicht viel praktischer, da sie wie Zucker direkt aus dem Darm in die Blutbahn übergehen und sofort in Energie umgewandelt werden können, während die normalen Fette einen längeren Stoffwechselweg nehmen müssen. Ein weiterer Pluspunkt: Sie sind wasserlöslich, können also sogar während des Wettkampfs getrunken werden. Insofern setzte man große Hoffnungen in die MCT-Fette, um die Ausdauerleistung zu erhöhen und Muskelglykogen einzusparen. Mit sofort verfügbarem, energiereichem Fett müsste der Körper die Kohlenhydratspeicher nicht mehr angreifen. Klingt logisch.

Doch es funktioniert nicht. Erstens zeigte sich wie bei der Diätanwendung, dass man MCT-Fette nicht in beliebiger Menge zuführen kann. Bei Dosen ab 40 Gramm pro Stunde berichteten Radsportler über Bauchschmerzen, Krämpfe, Durchfälle. So konstatiert eine niederländische Autorengruppe: »Wurden MCTs alleine verabreicht, sank die Leistung um 17 bis 18 Prozent, wahrscheinlich als Folge gastrointestinaler Beschwerden.« Aber auch die Kombination mit leicht verfügbaren Kohlenhydraten brachte nicht den erhofften Erfolg. Überschwemmt man den Körper trotzdem mit MCT, fährt der Stoffwechsel schlicht die Verwertung normaler Fette zurück. Und dann muss der Körper wie gehabt auf die Glykogenreserven zurückgreifen.

Jürgen Zapf vom Institut für Sportmedizin der Universität Bayreuth kommt daher zu dem ernüchternden Schluss, dass »die Einnahme von MCT als Ergänzung zur Kohlenhydrat-Zufuhr während körperlicher Belastungen nach gegenwärtigem Wissensstand keine Vorteile gegenüber der alleinigen Zufuhr von Kohlenhydraten bringt. Werden größere Mengen MCT... verabreicht, so muss mit erheblichen Magen-Darm-Beschwerden gerechnet werden, die die Leistungsfähigkeit bis zum Belastungsabbruch beeinträchtigen können.« Das wäre also in die Hose gegangen.

Literatur:

Vistisen D et al: Minor amounts of plasma medium-chain fatty acids an no improved time trial performance after consuming lipids. Journal of Applied Physiology 2003/95/S.2434–2443

Jeukendrup A et al: Effect of medium-chain triacylglycerol and carbohydrate ingestion during exercise on substrate utilization and subsequent cycling performance. American Journal of Clinical Nutrition 1998/67/S.397–404

Goedecke JH et al: The effects of medium-chain triacylglycerol and carbohydrate ingestion on ultra-endurance exercise performance. International Journal of Sport Nutrition and Exercise Metabolism 2005/15/S.15–27

Timmermann F: Medium chain triglycerides, the unconventional oil. International Food Ingredients 1993/H.3/S.11–14

Williams MH: Nutritional ergogenic aids/supplements and exercise performance. In: Harries M et al (Eds): Oxford Textbook of Sports Medicine. Oxford University Press, Oxford 1998, S.126ff

Krotkiewski M: Value of VLCD supplementation with medium chain triglycerides. International Journal of Obesity 2001/25/S.1393–1400

Wolfram G: MCT in Diäten mit sehr geringem Energiegehalt (VLCD). DGE-Info, 01.02.2002

White MD et al: Enhanced postprandial energy expenditure with medium-chain fatty acid feeding is attenuated after 14 d in premenopausal women. American Journal of Clinical Nut 1999/69/S.883–889

Mukherjee KD: Designer-Lipide – Künstliche Fette für die Ernährung. ForschungsReport 1998/H.1/S.37–41

Zapf J: Legale Substanzen zur Leistungssteigerung – Gibt es das? http://www.loges.de/Sport/SportsCARE_0100 (Stand November 2007)

Melatonin: Dunkel ist des Treibens Sinn

Den Seinen gibt's der Herr im Schlaf. Wenn dieser Satz auf den Zirbeldrüsensaft zuträfe, dürfte es den gottesfürchtigen Einwohnern von »God's own country« eigentlich nicht an Melatonin mangeln. Dennoch wuchs die Nachfrage nach dem Stoff in den USA Mitte der neunziger Jahre so stark, dass angeblich sogar eine Melatoninknappheit drohte. Wie das Wissenschaftsmagazin *New Scientist* berichtete wurden 1995 in Kalifornien mehr Dollars für Melatonin ausgegeben als für Aspirin, und das will etwas heißen. Schließlich wird Aspirin bei den Gesundheitsbewussten dort nicht als Notfallmedizin bei Katerschäden eingeworfen, sondern gilt als unerlässliche Maßnahme zur Herzinfarktvorbeugung. Kritiker attestierten den Amerikanern seinerzeit eine regelrechte »Melatonin Madness«, einen Melatoninwahn.

Aber ist das ein Wunder? Verhieß die neue Zauberpille doch den Sieg über Krankheit, Alter und Tod, die Urängste aller Menschen. Ähnlich dem sagenhaften Jungbrunnen sollte Melatonin das Älterwerden stoppen und den stressgeplagten Zivilisationsmenschen »bis zum hundertsten Geburtstag oder länger gesund und aktiv« erhalten. Auf der Liste der vermeidbaren Leiden standen nicht nur Krebs, AIDS, Schnupfen, Schizophrenie und Alzheimer: Vor Schlaganfall, Herzinfarkt und plötzlichem Kindstod sollte der Stoff ebenso schützen wie vor Gedächtnis- und Libidoverlust. Natürlich linderte er auch prämenstruelle Beschwerden, machte schlank und verlieh tiefen Schlummer einschließlich erotischer Träume. Wie es sich für ein hochpotentes Wundermittel gehört, hatte es zudem keinerlei Nebenwirkungen, versteht sich. Gäbe es nicht Fußpilz und böse Schwiegermütter, Ärzte und Psychologen wären heute vermutlich alle arbeitslos ...

Mittlerweile ist der ganz große Melatoninrummel zwar abgeflaut, doch das Hormon hat sich einen festen Platz im Nahrungsergänzungsangebot erobert. Heute stehen Jetlag und Schlafstörungen, Winterdepression und Frühjahrsmüdigkeit, Kampf gegen »freie Radikale«, Stärkung des Immunsystems, Schutz vor Stress und Umweltbelastungen im Zentrum der Werbeaussagen. Aber während Amerikaner Melatonin ganz legal und zudem spottbillig im Drugstore kaufen können, ist sein Verkauf in Deutschland verboten. Hierzulande gilt der Stoff nicht als Nahrungsergänzungsmittel, sondern als »arzneilich wirksame Substanz«, die einer Zulassung bedarf. Wer indes trotzdem an die Pillen kommen will, braucht dafür nicht mehr als einen Internetanschluss.

Hormone sind typischerweise Substanzen, die »in sehr niedrigen Konzentrationen ins Blut abgegeben werden und an Organen, die über entsprechende Rezeptoren (Hormonrezeptoren) verfügen, spezifische Wirkungen entfachen«, so das *Lexikon der Biologie.* Diese Wirkungen können je nach dem System, in das die Rezeptoren eingebunden sind, ganz unterschiedlich ausfallen. So beeinflusst Melatonin nicht nur Schlafbereitschaft und Körpertemperatur, es greift unter anderem auch in die Produktion der Sexualhormone und die Regeneration der Stäbchenzellen in der Netzhaut ein. Zu glauben, von außen zugeführte Hormone würden nur an dem Ort und nur in der Weise wirken, wie es sich der Pillenschlucker wünscht, ist demnach – vorsichtig ausgedrückt – ein wenig naiv. Aber genau darauf setzt die Werbung mit ihren »frei interpretierbaren« Formulierungen.

Ein Satz wie »Es beeinflusst die Produktion der Sexualhormone« bedeutet keineswegs, dass der Stoff deren Menge grundsätzlich erhöht – nur weil vielleicht ein paar Möchtegern-Casanovas auf mehr Spannkraft spekulieren. Vielmehr *bremst* Melatonin die Ausschüttung einiger Geschlechtshormone. Viele Tiere, so berichtete der Neurobiologe Fred Turek 1996 in der Zeitschrift *Nature,*

»zeigen bei einer Behandlung mit Melatonin eine Rückbildung der Geschlechtsdrüsen«. Allerdings war die Erkenntnis, dass das Hormon die Triebe dämpft, schon damals alles andere als neu: »Die gegen das Geschlecht gerichtete Wirkung des Zirbelsaftes hat übrigens auch bereits ihre praktische Ausnutzung gefunden; Hormonpräparate aus dieser Drüse hat man in solchen Fällen angewandt, in denen das Auftreten geschlechtlicher Vorstellungen unerwünscht war, so bei katholischen Geistlichen, Ordensschwestern usw.«, schrieb der Arzt Gerhard Venzmer bereits anno 1933. Tatsächlich vermag Melatonin die Bildung von luteinisierendem Hormon, Progesteron und Östradiol so effektiv zu hemmen, dass es sogar als empfängnisverhütendes Mittel geprüft wurde.

Auch mit der Eignung als Jungbrunnen ist es nicht weit her. Zwar stimmt es, dass Kinder hohe Melatoninspiegel haben, die mit Eintritt der Pubertät absinken (vermutlich weil erst dadurch die Geschlechtsdrüsen aktiv werden). Doch darf man daraus den Schluss ziehen, die Einnahme von Melatoninpillen könnte den Menschen die Jugendlichkeit zurückbringen? Dann würden vermutlich ein Schluck Muttermilch und das Anlegen von Windeln Ähnliches bewirken. Befürworter berufen sich gern auf den italienischen Altersforscher Walter Pierpaoli und seine Mäuse: Der hatte den kleinen Nagern im reiferen Alter nächtens Melatonin ins Trinkwasser geträufelt und damit eine Verlängerung ihres irdischen Daseins erreicht. Allerdings wiesen seine Experimente einen peinlichen Schönheitsfehler auf: Seine Mäusestämme waren überhaupt nicht in der Lage, selbst Melatonin zu bilden – kein Wunder also, dass die Hormongaben positive Wirkungen hatten. Sie wurden so jedoch allenfalls so alt wie gewöhnliche, nicht mutierte Artgenossen.

Der Chronobiologe Steven Reppert von der Harvard Medical School kritisierte denn auch die auf »einer äußerst fehlerhaften Studie« beruhenden Spekulationen. Gleichzeitig weist er darauf hin, dass Pierparoli und seine Kollegen mit einem eng verwandten Mäusestamm Ergebnisse erzielt hatten, die eher zur Vorsicht mahnen sollten: Diese Vierbeiner besaßen nämlich noch die Fähigkeit zur Melatoninbildung und reagierten auf die gutgemeinten zusätzlichen Gaben mit einer Häufung von Tumoren in den Fortpflanzungsorganen ... Selbst Russel Reiter, ein Pionier der Erforschung der Zirbeldrüse und ein bekannter Melatoninbefürworter, übt sich in Zurückhaltung: Wer Melatonin einnehme, setze sich »vielen Ungewissheiten« aus.

Am bekanntesten ist Melatonin in seiner Funktion als »Dunkelhormon«: Es teilt dem Körper auf chemischem Weg mit, wann »da draußen« Nacht ist. Daher sein Ruf als Schlafmittel. Welche Konsequenzen ein hoher oder ein niedriger Spiegel hat, hängt jedoch von den genetischen Vorgaben des jeweiligen Organismus ab, etwa ob dieser zu einer tagaktiven oder einer nachtaktiven Spezies gehört. Wie man aus der Tierzucht weiß, hemmen Melatoningaben bei Arten, die sich normalerweise im Sommer paaren (= kurze Nächte) wie Pferde und Hasen, entsprechende Aktivitäten. Schafe, Ziegen und Hirsche dagegen, die ansonsten im Winter (= lange Nächte) zur Zeugung schreiten, kann man so zur Fortpflanzung außerhalb der üblichen Zeit animieren. Diese Wirkung lässt allerdings bei längerer Anwendung nach, und dann schlägt der natürliche Rhythmus der Säfte wieder durch. Ähnliches müsste man wohl auch für andere Anwendungsgebiete von Melatonin befürchten, die einer tages- oder jahreszeitlichen Taktung unterliegen.

Das Hormon aus der Zirbeldrüse ist nämlich keineswegs der Chef des Zeitmanagements in unserem Unternehmen Organismus, sondern eher ein weisungsgebundener Abteilungsleiter, der die Vorgaben von »oben« an nachgeordnete Chargen durchreicht. Der wahre Verantwortliche, der »Bereichsleiter Zeit« sozusagen, sitzt tief verborgen im Zwischenhirn in einem der Hypothalamuskerne. Den Hypothalamus kann man sich als zentrale Verwaltungseinheit vorstellen, die viele Grundfunktionen des Körpers reguliert bzw. koordiniert, wie etwa den Wasser- und den Temperaturhaushalt oder die Nahrungsaufnahme. Die verantwortlichen Kerne arbeiten wie Angestellte in einem Großraumbüro zusammen, das heißt, jeder kriegt mit, was der andere tut, und manche Projekte werden auch gemeinsam durchgezogen. Darüber hinaus gibt es Direktverbindungen (»heiße Drähte«) zur Großhirnrinde und zum limbischen System, also in die zentralen Unternehmensbereiche Denken und Fühlen, die zu allen anstehenden Entscheidungen ihren Senf dazugeben.

Besagter »Bereichsleiter Zeit« (der Nucleus suprachiasmaticus oder kurz SCN) erhält seine Informationen über die Lichtverhältnisse »draußen« durch eine Nervenverbindung mit der Netzhaut. Dort hat man erst vor wenigen Jahren eine dritte Art von lichtempfindlichen Zellen (neben Stäbchen und Zapfen) entdeckt, die ihre Aktivität mit dem Lauf der Sonne verändert. Das Tageslicht und der damit verbundene regelmäßige Wechsel von hell und dunkel dient dem SCN als Zeitgeber; man könnte auch sagen, er eicht ihn jeden Tag neu. Nun ist unser Organismus jedoch kein absolutistisch geführtes Unternehmen, bei dem nur einer bestimmt, wo's langgeht, sondern eine ziemlich fortschrittliche Einrichtung, die auf Eigenverantwortlichkeit und Flexibilität setzt. Und so besitzen viele Zellen und Organe einen eigenen inneren Rhythmus, der auch dann funktioniert, wenn das zugehörige Lebewesen von der Lichtinformation abgeschnitten wird.

Dieser Rhythmus entsteht autonom, also von sich aus, durch regelmäßige Schwankungen im Zellstoffwechsel, ähnlich einem hin- und herschwingenden

Pendel in der Standuhr. Allerdings pulsieren die internen Rhythmen nur ungefähr im 24-Stunden-Takt, individuell können sie länger oder kürzer sein. Damit das System trotzdem nicht im Chaos versinkt, müssen all die vielen kleinen Uhren synchronisiert werden. Diese Aufgabe übernimmt der SCN. Ist der interne Tag-Nacht-Rhythmus krankheitsbedingt gegenüber der Echtzeit verschoben, wie bei Blinden, deren Augapfel zerstört wurde, können zur passenden Zeit verabreichte Melatoningaben wieder die richtige Taktung herstellen. Hier hegt die Medizin große Hoffnungen. Bei allen sehenden Patienten mit Synchronisationsstörungen des circadianen Rhythmus ist der Einsatz von Tageslicht und frischer Luft einer Melatoningabe eindeutig vorzuziehen.

Wie vertrackt diese Zusammenhänge sind, aber auch wie wichtig ihre Kenntnis wäre, sieht man beispielsweise an Frauen, die über viele Jahre hinweg regelmäßig nachts arbeiten, wie etwa Krankenschwestern. Sie haben eine bis zu 30 Prozent höhere Brustkrebsrate. Bei blinden Frauen wiederum liegt das Brustkrebsrisiko um 30 Prozent niedriger als bei sehenden. Während die Blinden Tag und Nacht gleich viel Melatonin bilden, wird die Melatoninproduktion bei sehenden Nachtarbeiterinnen am Tag natürlicherweise und in der Nacht künstlich unterdrückt. Ist der Melatoninmangel also die Ursache für die Krebserkrankung? Oder andersherum: Kann man mit Melatoningaben Krebs verhindern? Klare Antwort: Vielleicht, vielleicht aber auch nicht – wenn nämlich nicht Melatonin, sondern ein anderes via SCN gesteuertes System hinter den ungebremsten Zellwucherungen steckt, helfen selbst noch so große Hormongaben nicht. Vielleicht fördern sie sogar Krebs, wie bei Pierpaolis Mäusen.

Ein wenig Erfahrung hat man zumindest mit der Anwendung von Melatonin bei Schlafstörungen und dem Jetlag. Dieses Phänomen tritt vor allem nach Langstreckenflügen auf, bei denen mehrere Zeitzonen überschritten wurden. Die jüngste Meta-Analyse der inzwischen an die 30 Studien löste große Enttäuschung in der Szene aus: Bei den untersuchten Schlafproblemen fand sich keinerlei Beleg für einen wie auch immer gearteten Nutzen. Im Gegenteil: Zur falschen Zeit eingenommen, führt Melatonin zu vermehrter Schläfrigkeit am Tag. Und wie immer, wenn die Menschheit Erfahrungen mit einer vermeintlichen »Wunderdroge« sammelt, mehren sich auch die Hinweise auf unerwünschte Neben- und Wechselwirkungen.

Was bleibt? Melatonin ist ein wichtiges Rädchen im Uhrwerk unseres Körpers. So wichtig, dass man besser nicht mutwillig dran dreht. Beschließen Sie Ihren Abend doch lieber mit einem Gläschen Rotwein. Italienische Forscher wollen in einigen Traubensorten wie Merlot oder Barbera sogar Melatonin nachgewiesen haben. Ob dieses auch im Wein zu finden ist, war bei Redaktionsschluss zwar noch nicht klar, ist aber auch egal: Die alten Hausmittel auf der Basis von Trauben oder Hopfen sorgen in der richtigen Dosierung meist zuverlässiger und nebenwirkungsärmer für die nötige Bettschwere – ohne dass Sie eine »Rückbildung der Geschlechtsdrüsen« befürchten müssen.

Literatur:

Pollmer U et al: Liebe geht durch die Nase. Was unser Verhalten beeinflusst und lenkt. Kiepenheuer & Wisch, Köln 2001

Buscemi N et al: Efficiacy and safety of exogenous melatonin for secondary sleep disorders and sleep disorders accompanying sleep restriction: meta-analysis. British Medical Journal 2006/332/S.385–393

Davies E et al: Adverse effects and toxicity of nutraceuticals. Reviews in Food and Nutrition Toxicity 2005/3/S.165–195

Goto M et al: The locus controlling pineal serotonin N-acetyltransferase activity (Nat-2) is located on mouse chromosome 11. Brain Research. Molecular Brain Research 1994/21/S.349–354

Herxheimer A, Petrie KJ: Melatonin for the prevention and treatment of jet lag. The Cochrane Database of Systematic Reviews 2002, Issue 2

Pierpaoli W, Regelson W: Pineal control of aging: Effect of melatonin and pineal grafting on aging mice. Proceedings of the National Academy of Sciences 1994/91/S.787–791

Turek FW: Melatonin hype hard to swallow. Nature 1996/379/S.295–296

Reppert SM, Weaver DR: Melatonin Madness. Cell 1995/83/S.1059–1062

Reiter R: Melatonin – its intracellular and genomic actions.Trends in Endocrinology and Metabolism 1996/7/S.22–27

Venzmer G: Regler des Stoffwechsels. Kosmos, Stuttgart 1933

Loudon A: Hormone of the night. New Scientist, 03.02.1996, S.42

Arendt J: Melatonin: characteristics, concerns and prospects. Journal of Biological Rhythms 2005/20/S.291–303

Brzezinski A et al: Effects of exogenous melatonin on sleep: a meta-analysis. Sleep Medicine Reviews 2005/9/S.41–50

Storch KF et al: Extensive and divergent circadian gene expression in liver and heart. Nature 2002/417/S.78–83

Albrecht U: Mper1 and mper2 are essential for normal resetting of the circadian clock. Journal of Biological Rhythms 2001/16/S.100–104

Kalsbeek A et al: A network of (autonomic) clock outputs. Chronobiology International 2006/23/S.521–535

Kudicke S et al: Melatonin – ein potentes Hormon, aber keine Wunderdroge. Bundesgesundheitsblatt 1996/5/S.170–173

Lincoln G: Melatonin as a seasonal time-cue: a commercial story. Nature 1983/302/S.755

Trepel M: Neuroanatomie: Struktur und Funktion. Urban & Schwarzenberg, München 1995

Berson D et al: Phototransduction by retinal ganglion cells that set the circadian clock. Science 2002/295/S.1070–1073

Schernhammer E et al: Rotating night shifts and risk of breast cancer in women participating in the nurses' health study. Journal of the National Cancer Institute 2001/93/S.1563–1568

Kliukiene J et al: Risk of breast cancer among Norwegian women with visual impairment. British Journal of Cancer 2001/84/S.397–399
Iriti M et al: Melatonin content in grape: myth or panacea? Journal of the Science of Food and Agriculture 2006/86/S.1432–1438

Moisturol: feuchte Träume

Träumen Sie vom großen Geld? Kein Problem! Die Leichtgläubigkeit anderer Träumer kann Ihnen die Taschen füllen: Erfinden Sie ein Nahrungsergänzungsmittel zum Straffen der Pobacken und erfüllen Sie damit einen der geheimsten Wünsche der anvisierten Klientel. Reporter des US-Magazins *Dateline* zeigten, wie's geht. Als Erstes gründeten sie eine Scheinfirma und dachten sich einen sensationell neuen Feuchtigkeitsspender für die Haut aus, der die Menschheit von Runzeln und Falten, den verhassten Insignien des Alters, befreit. Das Präparat sollte auf jeden Fall harm- und wirkungslos sein. Also pressten sie unverdächtiges Nesquikpulver zu Pillen und tauften das Ganze auf den erfolgversprechenden Namen »Moisturol«. Die Schokopillen alias Moisturol sollten nun, so die Geschäftsidee, »von innen heraus wirken« und die trockenen Häute der Damenwelt zart, glatt und geschmeidig machen.

Im nächsten Schritt galt es eine Agentur aufzutun, die bereit war, für derart abgefahrenen Nonsens einen Werbefilm zu drehen. Die war aber schnell gefunden. Der Produzent versprach, binnen zehn Wochen einen halbstündigen Film auf die Beine zu stellen, der bedenkenlos von jedem amerikanischen Fernsehsender ausgestrahlt werden kann. Kostenpunkt 140 000 Dollar. Dass die Scheinunternehmer nicht verhehlten, dass sie keinerlei Belege für die Wirksamkeit ihrer Schokopille besaßen, störte ihn wenig. »Wir wissen genau, was man sagen darf und was nicht«, versicherte ihnen der Produzent, »man muss nur ein bisschen kreativ sein.« In Ermangelung wissenschaftlicher Studien (aber die versteht ja sowieso niemand) könne man zum Beispiel ein paar Testerinnen engagieren. Wesentlich sei es, so erklärte der Filmmann, nicht auf erkennbare äußerliche Veränderungen abzuheben, sondern darauf, wie viel besser sich die Konsumentinnen mit den Pillen fühlen würden. Bei Gefühlen gebe es einfach einen »breiteren Interpretationsspielraum« als bei Dingen, die man sehen könne.

Einen dringenden Rat hatte der erfahrene Werbefilmproduzent jedoch parat: Ein Experte sei in einem solchen Fall unverzichtbar. Man einigte sich auf einen Arzt, um der Geschichte sozusagen die höheren wissenschaftlich-therapeutischen Weihen zu verleihen. Genau, meinte der Produzent, jemanden im weißen Kittel, der sagt, es hilft und es schadet nicht. Gegen Cash würde sich schnell ein Mediziner finden, das sei alles nur eine Frage des Preises.

Gesagt, getan, und das Ergebnis konnte sich sehen lassen: Kameraschwenks über eine exklusive Poolanlage in Malibu. Eine professionelle Schauspielerin führte als Moderatorin durch den Film. Sie verriet, dass es ohne Wasser kein Leben gibt und dass Moisturol die lebenswichtige Befeuchtung von innen durchführt: »Mit nur einer Tablette pro Tag eine schimmernde, jünger aussehende Haut«! Möchtegern-Schauspielerinnen, die auf ihre Entdeckung fürs große Kino hofften (Honorar je 50 Dollar), hatten den Part der »Testpersonen« übernommen. Verzückt berichteten sie, welche phantastischen Wirkungen sie durch Moisturol innerhalb kurzer Zeit am eigenen Leib verspürt hätten. Eine echte Chefärztin der dermatologischen Abteilung eines kalifornischen Krankenhauses (Honorar 5000 Dollar) verkündete, dass das innovative Hautpflegemittel »dabei hilft, Falten und Fältchen von innen heraus zu beseitigen ... weil gesündere Zellen besseres Kollagen machen«. Sie hatte zwar, wie sie beim Dreh bekannte, die Schokopillen vor der Aufzeichnung nicht mal gesehen, aber das war ja auch nicht notwendig.

Jetzt fehlte nur noch der Praxistest. Würde der Film anspruchsvolle Kundinnen auch überzeugen? In einem Einkaufszentrum bauten die Journalisten einen Verkaufsstand auf und spielten den fürs TV geplanten Film als Video ab. Befragt, ob sie sich vorstellen könnten, dieses Produkt zu kaufen, äußerten sich viele Passantinnen positiv. Jetzt hätte das Geschäft mit den Schokopillen zur Benetzung von innen beginnen können. Doch das Team von *Dateline* war's schon zufrieden. Sie brachten nicht das Produkt in den Handel, sondern die Story auf den Sender. Weniger als Vorbild für angehende Unternehmer, sondern vielmehr als Warnung an Kundschaft, nicht alles zu glauben, was nette Schauspielerinnen und seriös dreinschauende Ärzte in der Glotze erzählen.

Es kommt übrigens gar nicht so selten vor, dass derartige Produkte nicht im Werbefernsehen präsentiert werden, sondern in Talkshows (»Ich hatte Schuppenflechte, mir hat's geholfen«), in Gesundheitssendungen (»Wir haben in unserer Praxis gute Erfahrungen damit gemacht«) und sogar in sogenannten »kritischen« Sendungen (»Nehmen Sie statt der riskanten Chemiekeule lieber das natürliche Produkt, es wirkt rein pflanzlich«). Die Wege des Marketings können manchmal recht verschlungen sein. Dabei spielt es keine Rolle, ob diese Praktiken verboten sind oder nicht. Wo kein Kläger, da kein Richter.

Literatur:

Larson J: From the inside out. http://www.msnbc.msn.com/id/14856571/page/1/ (Stand November 2007)

Epstein H: From the inside out: the Moisturol story could have taken another twist. Skinmed 2007/6/S.61–62

Mumienpulver: Pech gehabt

Lachen Sie nicht! Bis 1924 konnte man bei der Darmstädter Firma Merck »Mumia vera aegyptiaca«, also echte ägyptische Mumie, zum Preis von 12 Goldmark pro Kilo beziehen. Laut *Merck's Index* von 1910 wurde Mumia vera aegyptiaca zu dieser Zeit allerdings nur noch »vom Volke als Haemostaticum gegen Blutungen bei Haustieren angewandt«. Vorher, das heißt vom 10. bis weit ins 18. Jahrhundert, galt das Leichenpulver als hilfreich gegen Schwindel, Lähmungen und Epilepsie, aber auch bei Schwindsucht und Blähungen. Des Weiteren standen Husten, Kopfschmerzen, Herzleiden, Gichtbrüchigkeit und Nierensucht auf der Indikationsliste. Äußerlich angewandt sollte Mumia Wunden heilen und Wundbrand verhindern. Belastbare Nachweise für die behaupteten Wirkungen von Mumienpulver existieren leider nicht, sondern lediglich – in diesem Punkt ändern sich die Zeiten offenbar nie – Beteuerungen von angeblich erfolgreichen Behandlern und theoretisch-philosophische Überlegungen, warum der Stoff einfach wirken muss.

Nach den religiösen Vorstellungen der alten Ägypter konnte nur ein unversehrter Körper ins Jenseits gelangen und sich dort mit seinem Geist und seiner Seele vereinen, um fortan ewig zu leben. Darum setzte die zauberkundige Isis den zerstückelten Körper ihres Gemahls Osiris wieder zusammen und umwickelte ihn sicherheitshalber noch mit Binden, nachdem er von seinem Bruder Seth getötet worden war. Wer es sich im alten Ägypten leisten konnte, ließ sich zum Schutz vor dem Verfall einbalsamieren und kunstvoll bandagieren. Als Konservierungsmittel dienten vor allem Harze von Nadelbäumen (»Teer«), Erdpech und Bienenwachs.

Diese Balsamierungssubstanzen stehen im Mittelpunkt einer folgenschweren babylonischen Sprachverwirrung. Erdpech, griechisch *asphaltos*, entsteht, wenn flüchtige Bestandteile von Erdöl verdunsten. Es kommt an vielen Stellen im Nahen Osten vor, zum Beispiel im Toten Meer, und galt schon in der Antike als universelles Heilmittel gegen Atemnot, Husten, Jucken, Ausschläge, Gicht, Epilepsie, Malaria, Entzündungen, Eiterungen und Blutungen. Die Ägypter verwendeten für diese und weitere weiche, klebrige Substanzen, wie etwa Bienenwachs, das persische Wort »mum«. Daraus wurde »mumiya«, wovon sich unser heutiges Wort »Mumie« für den einbalsamierten Leichnam herleitet. (»Bitumen« ist übrigens die verballhornte lateinische Variante für den gleichen Stoff: Es kommt von *pix tumens* und heißt so viel wie »Gräberpech«.)

Der außergewöhnliche Erhaltungszustand der präparierten Körper wurde im 7. Jahrhundert n. Chr. von den arabischen Eroberern Ägyptens so interpretiert, dass den Mumien wenn nicht magische, so doch zumindest starke schützende Kräfte innewohnten. Um sich diese Kräfte nutzbar zu machen, zerkleinerte und pulverisierte man die Mumien und verarbeitete sie zu Salben und Tinkturen. Die heimkehrenden Kreuzfahrer schließlich machten das Wundermittel in Europa populär und sorgten dafür, dass sich klein gemahlene Mumien zum Exportschlager des Nahen Ostens entwickelten. Im 14. und 15. Jahrhundert war die Nachfrage so groß, dass findige Händler selbst Mumien herstellten (unter anderem aus den Leichen verstorbener oder ermordeter Sklaven) und diese verhökerten – wenn man so will, der Beginn des Generikawesens …

Eine Weiterentwicklung des Gedankens von der (lebens)erhaltenden Kraft der Mumien findet man bei Paracelsus (1493–1541). Seine durchaus logische Überlegung: Die echten ägyptischen Mumien stammten von Menschen, die an einer Krankheit oder an Altersschwäche gestorben waren. Bei innerlicher Anwendung eines solchen Mumienpulvers müsste man womöglich Ansteckung befürchten. Eine viel bessere Wirkung sollte in jedem Fall von Präparationen zu erwarten sein, die aus den Leichen gewaltsam ums Leben Gekommener hergestellt wurden, Menschen also, die bei ihrem Tod in Saft und Kraft standen – zum Beispiel Gehenkte oder Geräderte …

Die Hoffnung auf Genesung, auf Aufschub des Alterns, sorgte dafür, dass es nicht bei theoretischen Überlegungen blieb. Im 17. Jahrhundert gab es diverse Handbücher, wie aus einheimischen Toten die besten Drogen zu bereiten waren, nur ein Beispiel: »Man nimmt einen jungen, am besten gehängten, rothaarigen Menschen, setzt ihn einen Tag lang dem Sonnenschein und eine Nacht lang dem Mondlicht aus, schneidet das Fleisch weg, befreit es von Schweiß und Unreinigkeiten, macht lange Schnitte hinein, bestreut es mit pulverisierter Myrrhe oder mit Aloe, behandelt es mit Weingeist und läßt es schließlich trocknen.« Dem italienischen Kulturanthropologen Piero Camporesi zufolge wurde »getrocknetes und abgelagertes Menschenfleisch von den Apothekern gewöhnlich im Kamin geräuchert«.

Der Glaube an die Heilwirkung von Mumien und ihr arzneilicher Gebrauch hielten sich lange, ungeachtet vereinzelt geäußerter ethischer Bedenken von wegen Leichenfledderei und Kannibalismus. Nun wissen wir zwar, dass der Glaube Berge versetzt und der Placeboeffekt schon so manches Zipperlein zum Verschwinden gebracht hat, aber könnte vielleicht trotzdem irgendetwas gewirkt haben? – Wenn überhaupt, darf man höchstens von den echt alten Mumien Effekte erwarten. Wie oben erwähnt, diente Erdpech schon im Altertum als Arzneimittel. Und in der Tat werden Birken- und Steinkohlenteer bis heute traditionell zur äußerlichen Behandlung von Hauterkrankungen und Parasiten (Krätze, Räude) angewandt. Das *Klinische Wörterbuch* von Pschyrembel beschreibt die Wirkung von Teer (oder Pix, wie die Apotheker sagen) mit juckreizstillend, wundheilend, resorbierend und austrocknend, wissenschaftlich belegt ist sie allerdings immer noch nicht.

Aber selbst eine Wirkung bei innerlicher Anwendung wäre denkbar: Münchner Forscher fanden in den Haaren von 2000 bis 3000 Jahre alten ägyptischen Mumien Tetrahydrocannabinol-Konzentrationen, die denen moderner Haschkonsumenten entsprechen. Die Droge war auch in Knochen und Muskelgewebe in erheblichen Mengen nachweisbar. Ein synthetisches Tetrahydrocannabinol ist in Deutschland seit 1998 als Medikament zugelassen. Es wird vorwiegend zur Behandlung von Übelkeit und Erbrechen bei Schwerstkranken eingesetzt, zeigt offenbar aber auch Wirkung bei Asthma, Bronchitis, Migräne und spastischen Zuständen. Für den Verdacht, dass Mumienpulver high macht, gibt es dagegen keine Hinweise.

Aber wer weiß, vielleicht befanden sich in diesem historischen Functional Food noch mehr interessante Wirkstoffe aus dem Leben wohlhabender alter Ägypter, die vor ihrem Tod sicherlich reichlich mit den guten schmerzstillenden Gaben ihrer Ärzte versorgt wurden, um danach mit konservierenden Harzen fürs ewige Leben imprägniert zu werden. Aus unerfindlichen Gründen wurden wiederholt auch Nikotin und Kokain in jahrtausendealten ägyptischen Mumien gefunden. Aufgrund der Metaboliten ist eine Aufnahme während der Lebenszeit gesichert. Der Nachweis ist methodisch nicht zu beanstanden und entspricht in jeglicher Hinsicht dem wissenschaftlichen Standard. Eine plausible Erklärung steht zumindest für das Kokain bis heute aus.

Eine Wirkung von echt altem Mumienpulver scheint also nicht weniger logisch als bei vielen modernen »exotischen« Produkten des Nahrungsergänzungssektors ... Aber wer schnupft schon gerne seinen pulverisierten Opa, und wenn der zu Lebzeiten noch so high war?

Literatur:

Merck's Index, III. Aufl., Darmstadt 1910

Schneider W: Lexikon zur Arzneimittelgeschichte. Bd. I Tierische Drogen. Govi, Frankfurt/Main 1968.

Geßler-Löhr B: Mumia vera aegyptiaca im Abendland. http://www2.rz.hu-berlin.de/nilus/net-publications/ibaes1/GesslerLoehr/text2.html (Stand November 2007)

Connan J et al: Das Geheimnis der Mumien. Spektrum der Wissenschaft 2001/H.8/S.34–35

Buckley SA, Evershed RP: Organic chemistry of embalming agents in Pharaonic and Graeco-Roman mummies. Nature 2001/413/S.837–838

Anon.: Pülverchen aus Mumien und Moorleichen als offizielle Arznei in Europa. Ärzte-Zeitung, 08.02.1989, S.20–21

Bergmark M: Lust und Leid durch Drogen. Aberglaube und Wissenschaft in der Geschichte der Drogen. Wissenschaftliche Verlagsgesellschaft, Stuttgart 1958

Parsche F, Nerlich A: Presence of drugs in different tissues of an Egyptian mummy. Fresenius Journal of Analytical Chemistry 1995/352/S.380–384

Balabanova S et al: Evidence of cocaine in ancient pre-columbian populations from Christian Sayala (Egyptian Nubia). Journal of Paleopathology 1997/9/S.15–21

Pollmer U: Chemische Nachweise von Suchtmitteln des Altertums. In: Pellech C: Tagungsberichte. Robert Freiherr von Heine-Geldern, Tagung anlässlich des 30. Todestages, 30. April-3. Mai 1998. Acta Ethnologica et Linguistica 2000/Nr.72/S.235f.

Balabanova S et al: Nicotine and cotinine in prehistoric and recent bones from Africa and Europe and the origin of these alkaloids. Homo 1997/48/S.72–77

Balabanova S: Detection of nicotine and cocaine on ancient human remains from different locations out of America and an archaeological period spans a range from 9.000 BC to 700 AD. Migration & Diffusion 1990/1/S.110–124

Camporesi P: I balsami di venere. Garzanti Editore, Milano 1989

Germer R et al: Das Geheimnis der Mumien. Prestel, München 1997

Lucas A, Harris JR: Ancient Egyptian Materials and Industries. Edward Arnold, London 1962

Noni-Saft: ein Südseemärchen

Es war einmal ein freundlicher kleiner Baum. Seine Heimstatt lag in Südostasien, aber im Lauf der Zeit hatte er sich in der ganzen Südsee von Insel zu Insel aus ausgebreitet, denn seine Samen konnten – dank eines kleinen Hohlraums – auf dem Wasser schwimmen. Der Baum, den die Engländer später »Indian Mulberry« (indische Maulbeere) und die Botaniker *Morinda citrifolia* taufen sollten, war genügsam: Selbst auf mageren, trockenen, salzhaltigen oder nassen Standorten behauptete er sich tapfer. Die Inselbewohner schätzten ihn, denn mit seinem Holz konnte man bauen, heizen, Axtstiele, Paddel und Grabhacken herstellen. Aus Rinde und Wurzeln gewannen sie gelbe und rote Farbstoffe, mit denen sie ihre Kleider färbten, und die jungen Blätter verwendeten sie beim Kochen als Verpackung und als Gewürz. Weil es ihnen an Apotheken mangelte, bedienten sich auch die Heilkundigen der Inselvölker gerne des vielseitig talentierten Gehölzes, um ihren Mitmenschen bei allerlei Gebresten von Kopfweh bis Fußpilz Linderung zu verschaffen. So kam es, dass man in Mela-, Mikro- und Polynesien nur Gutes vom Noni-Baum zu berichten wusste. Einzig seine Früchte ließen die Menschen links liegen, und wenn sie davon aßen, dann nur, weil der Hunger sie dazu zwang. Verständlich, da das Obst – vor allem im reifen Zustand – gar gottserbärmlich nach Schweißfüßen stank.

Eines Tages nun verschlug es einen Fremden aus dem fernen Amerika auf eine der Inseln. Er sollte im Auftrag einer Firma, die köstliche Ananas in Scheiben schnitt und in bunte Blechdosen steckte, damit Feinschmecker sie später auf Schinken und Toastbrot mit Käse überbacken konnten, die einzigartigen Inhaltsstoffe dieser Tropenfrucht erforschen. Natürlich hörte auch er von den Wohltaten des Noni-Baums, und da dessen Früchte so unbeachtet am Wegesrand lagen, richtete sich seine wissenschaftliche Neugier auf das Obst mit der betörenden Käsenote. Er bewies einen guten Riecher. Nach jahrelanger aufopferungsvoller Suche entdeckte er darin eine außergewöhnliche Substanz, die in geringsten Mengen die phantastischsten Wirkungen hervorruft und die sich augenscheinlich keinem der einheimischen Heilkundigen offenbart hatte.

Es war wirklich eine ganz besondere Substanz, denn weder vor noch nach ihm gelang es einem Menschenkind, sie nachzuweisen. Sie wurde von ihrem Entdecker Xeronin genannt, vermutlich weil das kürzer war und besser klang als »Ich sehe was, was du nicht siehst«. Es stellte sich heraus, dass dieser Stoff nicht nur gegen gewöhnliche Leiden wie Schmerzen, schlechte Verdauung und

Menstruationsbeschwerden half, sondern auch gegen so schreckliche Übel wie Depressionen, Altersschwachsinn und Drogenabhängigkeit. Wie es unter Wissenschaftlern guter Brauch ist, beschloss der Forscher, seine Weltsensation in einem Fachblatt zu publizieren, nämlich dem »Bulletin für tropische Botanische Gärten im pazifischen Raum«. Doch aus unerfindlichen Gründen erreichte dieses wohl nicht die richtigen Leser: Die Resonanz blieb aus, vorläufig jedenfalls.

Es bedurfte zweier anderer Meisters ihres Fachs, um das Noni-Dornröschen für die Welt wachzuküssen. Als den beiden die wundersamen Eigenschaften der Noni-Frucht zu Ohren kamen, beschlossen sie, sich fürderhin ganz ihrer Verbreitung zu widmen. Zusammen mit drei erfahrenen Strukturvertriebsleuten gründeten sie ein Unternehmen, das aus den höchst eigenwillig schmeckenden Früchten einen trinkbaren Saft herstellen und diesen im Stil einer erfolgreichen Plastikschüsselfirma zu märchenhaften Preisen unters Volk bringen sollte. Glücklicherweise konnten sie den großen Forscher und Entdecker des sagenhaften Inhaltsstoffs als wissenschaftlichen Berater und Aushängeschild gewinnen; denn alle Kunden schätzen Seriosität.

Auch für die Werbung bewiesen die Noni-Macher im zweiten Anlauf ein gutes Händchen. Nachdem die Behörden ihres Heimatlandes die Lobpreisungen in den Anzeigen des Unternehmens verboten hatten, überließen sie die Reklame einem schriftstellernden Arzt, der in seinen Büchern immer nur das Beste über den Saft aus der Südsee berichtete und die Krankengeschichten zahlloser zufriedener Patienten erzählte. Und siehe da, der große Plan ging auf: Die Menschen lasen, glaubten und kauften. In wenigen Jahren hatte sich der Umsatz des Saftladens verhundertfacht, die Auflagen der Bücher bemaßen sich in Millionen. Nach Dornröschen war nun das Sterntalermädchen an der Reihe, es breitete sein Schürzchen aus und sammelte darin die Golddukaten, die vom Himmel fielen. Und wenn seine Herren nicht gestorben sind, dann zählen sie noch heute.

Hach, geht sie nicht ans Herz, diese moderne Erfolgsgeschichte? Sie verbindet so schön die immer noch weit verbreitete romantische Vorstellung von der Südsee à la Gauguin (edle Wilde, im Reinen mit sich und der Natur), den nicht minder weit verbreiteten innigen Wunsch nach »natürlichen« Heilmitteln, die einfach alles sofort und ohne Nebenwirkungen kurieren, und den grätzigen Funken Neid, der alle befällt, die merken, dass ein anderer den Goldesel entdeckt hat, nach dem sie ihr ganzes Leben lang Ausschau gehalten haben. Aber man kann die Geschichte auch anders erzählen, dann geht sie nicht mehr ans Herz, sondern eher an die Nieren oder die Leber.

Wenn man von den medizinischen Traditionen indigener Völker berichtet, lohnt es sich, genauer nachzufragen. Das tat ein junger Ethnobotaniker namens

Will McClatchey, der auf einigen Inseln Polynesiens alte, erfahrene Heiler interviewte. Sie erzählten ihm, dass sie vom Noni-Baum vor allem die Blätter nutzen, die sie ganz, wie ein Pflaster, über Wunden legen oder zerkleinert in offene Wunden streichen. Auch die Wurzelrinde und die Innenseite der Rinde des Stammes werden äußerlich bei Entzündungen und Infektionen verwendet. Junge, unreife Früchte dienen ebenfalls der äußerlichen Behandlung von Infektionen, innerlich kommen sie bei Magengeschwüren, Gelenkschmerzen und Verdauungsstörungen zum Einsatz. Reife Früchte verwenden »Profis« nur selten, und wenn, dann vor allem als Wurm- oder Abführmittel. Heilkundige von der Insel Rotuma wiesen den jungen Forscher außerdem darauf hin, dass es drei verschiedene Noni-Arten (oder botanische Varietäten) gibt, von denen aber nur eine medizinisch genutzt wird – aber dummerweise nicht die mit den Stinkefrüchten. Und hawaiianische Heiler bestätigten ihm, dass der Noni-Baum eine »mächtige« Pflanze sei, »so stark, dass man sie normalerweise nicht verwendet«.

Es sollte zu denken geben, wenn pharmakologische Empiriker vor der »Macht« einer Pflanze warnen, das spricht für massive Nebenwirkungen schon bei gewöhnlichem Gebrauch. Sieht man sich die botanische Verwandtschaft von *Morinda citrifolia* an, ist das durchaus plausibel. Der Noni-Baum stammt aus der Familie der Rötegewächse (Rubiaceae). Dort sind nicht nur viele Färberpflanzen zu Hause, wie etwa der Krapp (Färberwaid, *Rubia tinctorum*), sondern auch die Bäume, die die Chinarinde liefern (verschiedene *Cinchona*-Arten), die Brechwurzel (*Cephaelis ipecacuanha*), der Yohimbebaum (*Pausinystalia yohimba*) und der Kaffeestrauch (*Coffea arabica*). Zu den »mächtigen« Inhaltsstoffen dieser Familie zählen Alkaloide wie das Chinin, das zum Fiebersenken, als Antimalariamittel, als Wehenmittel, aber auch für Abtreibungen verwendet werden kann, und das Erbrechen auslösende Emetin. Außerdem enthalten Rötegewächse antibiotisch und fungizid wirkende Iridoide und verschiedenste Anthranoide, die häufig in starken pflanzlichen Abführmitteln vorkommen. Da nah verwandte Pflanzen oft auch ähnliche Stoffwechselwege haben, muss man damit rechnen, dass *Morinda citrifolia* ebenfalls »mächtige« Substanzen produziert.

Noni-Saft hat im Jahr 2003 die EU-Zulassung als Novel Food (neuartiges Lebensmittel) erhalten. Wohlgemerkt, als Lebensmittel, nicht als Medikament. Medikamente dürfen nämlich nur nach aufwendigen (und damit kostspieligen) Zulassungsverfahren auf den Markt gebracht werden, in denen sowohl ihre Wirkungen als auch ihre möglichen Nebenwirkungen in klinischen Studien geprüft wurden.

Die Hersteller von Noni-Produkten deklarieren ihre Erzeugnisse zwar offiziell als »Fruchtsaft«, doch »inoffiziell« – auf Websites, in Internetforen und Verkaufsinformationen – wimmelt es nur so von mehr oder weniger verblümten gesundheitsbezogenen Werbeaussagen. Zu den leichteren Geschützen gehören da noch Phrasen wie »natürlicher Muntermacher und Vitalitätsspender«, der angeblich den Schlafbedarf senkt und den Heißhunger auf Schokolade mindert, oder »Energie- und Stärkungsmittel«, dem die »Ureinwohner« ihr jugendliches Aussehen verdanken. Die schwereren Kaliber »zitieren« aus einer nicht existenten Studie die »Erfolgsquoten« bei »Symptomen« (!) wie Diabetes, Krebs, Schlaganfall, Rauchen oder Arthritis, ganz zu schweigen von Konzentrations- und Sexualstörungen, Mattheit, Depressionszuständen und Verdauungsproblemen. »Wir in Europa behaupten keinesfalls, dass Noni (TM) heilen könne ...«, liest man auf einem Infoblatt für Noni-Verkäufer unter einer Liste der vorgeblichen Wohltaten, »obwohl es in den USA und Canada über 200 000 Dauerverbraucher gibt, von denen zigtausende wahre Wunderdinge berichten.«

Der Wissenschaftliche Lebensmittelausschuss der EU-Kommission für Gesundheits- und Verbraucherschutz hatte nicht darüber zu befinden, ob die Werbung für das Produkt rechtswidrig ist, auch nicht darüber, ob die behaupteten Wirkungen real sind, sondern nur darüber, ob Noni-Saft, in »üblichen« Mengen aufgenommen, gesundheitlich unbedenklich ist oder nicht. Aus den vom Antragsteller eingereichten Unterlagen und der äußerst spärlichen wissenschaftlichen Literatur ergaben sich keine Anhaltspunkte für schädliche Wirkungen, deshalb wurde die Zulassung als Novel Food erteilt.

Aber schon im Jahr 2006 musste sich die Europäische Behörde für Lebensmittelsicherheit (EFSA) mit einer Neubewertung befassen, nachdem es Hinweise auf ernste Leberschäden durch Noni-Saft gegeben hatte. Gleich drei Fälle wurden aus Österreich gemeldet. In einem erkrankte ein 45-jähriger Mann an akuter Hepatitis, nachdem er über mehrere Wochen täglich ein Glas Noni-Saft getrunken hatte. Erst als alle gängigen Auslöser (Medikamente, Alkohol, Vergiftungen und Infektionen) ausgeschlossen werden konnten, geriet der Wellnessdrink in Verdacht. Tatsächlich sanken die Leberwerte (Gamma-GT, Transaminasen, Bilirubin) des Patienten bereits zwei Tage nach Absetzen des Saftes und erreichten einen Monat später wieder ihren Ausgangswert. In einem anderen Fall entwickelte eine 62 Jahre alte Frau eine Leberentzündung, nachdem sie über drei Monate insgesamt zwei Liter Noni-Saft konsumiert hatte. Auch sie erholte sich allein durch das Absetzen des Getränks.

Weniger Glück hatte ein Patient mit vorgeschädigter Leber. Nachdem er eine durch Paracetamol ausgelöste Hepatitis überstanden hatte, wurde er ein paar Monate später erneut in die Klinik eingeliefert – diesmal mit akutem Leberversagen. Nach eigenen Angaben hatte der 29-Jährige über drei Wochen insgesamt etwa 1,5 Liter Noni-Saft getrunken, dazu kam zu allem Überfluss der neuntägige Konsum von »chinesischen Kräutern«. Es wurde eine Lebertransplantation erforderlich. Die behandelnden Ärzte haben Anthrachinone im Verdacht, die auch schon in anderen Fällen als Verursacher von Leberschäden ausgemacht werden konnten und die bekanntermaßen (siehe oben) bei Vertretern der Familie der Rötegewächse vorkommen.

Dem deutschen Bundesinstitut für Risikobewertung (BfR) wurden zwei Fälle gemeldet. In einem davon hatte eine Patientin mit multipler Sklerose ihre Interferonbehandlung eigenmächtig mit Noni-Saft »ergänzt«, bis sie mit Gelbsucht und dramatisch erhöhten Leberwerten (Transaminasen AST, ALT sowie Bilirubin) in die Münchner Uniklinik eingeliefert wurde. Nachdem sie den Gesundheitstrank abgesetzt hatte, normalisierten sich ihre Laborwerte binnen eines Monats.

Verständlicherweise wehren sich die Hersteller und ihre Experten vehement gegen die Vorwürfe. Ihr Hauptargument: Die Früchte enthielten keine Anthrachinone, wie auch die toxikologischen Untersuchungen für die EU-Zulassung gezeigt hätten. (Allerdings liegen mittlerweile mehrere wissenschaftliche Publikationen vor, die Anthrachinone in Noni-Früchten nachweisen konnten.) Außerdem würden die Säfte seit Jahren von sehr vielen Menschen konsumiert, ohne dass nennenswerte unerwünschte Nebenwirkungen bekannt geworden seien.

Ein Problem ist sicherlich, dass niemand so genau weiß, was in den Säften, die die Patienten getrunken haben, wirklich drin war. Die chemische Analyse kann nur finden, was sie sucht, und sie kann nur suchen, was sie kennt. Darüber hinaus treten sowohl Nahrungs- wie auch Naturheilmittel mit verordneten Medikamenten in Wechselwirkung, zum Beispiel Grapefruitsaft mit Blutdrucksenkern oder Johanniskraut mit dem Cholesterinsenker Simvastatin. Die Ärzte, die die Multiple-Sklerose-Patientin behandelten, vermuten, dass Menschen mit einer vorgeschädigten Leber womöglich besonders empfindlich auf Noni-Saft und »Kräutermedizin« reagieren.

Wegen seines hohen Kaliumgehalts stellt Noni-Saft übrigens auch für Menschen mit erhöhtem Blutkaliumspiegel (Hyperkalämie) ein Risiko dar. Dies betrifft vor allem Patienten mit chronischer Niereninsuffizienz, aber auch Diabetiker und Personen, die ACE-Hemmer oder kaliumsparende Diuretika einnehmen müssen. Eine Hyperkalämie kann Ohrensausen, Verwirrtheit, Kribbeln, Muskelzittern und Störungen der Herzfunktion bis hin zum Herzstillstand verursachen.

In einem ganz anderen Licht erscheint damit auch die »Verzehrsempfehlung« von 30 bis 60 Milliliter Saft pro Tag, was gerade einmal zwei bis drei

Schnapsgläsern entspricht. Für einen gewöhnlichen Fruchtsaft erscheint die Menge sehr gering. Auch der Lebensmittelausschuss der EU hatte sich darüber gewundert, vom Hersteller aber die Auskunft erhalten, angesichts des hohen Preises würden die Leute in der Regel nicht mehr davon trinken. Ein seltsames Argument für einen Verkäufer. Doch der schlechte Geschmack des Gesöffs hätte sich als Begründung ebenfalls nicht gut gemacht. Dann hätte man ja wieder auf die Idee kommen können, das Zeug würde nicht zu Genusszwecken, sondern mit medizinischen Hintergedanken verhökert, denn Arznei darf, ja muss geradezu scheußlich schmecken. Weiterhin darf man mit einiger Wahrscheinlichkeit davon ausgehen, dass der durchschnittliche gesundheitsbewusste Patient von den Pillen, die ihm der Arzt verordnet, zwar nur die halbe Dosis einnimmt, dafür von denen, die er sich selbst besorgt, die doppelte empfohlene Menge einwirft.

Die Europäische Behörde für Lebensmittelsicherheit (EFSA) kam nichtsdestoweniger zu dem Ergebnis, »dass es keine schlüssigen Beweise für einen kausalen Zusammenhang zwischen der in den berichteten Fällen beobachteten akuten Hepatitis und dem Verzehr von Noni-Saft gibt. Unter Berücksichtigung der verfügbaren Informationen ist es unwahrscheinlich, dass der Verzehr von Noni-Saft in den festgestellten Verzehrsmengen unerwünschte Nebenwirkungen auf die menschliche Leber auslösen könnte.« Warum dann aber die Leberwerte nach dem Absetzen des Noni-Safts prompt wieder in die Normalität zurückkehrten, erklären die Experten leider nicht. Dafür wurde kürzlich aus Spanien ein neuer Fall von Lebervergiftung nach Konsum eines Noni-Produkts bekannt, der ganz genauso verlief wie die oben beschriebenen.

Das deutsche Bundesinstitut für Risikobewertung (BfR) schloss sich der Einschätzung der Europäischen Behörde für Lebensmittelsicherheit zwar an, betonte jedoch, dass im Internet angebotene Noni-Produkte wie Extrakte, Blätter oder Tees bisher weder auf Gesundheitsrisiken geprüft wurden noch zugelassen sind. Da kann man nur hoffen, dass sich das »Wunder aus der Südsee« nicht für den ein oder anderen als »blaues Wunder« entpuppt.

Literatur:

Nelson SC: *Morinda citrifolia* (noni) In: Elevitch CR (Ed): Species Profiles for Pacific Island Agroforestry. PAR, Holualoa 2006

Smillie D: Tale of the South Pacific. Forbes Magazine, 24.05.2004. http://www.forbes.com/business/forbes/2004/0524/178.html (Stand November 2007)

McClatchey W: From Polynesian healers to health food stores: changing perspectives of Morinda citrifolia (Rubiaceae). Integrative Cancer Therapies 2002/1/S.110–120

Frohne D, Jensen U: Systematik des Pflanzenreichs unter besonderer Berücksichtigung chemischer Merkmale und pflanzlicher Drogen. Wissenschaftliche Verlagsgesellschaft, Stuttgart 1998

Steglich W et al (Eds): Römpp-Lexikon Naturstoffe. Thieme, Stuttgart 1997

Hiller K, Melzig MF: Lexikon der Arzneipflanzen und Drogen. Spektrum Akademischer Verlag, Heidelberg 1999

European Commission: Opinion of the Scientific Committee on Food on Tahitian Noni® juice (expressed on 4 December 2002). SCF/CS/DOS/18 ADD 2 Final

European Food Safety Authority (EFSA): Opinion on a request from the Commission related to the safety of noni juice (juice of the fruits of *Morinda citrifolia*). Request No EFSA-Q-2005-236 (adopted on 1 September 2006 by written procedure). The EFSA Journal 2006/376/S.1–12

Bundesinstitut für Risikobewertung: Können Noni-Säfte die Gesundheit schädigen? Aktualisierte Information Nr. 045/2006 des BfR vom 06. März 2006, aktualisiert am 28. September 2006

Stadlbauer V et al: Hepatotoxicity of Noni juice: report of two cases. World Journal of Gastroenterology 2005/11/S.4758–4760

Millonig G et al: Herbal hepatotoxicity: acute hepatitis caused by a noni preparation (Morinda citrifolia). European Journal of Gastroenterology & Hepatology 2005/17/S.445–447

Verein für Konsumenteninformation: Noni: Kann Noni-Saft die Gesundheit schädigen? Nahrungsergänzungsmittel kritisiert. 25.04.2005/23.11.2006. http://www.konsument.at/konsument/detail.asp?id=23683 (Stand November 2007)

Yüce B et al: Hepatitis induced by Noni juice from Morinda citrifolia: a rare cause of hepatotoxicity or the tip of the iceberg? Digestion 2006/73/S.167–170

López-Cepero JM et al: Hepatoxidad grave asociada al consumo de Noni (Morinda citrifolia). Revista Española de Enfermedades Digestivas 2007/99/S.179–181

Pawlus AD et al: An anthraquinone with potent quinone reductase-inducing activity and other constituents of the fruits of Morinda citrifolia (noni). Journal of Natural Products 2005/68/S.1720–1722

Kamiya K et al: New anthraquinone and iridoid from the fruits of Morinda citrifolia. Chemical & Pharmaceutical Bulletin (Tokyo) 2005/53/S.1597–1599

Stalman M et al: Regulation of anthraquinone biosynthesis in cell cultures of Morinda citrifolia. Journal of Plant Physiology 2003/160/S.607–614

Takashima J et al: New constituents from the leaves of Morinda citrifolia. Chemical & Pharmaceutical Bulletin 2007/55/S.343–345

Siddiqui BS et al: Isolation and structural elucidation of chemical constituents from the fruits of Morinda citrifolia Linn. Archives of Pharmacal Research 2007/30/S.919–923

Stedman C: Herbal hepatoxicity. Seminars in Liver Disease 2002/22/S.195–206

Saito M et al: Undesirable effects of citrus juice on the pharmacokinetics of drugs: focus on recent studies. Drug Safety 2005/28/S.677–694

Bressler R: Grapefruit juice and drug interactions. Exploring mechanisms of this interaction and potential toxicity for certain drugs. Geriatrics 2006/61/S.12–18

Mueller BA et al: Noni Juice (*Morinda citrifolia*): a hidden potential for hyperkalaemia? American Journal of Kidney Diseases 2000/35/S.310–312

Orotsäure: Schäferstündchen mit dem Indikationslyriker

Wussten Sie schon, dass Schafe keinen Krebs bekommen? Das liegt natürlich an der Schafsmilch mit ihrem »konkurrenzlos hohen Gehalt an Orotsäure« – meint jedenfalls ein Anbieter diverser Schafsmilchprodukte. Abgesehen davon, dass wenig über die Schafskrebsstatistik bekannt ist, bleibt offen, ob die Schafe dafür ihr ganzes Leben lang Milch saufen müssen oder ob die Mengen, die sie als Lämmer in ihrer Jugend abzuzeln, für ein ganzes Schafsleben ausreichen.

Wer sich nicht mit Schafsmilch anfreunden mag, darf auf die Produkte der pharmazeutischen Industrie zurückgreifen, die Orotsäure gerne im Doppelpack mit Magnesium oder Zink (siehe dort) anbietet. Wie uns zu Ohren kam, »häufen sich in den letzten Jahren die Stimmen«, die der Orotsäure eine »Verbesserung der kardialen Anpassung an erhöhte Leistungsanforderung« und die »Förderung von zellulären metabolischen Prozessen« zuschreiben. In Verbindung mit Magnesium soll sie der Arterienverkalkung vorbeugen und das Cholesterin senken. Außerdem »fördert [Orotsäure] im Körper das Zellwachstum« und »schützt Leberzellen vor aufgenommenen Giftstoffen«. Im Internet schützt der Stoff »gegen Umweltgifte« und wird außerdem »angewandt bei Problemen der Haut und Schleimhäute, für Darm und Verdauung sowie erhöhtes Cholesterin, Altersschwäche, urinsaure Gicht und Herz-Kreislauf-Leiden«. Um den Phrasen Nachdruck zu verleihen, wird Orotsäure von einigen Marketingfuzzis manchmal sogar (unrechtmäßig) als Vitamin B_{13} tituliert.

Als »Jungbrunnen für Leber, Darm und Gehirn« preist auch ein aus Zeitungskolumnen und Fernsehshows bekannter Professor die Orotsäure an. Fachleute nennen die blumigen Litaneien positiver Effekte, die ein einzelnes Präparat haben soll, schlicht »Indikationslyrik«. Je weniger positive Wirkungen nachgewiesen sind, desto länger gewöhnlich die Liste. Besonders verdächtig: die werbliche Nähe zu den Vitaminen. Damit hat die Orotsäure nun wirklich nichts zu tun, schließlich gibt es beim Menschen keinerlei Mangelsymptome. Aber als Verkaufsargument für Pillen ist das Stichwort »Vitamin« einfach unschlagbar.

In einem Punkt haben die Indikationslyriker allerdings leider echt: Orotsäure fördert tatsächlich das Zellwachstum, denn sie ist bereits seit längerem als wirkungsvoller Tumorpromoter bekannt. Das heißt, sie förderte in Tierversuchen zusammen mit anderen Krebsgiften die Entstehung von Tumoren, namentlich der Leber. In Zellkulturen stimulierte Orotsäure zudem das Wachstum von Leukämiezellen und hob die hemmende Wirkung des »negativen Wachstumsfaktors« TGF-β1 auf. Patienten, die an Krebs oder an Leberzirrhose leiden, haben deutlich erhöhte Orotsäurewerte.

Richtig ist in gewisser Weise die Aussage, man könne mit Orotsäure erhöhte Blutfettwerte auf »natürliche Weise« senken. Allerdings geht das auf Kosten der Leber: Orotsäure verhindert die Ausscheidung der Lipide ins Blut. Dadurch sind die Blutwerte »besser«, dafür verfettet die Leber… Das *Arzneimittelkursbuch* vermerkte einst zu Orotsäure-Präparaten: »Zweifelhaftes Therapieprinzip. Therapeutischer Nutzen nicht belegt. Weder bei Leberleiden noch bei allen anderen von den Anbietern beanspruchten Indikationen vermag die Aufbereitungskommission einen klinischen Nutzen zu erkennen.« In der aktuellen Auflage werden gar keine Orotsäure-Präparate mehr aufgeführt.

Müssen wir jetzt Schafsmilch aufgrund ihrer erhöhten Orotsäuregehalte meiden, umso mehr, als der Maßstab Muttermilch kaum etwas davon enthält? Wie so oft scheinen die natürlichen Gehalte in Joghurt, Milch und Käse nicht schädlich zu sein. Studien, die den Zusammenhang zwischen dem Verzehr dieser Produkte und dem Auftreten von Leberkrebs untersuchten, konnten jedenfalls keine entsprechenden Belege finden. Es braucht also niemand auf seinen geliebten Feta zu verzichten. Aber es braucht auch niemand eine Extradosis – nicht einmal Gesundheitsmoderatoren, die sich aus verständlichen Gründen einen »Jungbrunnen fürs Gehirn« wünschen…

Literatur:

Rao PM et al: Orotic acid, a promoter of liver carcinogenesis induces DNA damage in rat liver. Carcinogenesis 1985/6/S.765–768

Vasudevan S et al: Perturbations of endogenous levels of orotic acid and carcinogenesis: effect of an arginine-deficient diet and carbamyl aspartate an hepatocarcinogenesis in the rat and the mouse. Carcinogenesis 1994/15/S.2497–2500

Sumi S et al: Urinary orotic acid in healty adults and patients with various diseases. Clinica Chimica Acta 1997/266/S.195–197

Dimski DS et al: Toxic and vascular nephropathy associated with orotic acid administration in laboratory cats. Nephron 1994/68/S.275–276

Standerfer SB, Handler P: Fatty liver induced by orotic acid feeding. Proceedings of the Society for Experimental Biology and Medicine 1955/90/S.270–271

ATI: Arzneimittelkursbuch 99/2000. Berlin 1999

ATI: Arzneimittelkursbuch 2007/08. Berlin 2007

World Cancer Research Fund, American Institute for Cancer Research: Food, Nutrition and the Prevention of Cancer: a global perspective. Washington 1997

Grzelkowska K et al: Effect of orotic acid on TGF-â1-induced growth inhibition of L1210 leukemic cells. International Journal of Hematology 1995/61/S.23–33

Buang Y et al: Dietary phosphatidylcholine alleviates fatty liver induced by orotic acid. Nutrition 2005/21/S.867–873

Zavaczki Z et al: Magnesium-orotate supplementation for idiopathic infertile male patients: arandomized, placebo-controlled clinical pilot study. Magnesium Research 2003/16/ S.131–136

PABA: Naschwerk für Parasiten

Ob es wohl an der Namensähnlichkeit mit einem altbekannten Konservierungsmittel liegt, dass sich Para-Aminobenzoesäure, kurz PABA, in der Werbelyrik für verjüngende Wellness- und Kosmetikprodukte so großer Beliebtheit erfreut? Das »Schönheitsvitamin für Haut, Haare & Nägel« soll »die Bildung von Falten«, »fleckige Haut« und »frühes Ergrauen der Haare« verhindern, ja, »möglicherweise sogar die alte Haarfarbe wiederherstellen«. Schließlich unterstützt es »die Pigmentbildung von Haut und Haar«, »schützt die Haarfollikel und wirkt Haarausfall entgegen«. Als Mittel gegen die Weißfleckenkrankheit (Vitiligo) und Sklerodermie (»Darrsucht«) wird PABA ebenfalls gepriesen. Doch vergeblich sucht der aufklärungswillige Kunde nach Belegen oder wenigstens plausiblen Erklärungen für all diese Wohltaten. Verschwommen auch die Behauptungen, die Substanz spiele eine Rolle bei der Bildung der roten Blutkörperchen, beim Abbau von Proteinen und helfe beim Aufbau der Pantothensäure (bekannt und beliebt aus der Kosmetikwerbung).

Natürlich darf auf keinen Fall der (korrekte) Hinweis fehlen, dass PABA ebenso wie Glutamat ein Bestandteil des B-Vitamins Folsäure ist. Damit wird für alle in Ernährungsdingen Bewanderten der Kaufimpuls verstärkt, denn bekanntlich leidet ja so gut wie jeder an Folsäuremangel und muss dem dringend abhelfen (siehe dazu Stichwort Folsäure). Nur: Der menschliche Organismus ist nicht dazu in der Lage, Folsäure selbst herzustellen, auch dann nicht, wenn man ihn mit PABA zuschüttet. Die Einzigen, die das im System Mensch können, sind die Mikroben aus der Unterwelt, kurz die Darmflora. Das muss sich auch zu ein paar Werbetextern für Nahrungsergänzungsmittel herumgesprochen haben, die prompt »erhöht das Wachstum von Bakterien« und »aktiviert die Darmflora« als Nutzen mit in die Werbetrommel nahmen.

Allerdings wirkt PABA nicht nur bei angestammten Darminsassen wachstumsfördernd, sondern auch bei Parasiten wie den Erregern der Malaria, der Schlafkrankheit oder der Flussblindheit – Seuchen, die Milliarden von Menschen bedrohen. Fernreisende sollten deshalb vorsorglich auf derlei »Ergänzungen« verzichten. Ein weiterer Nutznießer des vorgeblichen Schönheitsvitamins ist die berühmt-berüchtigte *Candida albicans*, ein Hefepilz, der noch vor wenigen Jahren für sämtliche Befindlichkeitsstörungen der Gesundheitsbewussten verantwortlich war. Auch Candida kann aus PABA Folsäure herstellen und vermehrt sich umso prächtiger.

Außerdem schützt PABA die Hefe ausgerechnet vor jenen Medikamenten (Sulfonamide und Kokzidiostatika), die ihr an den Kragen sollen. Die Medikamente sorgen normalerweise dafür, dass der Folsäurestoffwechsel der Krankheitserreger durcheinandergerät. Erhöhte PABA-Zufuhr bewahrt die lieben Kleinen nun aber vor den tödlichen Folgen der Therapie. Wer also zwecks angeblicher Verschönerung PABA-haltige Nahrungsergänzungen verputzt, füttert damit lediglich seine Darmpilze und Parasiten – oder macht deren Behandlung zunichte. In der Forschung jedenfalls experimentiert man mit PABA-freiem Mäusefutter, um Malariaparasiten in den Nagern auszuhungern.

Pharmazeutisch dient Para-Aminobenzoesäure übrigens als Ausgangsstoff für zahlreiche Betäubungsmittel wie zum Beispiel Procain. Außerdem war sie früher in Sonnenschutzmitteln enthalten. Dort sollte PABA ursprünglich vor Sonnenbrand und Hautkrebs schützen. Leider musste sie schon vor geraumer Zeit daraus verbannt werden. Es hatte sich nämlich gezeigt, dass ihr UV-Schutz nicht ausreicht und unerwartet die Entstehung von Allergien und Ausschlägen fördert. Trotzdem wird PABA noch immer auf vielen Websites als Sonnenschutz angepriesen. Sonstige Nebenwirkungen: Bei innerlicher Anwendung wurden Autoimmunerkrankungen, wie Lupus erythematodes und Dermatomyositis, beobachtet. Also unerfreuliche Krankheiten, die unter anderem mit höchst unangenehmen Hautausschlägen verbunden sind. Echte Schönheitspflege sieht anders aus.

Literatur:

Mackie BS, Mackie LE: The PABA-Story. Australasian Journal of Dermatology 1999/40/ S.51–53

Stoeva OG et al: Antitromboticheskaia aktivnost' paraaminobenzoinoi kisloty pri eksperimental'nom tromboze. Izvestiia Akademii Nauk. Seriia Biologicheskaia 1999/H.3/ S.329–336

Barbieri B et al: P-aminobenzoic acid, but not its metabolite p-acetamidobenzoic acid, inhibits thrombin induced thromboxane formation in human platelets in an non NSAID like manner. Thrombosis Research 1997/86/S.127–140
Rossoff IS: Encyclopedia of Clinical Toxicology. Parthenon Publ. Group, New York 2002
Henson OE, McClary DO: Growth inhibition of Candida albicans by folate pathway inhibitors. Antonie van Leeuwenhoek 1979/45/S.211–223
Rao UR et al: The effect of p-aminobenzoic acid and folic acid on the development of infective larvae of Brugia malayi in Aedes aegypti. Acta Tropica 1984/41/S.61–67
Carter R: Effect of PABA on Chloroquine resistance in Plasmodium berghei yoelii. Nature 1972/238/S.98–99
Dubey JP: Toxoplasmosis, sarcocystosis, isosporosis, and cyclosporosis. In: Palmer SR et al (Eds): Zoonoses. Oxford University Press, Oxford 1998/S.579–597
Gilks CF et al: Host diet in experimental rodent malaria: a variable which can compromise experimental design and interpretation. Parasitology 1989/98/S.175–177
Kicska GA et al: Effect of Dietary *p*-Aminobenzoic Acid on Murine *Plasmodium yoelii* Infection. The Journal of Infectious Diseases 2003/188/S.1776–1781
Hasumura M et al: Promotion of thyroid carcinogenesis by para-aminobenzoic acid in rats initiated with N-bis(2–hydroxypropyl)nitrosamine. Toxicological Sciences 2005/86/S.61–67

Phytosterine: Angeschmiert!

Selbst wenn Sie noch nie etwas von Phytosterinen oder Phytosterolen gehört haben, die Margarine- und Joghurtwerbung mit dem flammenden Spruch »Senkt nachweislich den Cholesterinspiegel!« ist Ihnen sicher schon begegnet. Ungewöhnlich ist sie deshalb, weil sonst in der Branche aus guten Gründen mit mehr oder weniger frei interpretierbaren Andeutungen gearbeitet wird. Noch ungewöhnlicher ist, dass die Behauptung sogar zutrifft. Fragt sich nur, wem nutzt es? Die mit Phytosterinen angereicherten Produkte sind wesentlich teurer als konventionelle Margarinen oder Joghurts – obwohl der Zusatz eher »billig« ist.

Dass man durch Senken des Cholesterinspiegels Herzinfarkt und Arteriosklerose verhindern könne, gehört nach vielen Jahren gebetsmühlenartiger Wiederholung in Fach- und Laienpresse (mit freundlicher Unterstützung der pharmazeutischen Industrie) zum Allgemeinwissen. Jeder »weiß« mittlerweile, wie gefährlich tierische Fette und das darin enthaltene Cholesterin sind – im Gegensatz zu den pflanzlichen Fetten, nach denen sich ein gesunder Körper förmlich sehnt. Gerade Ärzte haben hier vorbildliche Aufklärungsarbeit geleistet.

Dabei ist unserer Fachwelt nur ein kleines, beinahe zu vernachlässigendes Detail entgangen: Der Mensch zählt weniger zum Pflanzen-, sondern eher zum Tierreich. Und was produziert so ein tierischer Organismus, um lebend über die Runden zu kommen? Gewebe aller Art, zum Beispiel Herz, Nieren, Knochen oder auch Fettgewebe. Wohlgemerkt tierisches Fettgewebe und kein Rapsöl! Ohne Fettgewebe sind Mensch und Maus ebenso tot wie ohne Herz. Kann es denn sein, dass Gewebe, die der Körper selbst produziert und die für ihn lebensnotwendig sind, eine heimtückische Gefahr für den Körper darstellen? Und welches Organ, liebe Kardiologinnen und Kardiologen, ist am meisten mit Cholesterin und tierischen Fetten – wie Sie sagen würden – »belastet«? Richtig! Das menschliche Gehirn. Wären die beiden Grundstoffe unseres Oberstübchens so gefährlich für die Gesundheit, der Herrgott hätte Ihnen statt eines Kopfes eine Kokosnuss voll pflanzenfetter Kokosmilch verliehen.

Dass die ganze Geschichte so nicht stimmen kann, wie sie von Werbetextern, Ärzten und Frauenmagazinen verbreitet wird, ist vielfach belegt. Näheres mag der geneigte Leser beispielsweise dem *Lexikon der populären Ernährungsirrtümer* oder dem Buch *Mythos Cholesterin* von Uffe Ravnskov entnehmen, der die Cholesterin-verursacht-Herzinfarkt-Theorie nach Strich und Faden zerlegt. Es ist ja nicht so, dass hier Aussage gegen Aussage und Studie gegen Studie steht. Die Datenlage ist eindeutig: Weder eine cholesterinreduzierte Kost noch eine fettarme Ernährung verlängern das Leben eines Menschen. Beides hat keinen Einfluss auf die Gesamtsterblichkeit – so das Ergebnis einer einschlägigen Meta-Analyse, bei der alle Studien zusammengefasst wurden, welche die üblichen wissenschaftlichen Mindestanforderungen erfüllt hatten. Eher im Gegenteil: Studien an älteren Menschen zeigen, dass diese umso länger leben, je höher ihre Cholesterinwerte sind.

Angesichts der Faktenlage ist es nur konsequent, wenn die Hersteller von Phytosterin-Margarinen gar nicht erst behaupten, dass der Verzehr ihrer Produkte die Herzinfarktrate senkt. Sie können sich ganz auf das verlassen, was um ihre Gesundheit besorgte Käufer dank des unablässigen Rauschens im Bunte-Blätter-Wald zu wissen glauben. Das *arznei-telegramm*, ein anzeigenfreies, unabhängiges Informationsblatt für Ärzte und Apotheker, merkt dazu ebenfalls kritisch an: »Die im Internet … vom Margarineproduzenten aufgeführte umfangreiche Literaturliste lässt leicht vergessen, dass die in Studien für Pflanzensterine beschriebenen Laborwertveränderungen keineswegs einen Schutz vor kardiovaskulären Erkrankungen belegen. Hierfür fehlen entsprechende Untersuchungen.« Vielleicht sollte man an dieser Stelle erwähnen, dass Phytosterine, bevor sie in die Margarine wanderten, als cholesterinsenkende Medikamente gehandelt wurden – solange bis die Statine sie vom Markt verdrängten.

Eigentlich ist die Zufuhr von Extra-Phytosterinen mittels Margarine eh ein Kuriosum. Schließlich sind diese Stoffe in pflanzlichen Lebensmitteln sowieso enthalten, denn die Phytosterine sind das »Cholesterin der Pflanzenwelt«. Unser Organismus braucht sie nicht, bekommt sie aber regelmäßig mit pflanzlicher Nahrung geliefert. Sie werden von ihm daher auch nur in äußerst geringer Menge aus dem Darm aufgenommen und möglichst rasch wieder ausgeschieden. Zuständig ist ein sogenannter ABC-Transporter im Darm. Er sorgt dafür, dass vor allem das lebenswichtige Cholesterin, aber kaum Phytosterine aufgenommen werden.

Wenn der ABC-Transporter aufgrund einer Mutation defekt ist, verliert er die Fähigkeit, zwischen tierischen und pflanzlichen Sterinen zu unterscheiden, und es kommt zur Sitosterolämie. Bei dieser Erkrankung ist die Konzentration an »gesunden« Phytosterinen im Blut 50- bis 200-mal so hoch wie normal. Aber der Transporter lässt dann nicht nur wesentlich mehr Phytosterine passieren, er winkt auch mehr Cholesterin durch. Gleichzeitig ist die Ausscheidung für beide Stoffgruppen (die über dasselbe System läuft) vermindert.

Bei hoher Cholesterinzufuhr von außen senkt unser Organismus einfach die Eigenproduktion, darauf ist er eingestellt. Aber die wertlose Phytosterinschwemme kann er weder ordentlich verstoffwechseln noch abbauen, noch effizient genug ausscheiden. Wohin also mit dem Pflanzenfettmüll? Notgedrungenermaßen wird er irgendwo deponiert, sprich, in Gewebe eingelagert. Das führt bei Sitosterolämie-Patienten zu Xanthomen, gelblich verfärbten Schwellungen oder blasig aufgeworfenen Hautarealen, Gelenkschmerzen, Arthritis sowie zu Arteriosklerose und koronarer Herzkrankheit oft schon im jugendlichen Alter. Ähnliche Effekte treten übrigens auf, wenn man ausgewiesene Pflanzenfresser, die auf Phytosterine eingestellt sind, mit tierischem Cholesterin füttert. Aus diesem Grunde sind Kaninchen als »Tiermodell« unter Cholesterinforschern so beliebt.

Die Beobachtung, dass mit den drastisch erhöhten Phytosterinwerten dieser Patienten Arteriosklerose und koronare Herzkrankheit einhergehen, brachte Forscher der Universitätkliniken Bonn und Münster auf eine Idee: Könnte es sein, dass Phytosterine vielleicht bislang unbekannte Risikofaktoren für diese Erkrankungen darstellen? Sie überprüften diese Hypothese an ihrem Patientengut. Die Bonner untersuchten 53 Personen, die auf eine Bypass-Operation warteten. Die Hälfte der Kandidaten berichtete von nahen Verwandten, die ebenfalls an koronarer Herzkrankheit litten. Bei ihnen waren die Werte für Sitosterol, Campesterol (ein anderes häufiges Phytosterin) sowie das Mengenverhältnis dieser Substanzen zu Cholesterin deutlich und statistisch signifikant erhöht.

In Münster wertete man die Daten einer Gruppe von Probanden aus, die Teil der »Prospektiven Cardiovaskulären Münster-Studie«, abgekürzt PROCAM, waren. Es handelte sich um 159 Männer, die im Zehn-Jahres-Zeitraum nach ihrer Erstuntersuchung für diese Studie einen Herzinfarkt erlitten hatten oder am plötzlichen Herztod verstorben waren. Die seinerzeit eingefrorenen Blutproben wurden nun auf Sitosterin untersucht und mit denen von 318 Männern gleichen Alters verglichen, die zur gleichen Zeit in die Studie eingetreten waren, aber keinen Herzinfarkt erlitten hatten. Es zeigte sich, dass die Sitosterinwerte bei den Teilnehmern mit Herzproblemen statistisch signifikant höher lagen als bei den Kontrollpersonen. Bei den 25 Prozent mit den höchsten Sitosterinwerten hatte sich das Herzinfarktrisiko fast verdoppelt.

Was bedeuten diese Ergebnisse? Man könnte durchaus auf die Idee kommen, dass womöglich gerade der vermeintliche Butter-Teufel mit dem Margarine-Beelzebub ausgetrieben wird. Ein konsequenter Anhänger der Cholesterin-verursacht-Herzinfarkt-Theorie müsste nun eigentlich ebenso konsequent vor dem Verzehr von mit Phytosterinen angereicherten Produkten warnen. Passiert aber nicht. Warum bloß?

Fein raus aus dem Dilemma ist man, wenn man die Cholesterintheorie eh nicht glaubt, dann braucht man nämlich auch keine cholesterinsenkenden Brotaufstriche. Daher unser Tipp: Sparen Sie sich das Geld für den teuren Butterersatz und stecken Sie es lieber in Ihre private Rentenkasse. Sie werden es noch brauchen, wenn Sie – auch dank höherem Cholesterin – länger leben.

Literatur:

Niemann B: Lebensmittel mit Idee. EU.L.E.n-Spiegel – Wissenschaftlicher Informationsdienst des Europäischen Institutes für Lebensmittel- und Ernährungswissenschaften (EU.L.E.) e.V. 2002/H.2–3/S.25–29

Pollmer U, Warmuth S: Lexikon der populären Ernährungsirrtümer. Missverständnisse, Fehlinterpretationen, und Halbwahrheiten von Alkohol bis Zucker. Eichborn, Frankfurt/Main 2007

Ravnskov U: Mythos Cholesterin. Die zehn größten Irrtümer. Hrsg. v. U. Pollmer. Hirzel, Stuttgart 2008

Ravnskov U.: Cholesterol lowering trials in coronary heart disease: frequency of citation and outcome. British Medical Journal 1992/305/S.15

Ravnskov U: High cholesterol may protect against infections and atherosclerosis. Quarterly Journal of Medicine 2003/96/S.927–934

Anon.: Schützt becel pro-aktiv das Herz? arznei-telegramm 2001/32/S.14

Hooper L et al: Dietary fat intake and prevention of cardiovascular disease: systematic review. British Medical Journal 2001/322/S.757–763

Sudhop T et al: Serum plant sterols as a potential risk factor for coronary heart disease. Metabolism 2002/51/S. 1519–1521

Sudhop T, von Bergmann K: Sitosterolemia – a rare disease. Are elevated plant sterols an additional risk factor? Zeitschrift für Kardiologie 2004/93/S.921–928

Lu K et al: Two genes that map to the STSL locus cause sitosterolemia. American Journal of Human Genetics 2001/69/S.278–290

European Commission: General view of th Scientific Committee on Food on the long-term effects of the intake of elevated levels of phytosterols from multiple dietary sources, with particular attention to the effect on β-carotene. SCF/CS/NF/DOS/22 ADD1 Final, 03.10.2002

Lee MH et al: Genetic basis of sitosterolemia. Current Opinion in Lipidology 2001/12/S.141–149

Lu K et al: Molecular cloning, genomic organization, genetic variations, and characterization of murine sterolin genes Abcg5 and Abcg8. Journal of Lipid Research 2002/43/S.565–578

Plat J, Mensink, RP: Increased intestinal ABCA1 expression contributes to the decrease in cholesterol absorption after plant stanol consumption. FASEB Journal 2002/16/ S.1248–1253

Salen G et al: Sitosterolemia. Journal of Lipid Research 1992/33/S.945–955

Stalenhoef AF: Phytosterolemia and Xanthomatosis. New England Journal of Medicine 2003/349/S.51

Assmann G et al: Plasma sitosterol elevations are associated with an increased incidence of coronary events in men: Result of a nested case-control analysis of the Prospective Cardiovascular Münster (PROCAM) study. Nutrition, Metabolism, and Cardiovascular Diseases 2006/16/S.13–21

Präbiotika: vor allem warme Luft

Die Präbiotika mussten erfunden werden, um das Scheitern eines darmpflegerischen Konzeptes zu verbergen: das Konzept der Probiotika. Denn die probiotischen Bazillen verweigerten den Experten einfach das ihnen zugedachte Rollenspiel. Als Darmsiedler in spe mit Aussicht auf ein warmes Plätzchen an der Schleimhaut fanden sie das Vorspiel im kalten Joghurt wenig erregend. Und was Anständiges zu essen gab's dort auch nicht. Denn wer gewöhnlich den Darm besiedelt, ist weniger an saurer Milch als vielmehr an vorverdauter Nährlösung in-

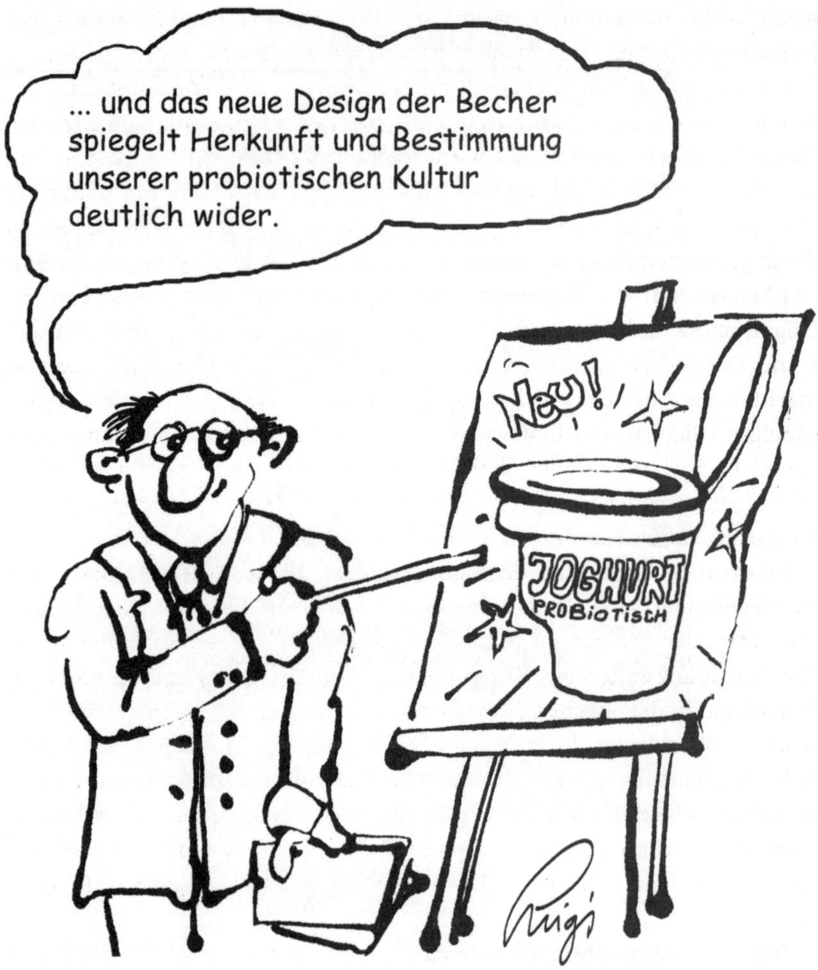

teressiert. So gaben viele kleine Darmpioniere schon während ihrer Reise zum Supermarkt den Geist auf.

Wer es dennoch bis in den Menschen schaffte, stand vor neuen Hürden. Als Nächstes erwartete sie der Magensaft, dessen Aufgabe ja gerade darin besteht, missliebige Keime abzutöten. Doch damit nicht genug. Selbst wenn es ein paar hartgesottenen Probiotis gelang, bis in den Enddarm vorzudringen, konnten sie sich nur in den seltensten Fällen dort halten: Die angestammten Einwohner nutzten ihren Heimvorteil und hinderten die Zugereisten daran, sich festzusetzen. Fachleute wie Professor Michael Teuber von der Eidgenössischen Technischen Hochschule Zürich bezweifeln deshalb, ob es überhaupt möglich ist, die Darmflora eines gesunden Menschen dauerhaft und gezielt zu beeinflussen.

Die Probiotika-Dealer erklärten nun, die armen Kleinen seien auf dem Weg zum Kunden einfach verhungert. Und die, die allen Widrigkeiten zum Trotz den Zielort Darm erreichten, fänden wieder kein attraktives Speisenangebot vor, das sie zum Verweilen in der warmen Gaststube veranlassen könnte. Damit sie allerorten und jederzeit mit dem Nötigsten versorgt seien, müsste man ihnen daher geeigneten Proviant mitgeben – sozusagen als Verpflegung für den langen Marsch zum A... Das war die Geburtsstunde der Präbiotika, so kam die Oligofructose in den Joghurt. Ob es aber funktioniert, wusste lange Zeit niemand. Das änderte sich erst, als französische Forscher die Probe aufs Exempel machten. Ergebnis: Die nützlichen Mikroben ließen sich auch mit einer darmgängigen Oligofructose-Extrawurst nicht im Innersten der Versuchspersonen ansiedeln. Egal ob mit oder ohne Präbiotika – sobald die Tester die probiotischen Joghurts absetzten, machten sich die neuen Darmsiedler durch den Hinterausgang auf und davon.

Spürbare Effekte blieben der Kundschaft trotzdem nicht erspart, wenn auch ein wenig anders als gedacht. Schließlich handelt es sich bei der Oligofructose um mehr oder weniger gut verdauliche Ballaststoffe. Diese werden nicht von den Verdauungssäften des Körpers zerlegt, sondern erst von Darmflora geknackt und in die üblichen klimaschädlichen Darmgase umgesetzt. Bei klinischen Studien klagten die Probanden folgerichtig über Blähungen und Bauchweh. Während der erhöhte »Output« der Darmflora ein gemeinhin wahrnehmbares olfaktorisches Signal darstellt, kann es durch die Präbiotika aber auch zu unerwünschten Veränderungen im Darm selbst kommen. Diese werden allerdings meist nicht als Folge eines Verzehrs von präbiotischen Produkten erkannt.

Nach der Theorie sollen die netten Laktobazillen und Bifidobakterien in den probiotischen Joghurts aus den nahrhaften Präbiotika fleißig Säuren bilden, um weniger gern gesehene Mikroorganismen zu vertreiben. Aber leider schmeckt das den »Nützlingen« zugedachte Spezialfutter auch anderen Darmanrainern wie Salmonellen, Shigellen und Candida. Schlimmer noch, die Präbiotika sorgen dafür, dass die Krankheitserreger die Darmschranke durchdringen und so über Kreislauf und Lymphe jedes menschliche Gewebe erreichen können. Das gelingt ihnen umso leichter, je mehr die Darmschleimhaut durch die Säuren aus den Präbiotika vorgeschädigt wurde.

Was bisher nur an Ratten erforscht werden konnte, fand inzwischen eine erste Bestätigung am Menschen. Vorläufig bleibt daher festzuhalten: Die Vorstellung, man könne durch gezielte Fütterungsprogramme seine Darmflora designen, gebiert vor allem warme Gase, die Ernährungsexperten gelegentlich zu Kopfe steigen, und außerdem schon mal eine Sepsis.

Literatur:

Ten Bruggencate SJM et al: Dietary fructo-oligosaccharides dose-dependently increase translocation of Salmonella in rats. Journal of Nutrition 2003/133/S.2313–2318

Ten Bruggencate SJM et al: Dietary Fructooligosaccharides Increase Intestinal Permeability in Rats. Journal of Nutrition 2005/135/S.837–842

Ten Bruggencate SJM et al: Dietary fructooligosaccharides affect intestinal barrier function in healthy men. Journal of Nutrition 2006/136/S.70–74

Köhler W et al (Eds): Medizinische Mikrobiologie. Urban & Fischer, München 2001

Bouhnik Y et al: Short-chain fructo-oligosaccharide administration dose-dependently increases fecal bifidobacteria in healthy humans. Journal of Nutrition 1999/129/S.113–116

Teuber M: Probiotika – Wissenschaft contra Marketing – Kritische Gedanken zum Konzept. Rundgespräche der Kommission für Ökologie 1998/15/S.95

Probiotika: Griff ins Klo

»Der Tod sitzt im Darm«, so hört man regelmäßig aus der Verdauungsförderergemeinde (mit angeschlossener Candida-Bekämpfungsliga) orakeln. Dabei wird das Zitat abwechselnd Hippokrates, Paracelsus, Franz Xaver Mayr (der mit den trockenen Brötchen) oder auch Elias Metschnikoff in den Mund gelegt (siehe Stichwort Joghurt). Metschnikoffs Hypothese von der Vergiftung des Körpers durch »Darmfäulnis«, der man am besten durch Entfernung des Organs vorbeugen sollte, bevor es zu spät ist, konnte sich glücklicherweise in der Medizin nicht durchsetzen.

Das Misstrauen gegen die unsichtbaren Untermieter jedoch ist geblieben, weshalb sich die Werbewirtschaft des eigentlich eher unappetitlichen Themas »Darmpflege« höchst erfolgreich annehmen konnte. Das funktioniert vor allem deshalb, weil die Beschäftigung mit dem eigenen Verdauungsapparat sehr lange Tradition hat. Wie es scheint, verspürt der Mensch den schier unwiderstehlichen

Drang, seine Ausscheidungen zu kontrollieren und zu manipulieren. Schon kleine Kinder interessieren sich für ihre Häufchen. Doch alsbald lernen sie im Rahmen der Hygieneerziehung, dass speziell diese Leistung ihres Körpers »bähbäh« ist. Endlich erwachsen, stellt das »Säubern« der Eingeweide (lateinisch *purgatio*) bis heute die Methode der Wahl dar, und die Zahl der Abführmittel von Aloe bis Zaunrübe ist Legion.

Mit der Entdeckung der mikrobiellen Unterwelt im 19. Jahrhundert eröffneten sich jedoch ganz neue Möglichkeiten, die menschlichen Kontrollphantasien auszuleben. Die Vorstellung, die menschliche Darmflora gezielt zu beeinflussen, beflügelte Biologen und Mediziner ungemein: Dem Trendsetter Joghurt (siehe dort) folgten schon bald Acidophilus-Milch (»Reform-Joghurt«) und ein spezieller Stamm des Fäkalkeims *Escherichia coli*, der noch heute als »Darmsanierer« zum Einsatz kommt. Ihn hatte der Freiburger Hygieneprofessor Alfred Nissle im Ersten Weltkrieg in einem rumänischen Durchfalllazarett einer Stuhlprobe entnommen und in seinem Marschgepäck in die Heimat verbracht – wo er die meiste Zeit in der Nische für exotische alternative Heilverfahren vor sich hin dümpelte.

Frischer Wind erfasste die Darmszene erst, als allerlei verschiedenartige Keime zu Mastzwecken getestet wurden. Man hoffte auf eine schnellere Gewichtszunahme bei Schweinen, weil die Mikroben helfen sollten, auch ansonsten unverdauliche Ballaststoffe kalorisch zu verwerten. Das verstand man in den fünfziger und sechziger Jahren unter »pro-biotisch« ... (bloß gut, dass dies den eifrigen Konsumentinnen trendiger Joghurtdrinks bislang verborgen blieb). Aus dem erhofften Energiegewinn wurde jedoch nichts. Als einziger Einsatzzweck blieben am Ende neugeborene Kälber übrig, die noch über keine eigene Darmflora verfügen. Flößte man ihnen probiotische Keime ein, dann benötigten sie weniger Antibiotika. Der Grund wurde erst mit der Entdeckung der Bakteriozine klar, antibiotisch wirksamer Substanzen aus bakterieller Produktion: Mit ihnen können die Mikroben lästige Konkurrenten an den Futtertöpfen im Darm beseitigen. Nebenbei halfen sie so, ein paar Durchfallerreger in den Kälbermastbetrieben in Schach zu halten. Doch insgesamt erfüllte das Konzept die praktischen und ökonomischen Erwartungen der Landwirte nicht.

Was nun?, sprach Zeus. Wie konnte die Geschäftsidee mit den Darmfloristen doch noch in klingende Münze umgesetzt werden? Genau: Man verkaufe sie an Menschen, denen ihre Gesundheit lieb und teuer ist. Es traf sich gut, dass Marketingstrategen und Produktentwickler in der Milchwirtschaft Anfang der neunziger Jahre ebenfalls einen neuen Weg zu höherer Wertschöpfung suchten. Schließlich löste der alte Slogan »Milch macht müde Männer munter« schon seit längerem nur noch einen Gähnreflex aus. Da kamen die kleinen Gesundheitsversager aus den Ställen wie gerufen, und so wanderten die Probiotika aus der bäuerlichen Handapotheke in die Molkerei.

Mit den positiv besetzten Schlagwörtern »pro« und »bio« konnte man die neuen Produkte wunderbar als innovativ anpreisen. Zudem ließ sich so der Preisunterschied zu gewöhnlichem Joghurt rechtfertigen, an dessen einstige Functional-Food-Qualitäten sich offenbar niemand mehr erinnern wollte. Glaubt der willige Kunde den Werbebotschaften, dann handelt es sich bei den probiotischen Keimen um fachlich geschultes Personal, das nicht nur der Schönheitspflege von innen dient (kein schöner Darm in dieser Zeit – vom Mund bis zum Spund), sondern nebenbei als Gesundheitspolizei fungiert, die die Bösewichte sogar im Dunkeln erkennt, ihnen Handschellen anlegt und dann im Darm, na was wohl? – abführt.

Außerdem halten sich hartnäckige Gerüchte, dass probiotische Joghurts auch beim Menschen den ein oder anderen »flotten Otto« ausbremsen. Für die Hersteller sind solche Berichte eigentlich kein Grund zur Freude, denn dann würde man mit dem Produkt ja Krankheiten behandeln und in einem solchen Fall brauchte das schleimige G'schlader eine Arzneimittelprüfung. Der Effekt könnte nämlich auch hier auf die Bildung antibiotisch wirksamer Bakteriozine zurückgehen. Und zu diesen äußert sich selbst ein Fachblatt der Lebensmittelindustrie höchst vorsichtig: »Die Wirkungsmechanismen und die Wirkungsspektren der meisten Bakteriozine sind nur ungenügend abgeklärt. Die möglichen unerwünschten Wirkungen der Bakteriozine auf den menschlichen Organismus, wie Veränderungen der Darmflora, Allergien oder Stoffwechselinterferenzen, sind ebenfalls nicht eingehend untersucht.«

Im Marketing erzählt man dann doch lieber die Story von der Stärkung des Immunsystems, die heute zum Functional Food gehört wie der Frack zum Heiratsschwindler. Natürlich hat die Branche auch ein paar Studien im Ärmel, mit denen sie ihre Immuntheorien zu stützen trachtet. Beispielsweise eine gern zitierte finnische Studie an Kindern aus Neurodermitisfamilien, denen probiotische Präparate geholfen haben sollen. Das unabhängige *arznei-telegramm* äußerte sich dazu sehr entschieden: »Wegen methodischer Mängel beurteilen wir den Nutzen jedoch als nicht belegt.« In der Probiotikagruppe erkrankten sogar mehr Kinder an allergischem Schnupfen und Asthma. Ähnliche Beobachtungen machte eine australische Forschergruppe. Sie konnte mit probiotischen Bakterien ebenfalls keine positiven Auswirkungen auf das Neurodermitisrisiko feststellen, beobachtete jedoch einen Anstieg der Sensibilisierung gegen Kuhmilch.

Deshalb fragen sich manche Experten mittlerweile besorgt, ob die regelmäßige Aufnahme von lebenden Bakterien, die das Immunsystem stimulieren, wirklich unbedenklich ist. Schließlich kommt es bei Einnahme zu einem leichten Anstieg der Entzündungsmarker im Blut. Andere Untersucher fanden, dass die Ansiedlung des gefürchteten Lebensmittelkeims *Campylobacter jejuni* im Darm durch einige probiotische Keime in besonderem Maße gefördert wird. Zudem ist bekannt, dass bei geschwächten Personen Bakterien durch den Darm hindurch in andere Organe gelangen können. Da sich die probiotischen Keime nach Angaben der Hersteller dadurch auszeichnen, dass sie sich an Schleimhäute des Menschen anheften, kann die Gefahr schwerer Entzündungen innerer Organe nicht von der Hand gewiesen werden. Nicht zuletzt hat man bei Patienten mit einer lebensbedrohlichen Sepsis wiederholt probiotische Keime als Ursache identifiziert.

Dabei halten die Hersteller mit der vielleicht aufschlussreichsten Information, die den Eindruck der Unbedenklichkeit ihrer Produkte wecken könnte, schamhaft hinterm Berg. Die umstrittenen Keime sind nicht unbedingt körperfremd – eines der wichtigsten Kriterien bei der Bewertung von Zusatzstoffen durch unsere Verbraucherschützer. Die Probiotis stammen nämlich nicht aus der Milch, sondern – wenn sie sich im Darm ansiedeln sollen – notgedrungenermaßen aus menschlichen Fäkalien. Natürlich gibt es auch hier Ausnahmen. Ein Produkt beispielsweise wurde aus dem Vaginalsekret einer Laborantin gewonnen.

Wenn Sie also etwas für Ihr Immunsystem tun wollen, könnten Sie alternativ auch einfach Ihrem Chef in den Allerwertesten kriechen. Da kriegen Sie neben dem begehrten »Vitamin B« locker eine Jahresdosis an »Probiotischen«. Ein echtes Schnäppchen!

Literatur:

Rinkinen M et al: Interaction between probiotic lactic acid bacteria and canine enteric pathogens: a risk factor for intestinal Enterococcus faecium colonization? Veterinary Microbiology 2003/92/S.111–119

Viljanen M et al: Induction of inflammation as a possible mechanism of probiotic effect in atopic eczema-dermatitis syndrome. Journal of Allergy and Clinical Immunology 2005/115/S.1254–1259

Spiekermann U: Functional Food: Zur Vorgeschichte einer »modernen« Produktgruppe. Ernährungs-Umschau 2002/49/S.182–189

Mochmann H, Köhler W: Meilensteine der Bakteriologie. Von Entdeckungen und Entdeckern aus den Gründerjahren der Medizinischen Mikrobiologie. Edition Wötzel, Frankfurt/ Main 1997

Bischoff SC, Manns MP: Probiotika, Präbiotika und Synbiotika. Stellenwert in Klinik und Praxis. Deutsches Ärzteblatt 2005/102/S.A752–759

Guarner F et al: Should yoghurt cultures be considered probiotic? British Journal of Nutrition 2005/93/S.783–786

Salminen M: Clinical significance of Lactobacillus bacteremia, with special focus on probiotic L. rhamnosus GG. Mitteilungen aus Lebensmitteluntersuchung und Hygiene 2005/96/S.74–82

Salminen MK: Lactobacillus bacteremia, clinical significance, and patient outcome, with special focus on probiotic L. rhamnosus GG. Clinical Infectious Diseases 2004/38/S.62–69

Land MH et al: Lactobacillus sepsis associated with probiotic therapy. Pediatrics 2005/115/S.178–181

Kunz AN et al: Lactobacillus sepsis associated with probiotic therapy. Pediatrics 2005/116/S.517

Land MH et al: Lactobacillus sepsis associated with probiotic therapy. Pediatrics 2005/116/S.517–518

University Medical Center Utrecht: Unexpected outcome in pancreatitis trial. http://www.umcutrecht.nl/research/news/2008/01/unexpected-outcome-in-pancreatitis-trial.htm

Anon.: Lactobacillus GG bei atopischer Dermatitis? arznei-telegramm 2004/35/S.50

Taylor AL et al: Probiotic supplementation for the first 6 month of life fails to reduce the risk of atopic dermatitits and increases the risk of allergen sensitization in high-risk children: A randomized controlled trial. Journal of Allergy & Clinical Immunology 2007/119/S.184–191

Sanders ME et al: Sporeformers as human probiotics: Bacillus, Sporolactobacillus, and Brevibacillus. Comprehensive Reviews in Food Science and Food Safety 2003/2/S.101–110

Duc LH et al: Characterization of Bacillus probiotics available for human use. Applied and Environmental Microbiology 2004/70/S.2161–2171

Schnürer J, Magnusson J: Antifungal lactic acid bacteria as biopreservatives. Trends in Food Science & Technology 2005/16/S.70–78

Isolini D, Spahr U: Bakteriozine und bakteriozinähnliche Substanzen von milchwirtschaftlich relevanten Mikroorganismen und ihre Anwendung in der Lebensmitteltechnologie und in probiotischen Erzeugnissen. Mitteilungen aus Lebensmitteluntersuchung und Hygiene 2002/93/S.502–527

Bärwald G, d'Heureuse I: Gibt es probiotische Lebensmittel? Gordian 1997/97/S.167

Bouhnik Y et al: Effects of *bifidobacterium sp.* Fermented milk ingested with or without inulin an colonic bifidobacteria and enzymatic activities in healthy humans. European Journal of Clinical Nutrition 1996/50/S.269–273

Spillmann H: Probiotika und probiotische Mikroorganismen: Lebensmittel oder Heilmittel? – ein Vergleich. Deutsche Molkerei-Zeitung 1997/H.12/S.515–522

Q10: Würmer, wollt ihr ewig leben?

»Wenn Sie älter als 40 Jahre sind oder viel Sport treiben oder hart körperlich arbeiten oder unter Stress leiden oder rauchen oder Alkohol trinken ...« – dürfen Sie sich aussuchen, welcher »Vitalstoff« Ihnen fehlt, denn mit dieser oder ähnlichen Charakterisierungen gehen fast alle Nahrungsergänzungsmittelverkäufer auf Kundenfang. Im konkreten Fall war es Q10, die »Gesundheitsversicherung für Ihr Herz«, das »Antistress-Mineral«, der »Aktivator« für »Energie und Leistungsfähigkeit«. Weil kein erfolgreicher Macher davon je genug haben kann, wird der Stoff auch schon mal als »Managerpille« ausgelobt. Darüber hinaus sollen sich natürlich ambitionierte Freizeitsportler und solche Mitmenschen für eine Aufstockung der eigenen Reserven interessieren, deren Kräfte alters- oder krankheitsbedingt nachlassen.

Da kommt die »Nobelpreissubstanz« doch gerade recht. Nun hat der Brite Peter Mitchell zwar 1978 den Nobelpreis für seine Arbeiten zur Energiegewinnung in Zellen erhalten, aber nicht für einen bestimmten Stoff und schon gar nicht, weil dieser ausgepowerte Manager wieder fit machen würde. Aber auf solche Details kommt's in der Werbung ja nicht an. Nur eines stimmt: Coenzym Q10 oder Ubichinon hat tatsächlich etwas mit Energiegewinnung zu tun. In den Körperzellen findet diese in den Mitochondrien statt, die gerne als »Kraftwerke der Zelle« bezeichnet werden. Dort werden in der sogenannten Atmungskette Elektronen von bestimmten Molekülen, zu denen auch Q10 gehört, weitergereicht. Dabei entsteht ATP, eine energiereiche Verbindung, die unter anderem den Muskeln Kraft verleiht. Dieser Zusammenhang von Kraft und Stoff genügt wohl, um Verkäuferphantasien zu beflügeln.

Der Unterschied zwischen Phantasie und Wirklichkeit: Gerade weil Q10 in seiner Funktion in der Zelle so wichtig ist, stellen es Menschen, Tiere, Pflanzen und Mikroben selbst her. Weil das Molekül wirklich überall – lateinisch *ubique* – in der Natur zu finden ist, wurde es »Ubichinon« getauft. Deshalb gibt's auch keine Mangelzustände. Die nächste Frage wäre: Lässt sich mit einer Extraportion Q10 aus der Apotheke die Energieproduktion wirklich erhöhen?

Finnische Wissenschaftler untersuchten diese Fragestellung an unter 40- und über 60-jährigen gut trainierten Sportlern. Sechs Wochen lang erhielt der eine Teil der Männer Q10-Supplemente und der andere zum Vergleich ein Placebo. Die erste Überraschung: Die Älteren hatten nicht weniger, sondern mehr Q10 im Blut als die Jüngeren. Dann zeigte sich, dass mit den Q10-Gaben zwar dessen Menge im Blut anstieg, nicht jedoch im Muskel. Und schließlich wurden die Sauerstoffaufnahme und die Ausdauerleistungen der supplementierten Sportler um keinen Deut verbessert, sondern im Gegenteil sogar leicht gesenkt. Eine Analyse von sechs kontrollierten Studien mit Q10 alleine oder in Kombination mit anderen angeblich leistungssteigernden Mitteln ergab, dass sich auch auf biochemischer Ebene nichts Vorteilhaftes tut: Q10 beeinflusste weder die Serumlaktatspiegel noch die Sauerstoffaufnahme, die Herzfunktion oder die anaerobe Schwelle während submaximaler Leistung. Auch bei maximaler Leistung änderten sich die Serumlaktatspiegel und die Sauerstoffaufnahme nicht. Am Ergometer hatte Q10 keinerlei Einfluss auf die Zeit bis zur Erschöpfung.

Selbst wenn der Stoff dem Sportsfreund nichts bringt, könnte es ja doch vielleicht sein, dass Kranke und Gebrechliche davon profitieren. Ein australisches Forscherteam verabreichte deshalb drei Monate lang Q10 an Patienten mit chronischer Herzmuskelschwäche. Das sollte der gestörten Energieversorgung der Herzmuskelzellen gezielt auf die Sprünge helfen. Im Erfolgsfall hätten sich die Schlagkraft des Herzens und das subjektive Befinden der Herzkranken verbessern sollen. Doch in beiden Fällen tat sich nichts, obwohl auch dieses Mal der Q10-Pegel im Blut deutlich anstieg. *Hagers Handbuch der Drogen und Arzneistoffe* hält eine Behandlung von Angina Pectoris, Herzinsuffizienz und Hypertonie mit Q10 für unbegründet: »Nach zunächst ermutigenden *in vitro* Studien und klinischen Pilotstudien hatte Ubidecarenon [Q10] in größeren klinischen Studien keinen überzeugenden therapeutischen oder protektiven Effekt.«

Dafür stimmen andere Beobachtungen nachdenklich. Für eine schwedische Studie erhielten gesunde Sportler 20 Tage lang Q10 oder Placebo. Nach mehreren Tagen intensiven Trainings erhöhte sich im Blut der Q10-Gruppe ziemlich unerwartet die Aktivität der Plasma-Kreatinkinase. Das ist ein Enzym, das normalerweise nur im Inneren von Zellen vorkommt. Sein Erscheinen im Blut zeigt somit die Zerstörung von Zellen an. Demnach haben die Sportler unter Q10 irgendwo Schaden genommen. Wo genau, ist bisher unbekannt. Bei Ratten sind wir besser orientiert: Da ließen hoch dosierte Q10-Gaben die Augäpfel hervortreten und lösten Blutungen in den Nebenhoden aus.

Wie das *arznei-telegramm* meldet, kann Coenzym Q10 die Gerinnungshemmung stören. Das heißt, gerade ältere Patienten, die häufig Medikamente zur »Blutverdünnung« einnehmen, machen deren Wirkung unter Umständen mit Q10-Pillen zunichte. Ähnlich fatale Folgen sind vorstellbar, wenn Antibiotika dadurch wirkungslos werden, dass mittels Nahrungsmittelergänzung dummerweise der Stoff zugeführt wird, der die Krankheitserreger vor dem sicheren Verderben bewahrt. In Laborversuchen schützten Q10-Gaben zum Beispiel Bakterien vor antibiotischen Wirkstoffen. Bei Fadenwürmern sieht es genau umgekehrt aus. Die Art *Caenorhabditis elegans* lebt *ohne* Q10 sogar um bis zu 60 Prozent *länger* als mit ausreichender Versorgung mit der »Nobelpreissubstanz«. Aber das eignet sich nun wirklich nicht fürs Marketing ...

Literatur:

Laaksonen R et al: Ubiquinone supplementation and exercise capacity in trained young and old men. European Journal of Applied Physiology 1995/72/S.95–100

Watson PS et al: Lack of Effect of Coenzyme Q on Left Ventricular Function in Patients with Congestive Heart Failure. Journal of the American College of Cardiology 1999/33/S.1549–1552

Malm C et al: Supplementation with ubiquinone-10 causes cellular damage during intense exercise. Acta Physiologica Scandinavica 1996/157/S.511–512

Takahashi O: Haemorrhagic toxicity of large dose of α-, β-, γ- and δ-tocopherols, ubichinone, β-carotene, retinol acetate and L-ascorbic acid in the rat. Food & Chemical Toxicology 1995/33/S.121–128

Williams MH: Nutritional ergogenic aids/supplements and exercise performance. In: Harries M et al (Eds): Oxford Textbook of Sports Medicine. Oxford Universiy Press, Oxford 1998, S.126ff

Anon.: »Manager-Pille« Coenzym Q10 (QUMIN^{10} u. a.). arznei-telegramm 1993/24/S.72

Blaschek W et al (Eds): Hager-ROM; Hagers Handbuch der Drogen und Arzneistoffe. Springer, Berlin 2005

Weant KA, Smith KM: The role of coenzyme q10 in heart failure. Annals of Pharmacotherapy 2005/39/S.1522–1526

Anon.: Coenzym Q10 (QUMIN Q10 u. a.) stört orale Antikoagulation. arznei-telegramm 1994/25/S.120

Kerbarh O et al: Mechanistic and inhibition studies of chorismate-utilizing enzymes. Biochemical Society Transactions 2005/33/S.763–766

Sul D, Kaneshiro ES: Pneumocystis carinii f. sp. carinii synthesizes de novo four homologs of ubiquinone. Journal of Eukaryotic Microbiology 2001/48/S.182–187

Atroshi F et al: Effects of tamoxifen, melatonin, coenzyme Q10, and L-carnitine supplementation on bacterial growth in the presence of mycotoxins. Pharmacological Research 1998/38/S.289–295

Morand OH et al: Ro 48–8071, a new 2,3-oxidosqualene: lanosterol cyclase inhibitor lowering plasma cholesterol in hamsters, squirrel monkeys, and minipigs: comparison to simvastatin. Journals of Lipid Research 1997/38/S.373–390

Pettit FH et al: Reversal of statin toxicity to human lymphocytes in tissue culture. Drug Metabolism and Drug Interactions 2003/19/S.151–160

Yang HT et al: Acute administration of red yeast rice (Monascus purpureus) depletes tissue coenzyme Q(10) levels in ICR mice. British Journal of Nutrition 2005/93/S.131–135

Larsen PL, Clarke, CF: Extension of Life-Span in Caenorhabditis elegans by a diet lacking Coenzyme Q. Science 2002/295/S.120–123

Tatar M, Rand DM: Dietary Advice on Q. Science 2002/295/S.54–55

Ochoa JJ et al: Coenzyme Q10 Protects From Aging-Related Oxidative Stress and Improves Mitochondrial Function in Heart of Rats Fed a Polyunsaturated Fatty Acid CPUFA)-Rich Diet. Journal of Gerontology, Series A Biological Sciences and Medical Sciences 2005/60/S.970–975

Sauerstoffwasser: zum Gotterbarmen

Ohne Wasser gäbe es kein Leben auf der Erde und ohne Sauerstoff zumindest kein tierisch-menschliches. Beste Voraussetzungen, um das eine wie das andere mythisch zu verklären und die Kombination von beiden zum Lebenselixier (neudeutsch: Powerstoff) zu erheben.

Dank des mittlerweile alle Lebensbereiche umfassenden Fit- und Wellness-hypes kommt nun auch schlichtes H_2O zu einer Karriere als Wundermittel. Alles, wonach der moderne Mensch strebt, lässt sich durch den Genuss der Superwässer erreichen: So sollen sie nicht nur die körperliche Leistungskraft und Ausdauer steigern, sondern auch Konzentration und Merkfähigkeit verbessern, die natürlichen Abwehrkräfte stärken, Fettverdauung und Stoffwechsel optimieren sowie – ganz wichtig – die Haut vor vorzeitiger Alterung schützen. Schließlich wollen wir ja mit Engelsgesicht und Adoniskörper mindestens 100 werden und dann ohne Zwischenstopp im Altersheim oder Krankenhaus gut gelaunt vor unseren Schöpfer treten.

Wohl auch deshalb folgten die Barmherzigen Schwestern, die den Getränkehersteller Adelholzener ihr eigen nennen, der Eingebung des Herrn von der Marketingabteilung. Sie bliesen schnödem Sprudel aus der Unterwelt das himmlische Gas ein, und damit wir auch alle von dieser Kreation erfahren, sponserten sie das Schweizer Formel-1-Team Sauber-Petronas. Ob der segensreiche Tropfen die Fans, die Piloten oder gar die Boliden zu Höchstleistungen antreibt, ist offen.

Werfen wir einen Blick in einschlägige medizinische Literatur und rechnen wir kurz nach. Im Stoffwechsel eines untätig herumfläzenden *Homo sapiens* werden pro Minute 250 bis 300 Milliliter (entsprechend 357 bis 428 Milligramm) Sauerstoff verbraucht. Diese Menge steigt um ein Vielfaches, sobald der Mensch anfängt, sich körperlich zu betätigen. Ein Liter Sauerstoffwasser enthält nach Herstellerangaben zwischen 40 und 200 Milligramm Sauerstoff. Das heißt, selbst wenn er ohne irgendeinen Verlust dorthin gelangen würde, wo er sein verdienstvolles Wirken entfalten soll, könnte der sogenannte Powerstoff höchstens für eine halbe Minute Power zum Ausruhen liefern. An Leistung braucht man da nicht einmal zu denken.

Unbeirrt von solchen biologisch-physikalischen Basisdaten versuchte man bei Adelholzener, der genialen Marketingidee doch noch die wissenschaftlichen Weihen zu verleihen: Es galt, den Beweis zu führen, dass der Sauerstoff aus dem Magen auch tatsächlich ins Blut gelangt. Der oft erhobene Einwand, dass der Mensch mit der Lunge und nicht mit dem Gedärm atmet, ist ja nicht von der Hand zu weisen, aber angesichts der Mengen, um die es geht (siehe oben), völlig unerheblich. Fünfzehn Kaninchen mussten dennoch im Dienst der Wissenschaft und für den höheren Zweck des Marketings ihr Leben lassen, nachdem man ihnen unter Narkose per Magensonde Sauerstoffwasser eingeflößt hatte. Bei höher dosiertem Powerstoff ließ sich für kurze Zeit zwar tatsächlich ein Anstieg der O_2-Konzentration in der Pfortader feststellen, der größte Teil fand sich allerdings in der Bauchhöhle wieder... Weitere Ergebnisse dieser von wenig Barmherzigkeit zeugenden Aktion: ein Boykottaufruf des Deutschen Tierschutzbunds und der »Hammer des Monats« von der Zeitschrift *natur & kosmos*.

Ein amerikanisches Forscherteam ging die Sache nicht nur pragmatischer, sondern auch tierfreundlicher an und verabreichte menschlichen Versuchskaninchen (die hatten sich wenigstens freiwillig gemeldet) im Doppelblindversuch angereichertes bzw. entgastes Sauerstoffwasser. Dann durften sich die Teilnehmer auf dem Fahrradergometer verausgaben, und die Wissenschaftler ermittelten alle möglichen Messwerte, die den Sportsfreund interessieren: vom einfachen Puls über die maximale Sauerstoffaufnahme pro Minute und die metabolischen Äquivalente bis zur O_2-Aufnahmemenge pro Herzschlag. Lohn der Mühen: Ab sofort können Freunde schweißtreibender Aktivitäten ganz beruhigt wieder auf Normalsprudel umsteigen, denn trotz Powerstoff war kein Leistungsunterschied zwischen den Gruppen feststellbar.

Der Fortschritt ist trotz wissenschaftlicher Forschung nicht aufzuhalten. Inzwischen gibt es das Produkt sogar mit Vitaminen. Der Grund ist einleuchtend: Wie man jeder besseren Nährwerttabelle entnehmen kann, enthält Wasser keine Vitamine. Eine Schande! Andererseits werden bekanntermaßen wasserlösliche Vitamine vom Körper sehr schnell über den Urin entsorgt – egal wie teuer sie waren. Daraus vermag jede Fachfrau unschwer zu erkennen, dass Wasser – und natürlich auch Kaffee, Muckefuck und Kräutertee – heimtückische Vitaminräuber sind und bei wiederholtem Konsum zu nachhaltigem Vitaminmangel führen können. Die Folgen für unsere Gesundheit sind nicht auszudenken. Was liegt also näher, als dieses typische Mangelprodukt mit den fehlenden Substanzen anzureichern?

Unser Tipp: Sauerstoffwasser – egal ob mit oder ohne Vitamine – besser nicht den Hasen, sondern den Fischen geben. Als Kiemenatmer können die wenigstens etwas damit anfangen.

Literatur:

Binder W: Sauerstoffwasser & Entgiftungsmittel. VNB-Verlag 2002

Pollmer U: Glaubenssachen: Weihwasser mit Blöterli. Neue Zürcher Zeitung, 26.09.2004, S. 83

stiftung warentest: Luftnummern. Test: Sauerstoffangereicherte Wässer. test 2003/H.5/S.20–23

Anon.: »Sauerstoffwasser« getestet. arznei-telegramm 2004/35/H.1/S.16

Hampson NB et al: Oxygenated water and athletic performance. Journal of the American Medical Association 2003/290/S.2408–2409

Forth W, Adam O: Uptake of oxygen from the intestine – experiments with rabbits. European Journal of Medical Research 2002/6/S.488–492

Kriener M: Wasser mit Gottes Segen. natur & kosmos 2003/H.8/S.16

Selen: Dunkel war's, der Mond schien helle ...

Als hätte er geahnt, wie nahe Licht und Schatten beim Selen beieinander liegen, benannte der schwedische Chemiker und Mineraloge Jakob Berzelius das von ihm entdeckte Spurenelement 1817 nach der Mondgöttin Selene. Noch vor wenigen Jahren herrschte Vollmond über dem Selen, will heißen, Meldungen über Heilwirkungen und Heilerfolge geisterten beinahe täglich durch den medizinischen Blätterwald. Inzwischen ist es etwas ruhiger um das Halbmetall geworden, doch im Unterholz der Gesundheitskleinanzeigen haben die frohen Botschaften überdauert. Selen wird als hochwirksames Antioxidans gepriesen, es soll vor Krebs und Gefäßerkrankungen schützen, Rheuma lindern, den Körper von Schwermetallen entgiften, das Immunsystem stärken, die Schilddrüsenfunktion fördern und dergleichen Wünschenswertes mehr.

Die Schattenseite liegt indes näher, als manchem Anbieter solcher Produkte lieb sein kann. Selenverbindungen sind zum Teil stark giftig, so dass manche als Pestidize Verwendung finden und durchaus auch selbst Krebs auslösen können. In Ländern, in denen Kohlekraftwerke, Hüttenwerke oder Müllverbrennungsanlagen nicht mit ordentlichen Filtern ausgerüstet sind, verteilt sich selenhaltiger Staub weiträumig und wird vom Regen in die Gewässer eingetragen. Umweltforscher sehen diese Entwicklung mit Sorge, da es in aquatischen Nahrungsketten zu einer Anreicherung von Selen kommt und viele Fischarten bereits auf geringfügig erhöhte Selengehalte mit Missbildungen reagieren.

Wie hoch die Selenaufnahme des Menschen ist, weiß keiner so recht. Immer wieder tauchen neue Messungen auf, die einerseits zeigen, dass die älteren Daten ziemlich falsch sind, und zum anderen, dass die Gehalte in ein und demselben Lebensmittel, womöglich noch in derselben Region geerntet, extremen Schwankungen um ein bis zwei Zehnerpotenzen unterliegen, so dass niemand weiß, was er sich wirklich zuführt. Trotzdem werden Ernährungswissenschaftler nicht müde, den angeblichen Selenmangel der Nahrung zu beklagen, an dem die selenarmen Böden in Mitteleuropa schuld sein sollen. Doch über die tatsächliche Aufnahme durch die Pflanze entscheidet nicht nur der Gehalt im Boden, sondern auch der pH des Erdreichs.

Selen gelangt nicht nur via Luftverschmutzung in unsere Böden, weitere Lieferanten sind Mineralstoff-Futtermittelreste in Gülle und Mist, Spurenelementdünger sowie Klärschlamm, in dem sich selenhaltige Antischuppenmittel sammeln. Und von da wandert es in den Boden und reichert sich über die Nahrungskette »Pflanze – Pflanzenfresser – Fleischfresser« an, bis es in Form von gebratener Leber oder Pilzomelette den Weg auf unseren Esstisch findet. Dabei ist es – im Gegensatz zur Selenpropaganda – nicht wichtig, ob es im Schwarzwald oder in Mecklenburg-Vorpommern tatsächlich ein paar Flächen gibt, auf denen die Pflanzen das Selen kaum aufnehmen können. Schließlich kaufen sowohl die Lebensmittelhersteller als auch die Handelskonzerne weltweit ein.

Derartige Tatsachen erhöhen nicht gerade das Vertrauen in die »Informationen« der Ernährungsaufklärer. Von ihnen wird mit Vorliebe eine bestimmte Studie zitiert, in der Lungen-, Darm- und Prostatakrebsrate dank einer kommerziell erhältlichen Selenhefe jeweils um sagenhafte 50 Prozent gefallen sein sollen. Leider sind die publizierten Daten unvollständig, widersprüchlich und mathematisch nicht immer nachvollziehbar, so dass die Schlussfolgerungen bezweifelt werden dürfen. Da die Verblindung der Studie nach Aussagen des Studienleiters »frühzeitig gestoppt« wurde und trotzdem jahrelang neue Patienten in die Studie aufgenommen wurden, öffnet sich ein weites Feld für Manipulationen.

Besonders merkwürdig: Obwohl die Krebsrate in der Behandlungsgruppe halbiert wurde, lag die Gesamtsterblichkeit nicht niedriger als in der Kontrollgruppe ohne Selen. Die Frage, durch welche Todesursachen die verhinderten Krebsfälle unter den Teilnehmern der Supplementgruppe in der Gesamtbilanz »ausgeglichen« wurden, ließen die Autoren unbeantwortet. Eine neue Auswertung derselben Studie brachte noch mehr Unerfreuliches an den Tag. In den drei Jahren nach Beendigung der Studie starben aus der Selenhefe-Gruppe doppelt so viele Personen an Lungenkrebs wie in der Placebogruppe. Da man bei der Selenhefe nicht einmal die genaue Zusammensetzung der darin enthaltenen Selenverbindungen kennt und »keine gleichbleibende Qualität gewährleistet werden kann«, empfahl das deutsche Bundesinstitut für Risikobewertung, »dass Selenhefe vorerst nicht zur Verwendung in Nahrungsergänzungsmitteln freigegeben wird«.

Eine kluge Entscheidung. Denn dass mit der Selenzufuhr das Risiko für Krebs genauso gut wachsen kann, speziell beim schwarzen Hautkrebs, dem Melanom, geht aus einem »natürlichen Experiment« hervor, das in der Stadt Reggio Emilia in der gleichnamigen italienischen Provinz stattgefunden hat. Ein Teil der Stadt wurde nämlich 16 Jahre lang von zwei selenhaltigen Quellen mit Trinkwasser versorgt, das sieben bis neun Mikrogramm Selen pro Liter enthielt, während das Leitungswasser in der übrigen Stadt nur ein Mikrogramm pro Liter aufwies. (In Deutschland sind in Leitungs- und Mineralwässern bis zu 10 Mikrogramm Selen pro Liter erlaubt.) Als Forscher bei Einwohnern, die in diesem Zeitraum mindestens zehn Jahre lang ständig im einen oder anderen Teil der Stadt gewohnt hatten, die Melanomhäufigkeit untersuchten, fanden sie unter den mit selenhaltigem Trinkwasser versorgten Menschen viermal mehr Hautkrebsfälle als bei der anderen Gruppe. Die Selenzufuhr über die Nahrung liegt in Italien im Schnitt bei 45 bis 50 Mikrogramm pro Tag, also selbst wenn man zwei Liter selenhaltiges Wasser pro Tag konsumiert, noch im Rahmen der üblichen Zufuhrempfehlungen. Das sollte nachdenklich machen.

Auch Tierversuche demonstrieren nachdrücklich, dass das Element der Mondgöttin ein zwar scharfes, aber zweischneidiges Schwert liefert: Ob Selen vor Schwermetallvergiftungen schützt, ob es Krebs verhindert oder auslöst, hängt von der jeweiligen Versuchssituation ab. So konnte es in manchen Fällen die Vergiftung durch Quecksilber verhindern, in anderen förderte es die Ablagerung des giftigen Schwermetalls in Hirn und Nieren. Bei vielen Versuchen fand man zwar einen beeindruckenden Rückgang von Tumoren, aber ebenso oft und in derselben Versuchsanordnung auch eine massive Zunahme: Das Schimmelpilzgift Aflatoxin beispielsweise löst zuverlässig Krebs aus. Ratten, denen man dazu 0,03 ppm Selen gab, erkrankten zu 96 Prozent an Krebs. Mit 1 ppm Selen erkrankten nur 25 Prozent, mit 5 ppm wieder 93 Prozent.

Wie lassen sich die sehr unterschiedlichen Wirkungen und die widersprüchlichen Ergebnisse erklären? Ganz ehrlich: Man weiß es noch nicht genau. Im blassen Mondlicht erscheint vieles unklar, schemenhaft. Eine Rolle spielen sicherlich die verschiedenen chemischen Formen, in denen Selen auftritt. Es gibt eine ganze Reihe anorganischer Verbindungen, wie das giftige, übelriechende Gas Selenwasserstoff, das giftige Oxidans Selendioxid, das nach Knoblauch riechende Selendisulfid, das in Antischuppenmitteln enthalten ist, die Selenate, die auch als Insektizide verwendet werden, oder Selenite, mit denen beispielsweise Futtermittel angereichert werden. In organischen Verbindungen kommt Selen als Bestandteil von ungewöhnlichen Aminosäuren (Selenomethionin, Selenocystein) vor oder als Kooperationspartner von Eiweißen; so findet man Selen etwa im aktiven Zentrum von verschiedenen Enzymen.

Eines dieser Enzyme heißt Glutathion-Peroxidase. Es hat die Aufgabe, in den Zellen Peroxide und freie Radikale zu »entschärfen« und sie damit zu schützen. Dass die überall gepredigte Jagd auf freie Radikale nicht gerade der Weisheit letzter Schluss ist, geht aus einer interessanten Beobachtung an Mäusen hervor. Besagte Nager besaßen genetisch bedingt mehr von der guten selenhaltigen Glutathion-Peroxidase als die Kontrolltiere, das heißt, sie konnten mehr freie Radikale entschärfen und hätten dadurch bis ins hohe Alter pumperlgesund bleiben müssen. Aber es kam ganz anders: Sechs Monate nach der Geburt hatten die Peroxidase-Mäuschen zur allgemeinen Überraschung eine satte Insulinresistenz entwickelt, ein Merkmal für Altersdiabetes. Außerdem waren sie fetter als die Normalos – bei gleicher Menge und Zusammensetzung des Futters. Inzwischen wurde dieser Effekt im Rahmen einer Interventionsstudie auch am Menschen bestätigt: Entgegen den Erwartungen der Mediziner stieg die Diabetesrate nach täglicher Einnahme von 0,2 Milligramm Selen um etwa die Hälfte an. Dumm gelaufen …

Wie leicht man sich mit seinen Theorien vom Mangel vertun und in den Überschuss geraten kann, zeigt das Beispiel Finnland. Dort versuchte man ab 1985, den postulierten Selenmangel durch eine landesweite Kampagne mittels Selendüngung zu beheben. Damit sollte die Selenzufuhr aus der Nahrung über einen Zeitraum von zwanzig Jahren verdoppelt werden. Aber schon nach drei Jahren hatte man sie verdreifacht. Der versprochene gesundheitliche Nutzen blieb jedoch aus, wie die Weltgesundheitsorganisation WHO trocken feststellte: »Das landesweite finnische Supplementierungsprogramm läuft nun bereits seit gut zehn Jahren, aber es hat sich weder an der Zahl der Neuerkrankungen noch an der Sterblichkeit aufgrund von Krebs und Herz-Kreislauf-Erkrankungen etwas geändert.«

Was bleibt? Der Nachweis eines klinischen Nutzens von Selenpräparaten fehlt. Sicher ist hingegen, dass Selen in erhöhter Dosis ein Gift darstellt. »Bei chronischer Überladung mit Selen«, warnt das *Arzneimittelkursbuch* kann »es unter anderem zu Müdigkeit, Gewichtsabnahme, Erbrechen, metallischem Geschmack im Mund, Hautveränderungen, Haarausfall, Heiserkeit, Zahnausfall und Brüchigkeit der Fingernägel kommen.« Dies ist umso bemerkenswerter, als Selen nicht selten gerade gegen unreine Haut, Haarausfall oder brüchige Fingernägel empfohlen wird. Urteilen Sie selbst.

Literatur:

Keck AS, Finley JW: Database values do not reflect selenium contens of grain, cereals, and orther foods grown or purchased in the upper Midwest of the United States. Nutrition Research 2006/26/S.17–22

Lemly AD: Environmental implications of excessive selenium: a review. Biomedical and Environmental Sciences 1997/10/S.415–435

Lemly AD: A teratogenic deformity index for evaluating impacts of selenium on fish populations. Exotoxicology and Environmental Safety 1997/37/S.259–266

Fordyce F: Selenium geochemistry and health. Ambio 2007/36/S.95–97

Hennig A: Mineralstoffe, Vitamine, Ergotropika. VEB Deutscher Landwirtschaftsverlag, Berlin 1972

Clark LC et al: Decreased incidence of prostate cancer with selenium supplementation: results of a double-blind cancer prevention trial. British Journal of Urology 1998/81/S.730–734

Clark LC et al: Effects of Selenium Supplementation for Cancer Prevention in Patients with Carcinoma of the Skin. JAMA 1996/276/S.1957–1963

Combs CF et al: Reduction of cancer mortality and incidence by selenium supplementation. Medizinische Klinik 1997/92/Suppl.III/S.42–45

Reid ME et al: Selenium supplementation and lung cancer incidence: an update of the nutritional prevention of cancer trial. Cancer Epidemiology, Biomarkers & Prevention 2002/11/S.1285–1291

Bundesinstitut für Risikobewertung: Selenverbindungen in Nahrungsergänzungsmitteln. Stellungnahme Nr. 015/2005 des BfR vom 17.12.2004

Vinceti M et al: Excess Melanoma Incidence in a Cohort Exposed to High Levels of Environmental Selenium. Cancer Epidemiology, Biomarkers & Prevention 1998/7/S.853–856

Whanger PD: Selenium in the treatment of heavy metal poisoning and chemical carcinogenesis. Journal of Trace Elements and Electrolytes in Health and Disease 1992/6/S.209–221

McClung JP et al: Development of insulin resistance and obesity in mice overexpressing cellular glutathion peroxidase. PNAS 2004/101/S.8852–8857

World Health Organisation: Trace elements in human nutrition. Genf 1996
ATI: Arzneimittelkursbuch 2007/08. Berlin 2007
Rossoff IS: Encyclopedia of Clinical Toxicology. CRC, Boca Raton 2002
Stranges S et al: Effects of long-term selenium supplementation on the incidence of type 2 diabetes. Annals of Internal Medicine 2007/147/S.217–223
Spencer PS et al: Experimental and Clinical Neurotoxicology. Oxford University Press, New York 2000
Verordnung über die Qualität von Wasser für den menschlichen Gebrauch. 21. Mai 2001; BGBl S.959

Spinat: das Männergemüse

Dass viele Kinder (und nicht wenige Erwachsene) Spinat aus ästhetischen oder geschmacklichen Gründen allenfalls als Nahrungs-Ergänzung betrachten, war nicht der Grund dafür, das profane Blattgemüse in dieses Buch aufzunehmen. Nein, neben den Eigenschaften, die auch jede andere Gesundkost auszeichnet – unglaubliche und unverzichtbare Mengen an irgendwelchen Vitaminen, Mineralstoffen, Spurenelementen, Radikalfängern, Ballaststoffen et cetera pp. –, hat Spinat ein paar Extrafeatures aufzuweisen, die es gerechtfertigt erscheinen lassen, ihn mit dem Titel »Functional Food« zu ehren. Dies gilt vor allem für die spezielle Aufbereitung zu Dosenspinat.

Seit den dreißiger Jahren des letzten Jahrhunderts ist Dosenspinat als vegetarisches Anabolikum ein Begriff: Nichts lässt so schnell Muskeln schwellen wie das Blattgrün aus der Konserve. Lebender Beweis für die außergewöhnliche muskelzellvoluminisierende Wirkung ist ein auf den ersten Blick eher unscheinbarer Mensch, dem die Pfeife im zerknautschten Gesicht angewachsen zu sein scheint: Popeye, der kleine Seemann, wurde zum höchst erfolgreichen Werbeträger der amerikanischen Spinatwirtschaft. Wenn er in brenzligen Situationen sein spezielles Stärkungsmittel einwirft, wachsen ihm in null Komma nichts ungeahnte Kräfte zu, mit denen sich jedes Problem brachial lösen lässt. Die Kampagne mit derart harten Fakten erwies sich als wirksamer als die (unzutreffende) Story vom Eisengehalt, mit dem deutsche Mütter ihre Sprösslinge quälten.

Darüber hinaus werden dem konservierten Blattgemüse nicht nur ergogene, sondern auch erogene Wirkungen nachgesagt: Als Popeye im Jahr 2004 seinen 75. Geburtstag feierte, jubelten ihm Millionen Fans zu, darunter zahlreiche sehr junge weibliche. Und seine Freundin Olive ist dem alten Knaben immer noch verfallen wie am ersten Tag. Gibt es einen besseren Beweis dafür, dass die Chlorophyllbombe die Hormonproduktion bis ins hohe Alter aufrechterhält? Warum sonst sollten King Features, die Filmproduktionsfirma von Popeye, das Empire State Building zu Ehren ihres Superstars ein Wochenende lang spinatgrün illuminieren lassen? Ein kraftvolleres Phallussymbol ist kaum denkbar.

Dosenspinat ist *das* Symbol für »Vim, Vigor and Vitality«, den amerikanischen Traum von der ewigen Jugend, der sich nur unzureichend mit »Spannkraft, Energie und Lebenfreude« ins Deutsche übersetzen lässt. Unerreicht sind seine Anti-Aging-Qualitäten! Man mag es kaum glauben, aber der Mann mit dem breiten Grinsen sieht immer noch aus wie vor 50 Jahren. Vermutlich regelmäßig als Gesichtsmaske angewendet, hat die Chlorophyllpaste auch Popeyes Freundin taufrisch gehalten. Den Fatburner-Eigenschaften des radikalfangenden Blattgemüses verdankt Olive zudem ihre markante Bügelbrettfigur, die jede Anorektikerin neidisch werden lässt.

Während der berühmte gallische Zaubertrank auf einem Geheimrezept mit erntefrischen Misteln beruht, in das Popeyes französisches Pendant Obelix als Kind hineingeplumpst ist (ein Geheimrezept das nur der alte Druide kennt, der seine kostenlose Vergabe außerdem streng reglementiert), handelt es sich bei Dosenspinat um ein frei verkäufliches Massenprodukt, jedenfalls in den Vereinigten Staaten. Wie eine Ende 2004 durchgeführte Befragung von 2700 adulten Amerikanern ergab, isst jeder Vierte mindestens einmal pro Monat Dosenspinat, wobei männliche Konsumenten in der Überzahl sind (54 zu 43 Prozent). Als Motive nannten die Befragten neben der einfachen Zubereitungsweise (46 Prozent) Geschmack (32 Prozent), Gesundheit (31 Prozent) und das Vorbild Popeye (9 Prozent).

Ein echtes Männergemüse also. Nach Auffassung der Arbeitsgruppe Neue, Männergerechte Küche (NMK) am Institut für regionale Innovation und Sozialforschung (iris e.V.) in Tübingen »verkörpert [Popeye] bei genauer Betrachtung ein Männerbild, das neben einigen eher traditionellen Elementen bereits viele Ansätze einer modernisierten Männlichkeit repräsentiert«. Für besonders symbolträchtig hält man in der Stadt Hölderlins, dass es ausgerechnet labberiges Grüngemüse ist, woraus Popeye seine Kraft bezieht, und nicht etwa »Fleisch oder sonstige traditionell männlich konnotierte Nahrungsmittel«. Die Sozialwissenschaftler regen an, diesen Umstand »in Männergruppen und bei Männermahlzeiten« vertiefend zu diskutieren. Dieser Interpretation einer an der Geschlechterfrage interessierten Einrichtung vermögen wir nicht zu folgen, zumal das popeyesche Problemlöseverhalten durchaus traditionell männlichen Reaktionsweisen entspricht und in Populationen mit hohem Dosenspinatkonsum weit verbreitet zu sein scheint.

Dennoch lassen die außergewöhnlichen Kräfte, die Dosenspinat freisetzt, zuweilen Spekulationen ins Kraut schießen. In einem Beitrag für *Sojourners Magazine* bezeichnet Danny Duncan Collum Popeye als den »ersten prominenten Nutzer von leistungssteigernden Substanzen«. Seiner Meinung nach müssen die Dosen etwas anderes enthalten als Spinat: »Aus der Art und Weise wie er [Popeye] das Zeug abpumpt, kann man schließen, dass es sich dabei um Designersteroide oder etwas in dieser Art handelt. Vielleicht ist es aber auch nur das gute alte Wachstumshormon.« Perfide Unterstellung oder begründeter Verdacht? Vielleicht sollte man die vielgescholtenen Vertreter des französischen Investigationsjournalismus, die sich während der Tour de France 2005 an Lance Armstrongs Hinterrad geheftet hatten, mal fragen, ob sie entlang des Wegs auf leere Spinatbüchsen gestoßen sind.

Ein anderes, nicht auszurottendes Gerücht behauptet, dass in den zwanziger und dreißiger Jahren, »in der Zeit als Popeye geschaffen wurde, ›Spinat‹ ein allgemein gebräuchliches Deckwort für ›Haschisch‹ war«. Nachzulesen beispielsweise in einem Artikel von Dana Larsen in *Cannabis Culture*. Als Beleg wird meistens der »Spinach Song« von Julia Lee and Her Boyfriends aus dem Jahr 1938 angeführt. Da diese Band jahrelang in cannabisrauchgeschwängerten Jazzclubs gespielt hatte und zudem einen weiteren Hit mit dem Titel »Sweet Marijuana« produzierte, schloß die amerikanische Rauschgift- und Drogenbehörde, »Spinat« sei nur ein Deckname für »Marijuana«. Diese völlig abseitige Idee können Sie getrost in der Pfeife rauchen, schließlich nimmt Popeye sein Stärkungsmittel immer per os zu sich. Vielleicht hätten die Drogenfahnder mal den Inhalt seiner Pfeife analysieren sollen? Es wäre ja möglich, dass in Popeyes »Tabak« weitere magische Kräfte verborgen sind.

Mittlerweile setzen selbst Forscher des renommierten Massachusetts Institute of Technology (MIT) auf die energieliefernden Eigenschaften des Traditionsgemüses: Ihnen ist es gelungen, Solarzellen auf der Basis von Spinatproteinen herzustellen. Noch existieren nicht mehr als ein paar Prototypen, doch das Entwicklerteam ist zuversichtlich, die Lebensdauer und die Effizienz der grünen Solarzellen so weit zu steigern, dass sie mit den bislang gebräuchlichen Solarzellen auf Siliziumbasis konkurrieren können. Freuen wir uns also auf die

Zeiten, wenn Spinat den Fitnessstudios die nötige Power liefert, um dort die Birnen zum Glühen zu bringen. Was würde wohl Popeye zu so viel Erleuchtung sagen? »Thas' all I can stands, 'cause I can't stands no more.« – Das hälste im Kopp nich aus, das is echt zu viel.

Literatur:

Anon.: Empire State Building Shines Green to Kick off Popeye the Sailor Man's 75th Anniversary. Pressemeldung vom 1.12.2004. http://www.kingfeatures.com/pressrm/PR154.htm (Stand November 2007)

Anon.: Happy Birthday, Popeye! http:/www.managermagazin.de/life/artikel/0,2828,282077,00.html (Stand November 2007)

Hunter R: Why Popeye took spinach. Lancet 1971/I/S.746–747

Anon.: Rezepte der Neuen, Männergerechten Küche (NMK). http://www.iris-egris.de/jungen/praxis/maenner_kueche.phtml (Stand September 2005)

Collum DD: »I yam what I yam ...«. Sojourners Magazin 2005/34/S.40ff.

Larsen D: What's in Popeye's pipe? Cannabis Culture 2004/Nr.51

Halber D: Green, leafy spinach may soon power more than Popeye's biceps. TechTalk 2004/49/Nr.2/S.1,6

Das R et al: Integration of photosynthetic protein molecular complexes in solid-state electronic devices. Nano Letters 2004/4/S.1079–1083

Strychnin: no dope, no hope

Man hat schon Pferde kotzen sehen. Sogar vor der Apotheke. Zufall? Möglich, aber vielleicht ist bloß was bei der Vorbereitung aufs nächste Rennen schiefgegangen. Die Samen eines indischen Baums mit dem vielsagenden Namen Brechnuss, botanisch *Strophantus nux vomica*, liefern nämlich Strychnin. Und dieses Alkaloid diente keineswegs nur der gelernten Apothekenhelferin Agatha Christie als heimtückisches Mordmittel, es war bis weit ins letzte Jahrhundert Bestandteil vieler »Stärkungsmittel« oder Tonika. Nun ja, und damals wie heute wurden Stärkungsmittel – oder was man dafür hielt – auch zur Verbesserung der »Wettbewerbschancen« eingesetzt.

Die für derartige Praktiken international übliche Bezeichnung »Doping« soll sich vom niederländischen »doop« herleiten und ursprünglich »Soße, Suppe«

bzw. als Tätigkeitswort »eintunken« bedeuten (heute heißt es »Taufe«). Der Sinneswandel ist vermutlich das Verdienst holländischer Bauarbeiter, wie Otto Schantz, seines Zeichens Professor für Sportgeschichte an der Universität in Straßburg, berichtet: Die Arbeiter pflegten sich beim Aufbau von Neu-Amsterdam, heute New York, anno 16hundertnochwas regelmäßig ein stärkendes Süppchen zu brauen – nach einem indischen Rezept. Ob dieses Brechnusssamen enthielt, ist nicht bekannt, könnte aber sein, denn das Doop wurde »nach einer Reihe von Todesfällen« verboten.

Was am Bau taugt, kann auch auf der Rennbahn oder dem Sportplatz nutzen: Der entsprechende Zaubertrank für Pferde aus dem Jahr 1932 sah neben Heroin, Kolanüssen, Nitroglyzerin und Digitalissaft auch noch Strychnin vor... Kein Wunder, wenn den Zossen gelegentlich noch vor der Apotheke speiübel wurde. Und ob's im Rennen – egal ob alter Gaul oder junger Läufer – den gewünschten Effekt hatte, darf ebenfalls bezweifelt werden. So wie beim Marathon der Olympischen Spiele 1904 in St Louis. Statt frischem Wasser erhielt der spätere Sieger Thomas Hicks während des Wettbewerbs von seinem Betreuer Charles Lucas ein paar Schlucke Brandy aus der Feldflasche, der mit etwas Strychnin angereichert war. Die letzten Meter bewältigte der Ärmste nur noch mit Unterstützung zweier Helfer, die den Torkelnden (hicks!) mehr tot als lebendig über die Ziellinie schleiften. Er erhielt die Goldmedaille, obwohl er nur als Zweiter ins Ziel kam – der Erste hatte das Rennen mit dem Pkw abgekürzt und wurde später disqualifiziert.

Im Glanz des olympischen Goldes gab sich Hicks' findiger Trainer überzeugt, mit seinem speziellen Energydrink Marke Rattengift gezeigt zu haben, »dass Arzneistoffe den Läufern während des Rennens von außerordentlichem Nutzen sind«. Der Toxikologe Paul Dargan von der britischen Vergiftungszentrale dagegen meint trocken, Hicks sei keinesfalls wegen, sondern höchstens trotz des Dopings bis ins Ziel gekommen: »Noch ein bisschen mehr davon und er wäre womöglich nie mehr gelaufen.« Über den Brandy mag man vielleicht noch streiten, aber Strychnin ist ein starkes Gift, das schon damals auf eine lange Tradition beim Vergiften von Hunden, Katzen, Krähen, Ratten und anderen unliebsamen Zeitgenossen zurückblicken konnte.

»Strychnin kann definitiv keine Leistungssteigerung herbeiführen«, urteilt Paul Dargan, denn »Strychnin lässt die Muskeln alle auf einmal feuern, durcheinander und nicht koordiniert, wie es zum Laufen erforderlich wäre. Die Muskeleffizienz wird herabgesetzt, und das ist das Letzte, was sich ein Athlet wünschen kann.« Bei höherer Dosierung gehen die wilden Zuckungen nach kurzer Zeit in heftige und äußerst schmerzhafte Krämpfe über, die mitunter minutenlang anhalten. Typischerweise wird der Körper dabei wie zur »Brücke« verbogen; es kann zu Muskel- und Sehnenrissen, ja sogar zu Wirbelbrüchen kommen. Im schlimmsten Fall wird die Atemmuskulatur lahmgelegt, und das Opfer erstickt qualvoll.

Warum, um Himmels willen, führt man sich ein solches Teufelszeug freiwillig zu? Wie gesagt, damals in der guten alten Zeit lagen Tonika (= Stärkungsmittel) voll im medizinischen Trend (siehe auch Coca-Cola). Für den interessierten »Verbraucher« waren Nebenwirkungen von teurem Functional Food seinerzeit ähnlich unvorstellbar wie für viele moderne Zeitgeistgenossen. Auch heute realisiert kaum ein Multivitaminpillenschlucker, was es konkret bedeutet, wenn die Sterblichkeit bei Einnahme antioxidativer Vitamine signifikant zunimmt. »Tonika nahm man ein, sobald jemand blässlich aussah – also bevor man krank wurde«, erklärt der britische Apotheker Ray Sturgess, »und dann, nach überstandener Krankheit, um die Genesung zu beschleunigen. In den Zeiten dazwischen nahm man die Tonika zur Sicherheit ebenfalls ein.« Ein Tonikum musste Eisen enthalten und rot gefärbt sein – gegen die Blässe –, und es musste scheußlich schmecken, weshalb man gruselige Bitterstoffe hinzufügte. Die sollten ja auch den Appetit und die Bildung von Verdauungssäften anregen, was wiederum der Kräftigung nur dienlich sein konnte.

Strychnin schmeckt extrem bitter; in einigen Kräuterbüchern des 16. Jahrhunderts wurde es als Brech- und Abführmittel zum Austreiben der »phlegmatischen und cholerischen Feuchtigkeit« empfohlen. Seine »anregende«, die Muskeln »belebende« Wirkung war auch schon bekannt, weshalb man steife Glieder, Lähmungen und schwache Herzen ganz selbstverständlich mit Brechnusspulver traktierte. Zusammen mit dem ebenfalls bitter schmeckenden damaligen Modestoff Chinin (der im Tonic Water bis heute fortlebt) und einer Eisenverbindung ergab Strychnin »Easton's Syrup« – wie Ray Sturgess vermerkt, »eines der am häufigsten verschriebenen Tonika für Erwachsene«. Einzusetzen war es »in der Rekonvaleszenz nach akuten Erkrankungen«, bei »allgemeinen Schwächezuständen mit Anämie« und bei »neurasthenischen Zuständen«. »Easton's Syrup« befand sich in der Reiseapotheke von Sir Ernest Shackleton, als dieser 1908 in Richtung Südpol marschierte, was für das in es gesetzte Vertrauen spricht. Ob es dies rechtfertigen konnte, ist nicht überliefert.

Zwar klagte ein amerikanischer Mediziner bereits 1916: »Strychnin wird viel zu oft verwendet. Heutzutage gibt man es gegen alles und bei fast jeder Krankheit.« (Das Zitat dürfen Sie ruhig zweimal lesen.) Aber das focht seine Fans nicht an, und so gehörte Strychnin weiterhin zur Standardtherapie jedes Hausarztes. »In den angelsächsischen Ländern genießt Strychnin in Mixturen mit anderen Stoffen eine große Beliebtheit als *Tonicum*«, seufzte der Autor eines deutschen Lehrbuchs für Pharmakologie noch 1947 und fährt fort: »Der Begriff des Tonicum wird auch in unserem Lande gebräuchlicher, was nicht zu begrüßen ist.« Und Professor Fritz Eichholtz hält nicht mit der Begründung hinterm Berg: »Hinter unbestimmten Schwächezuständen können sich gefährliche Krankheiten verbergen«, wie zum Beispiel endokrine Erkrankungen, Unterernährung (Diäten brauchte man damals noch nicht als Indikation), Vergiftungen, Infektionen oder auch nur ein »Missverhältnis zwischen Arbeit und Ruhe«. In solchen Fällen, fand Eichholtz, »würde die leichtfertige Verordnung eines Tonicums dann einer besseren ätiologischen [ursachenbezogenen] Therapie nur den Weg versperren«.

Dessen ungeachtet verkaufte ein großer deutscher Pharmakonzern bis weit in die achtziger Jahre ein Tonikum, das nicht nur Strychnin, sondern als weiteres »Stärkungsmittel« Arsen enthielt (siehe Stichwort Arsen), in Länder der Zweiten und Dritten Welt. Die Indikationen für Bayer's Tonic®: Schwäche, Erschöpfung, Anämie, Appetitlosigkeit, Gedächtnisschwäche ... Erst auf Druck von entwicklungspolitischen Aktionsgruppen verschwanden die anachronistischen Zutaten aus der Rezeptur – auch wenn sie in den entsprechenden Ländern wichtige Bestandteile der traditionellen Medizin darstellen. Nicht umsonst wurden in Indien schon vor Jahren Fertigarzneimittel mit Arsen und Strychnin verboten. Mittlerweile enthält Bayer's Tonic®, neben 7,5 Prozent Alkohol, nur noch Leber- und Hefeextrakt, eine Art Lebertran für Erwachsene also und bestimmt genauso lecker und hilfreich.

Beim Doping gibt es zwar immer viel Neues unter der Sonne, aber manche Mythen sterben nie. So kommt es, dass Strychnin bis zum heutigen Tage auf der Liste der verbotenen Substanzen steht. Offenbar aus gutem Grund, wie kurze Streifzüge durch einschlägige Internetforen von Sportlern und Veröffentlichungen über analytische Nachweisverfahren für Dopingmittel belegen. Wie es scheint, mangelt es nicht an Einnahmewilligen, um mit ein bisschen Rattengift fitter, gesünder oder sonstwie besser drauf zu sein. Nicht dass es irgendetwas Vorteilhaftes bewirken würde, allein der Glaube treibt den Markt der Nahrungsergänzungsmittel – egal wie sinnlos oder giftig. No dope, no hope!

Literatur:

Schoene C: Doping beim Pferd. Enke Verlag, Stuttgart 1996

Abel-Wanek U: Agatha Christie – Arzneimittel in todsicherer Dosis. Pharmazeutische Zeitung 2003/148/S.70–77

Pain S: Marathon Madness. New Scientist, 07.08.2004, S. 46–47

Schantz, O: Le sport dans une société dopante. In: IEC Scientific Conference: The Limits of Sport: Doping. Barcelona, 17.-18.06.1999
Sturgess R: The magic bottle. The Pharmaceutical Journal 1999/263/S.1015–1017
Guly HR: Medicine in the heart of the Antarctic: 1908–2001. Emergency Medical Journal 2002/19/S.314–317
Madaus G.: Lehrbuch der biologischen Heilmittel. Thieme, Leipzig 1938
Blaschek W et al (Eds): Hager-ROM; Hagers Handbuch der Drogen und Arzneistoffe. Springer, Berlin 2005
Saper RB et al: Heavy metal content of Ayurvedic herbal medicine products. JAMA 2004/292/S.2868–2873
Osborne OT: Disturbances of the Heart. 2. A. The Journal of American Medical Association, Chicago, 1916
Eichholtz F: Lehrbuch der Pharmakologie im Rahmen einer allgemeinen Krankheitslehre. Springer, Berlin 1947
Anon.: Arsenic with a straight face. New Internationalist 1987/H.169
Minwalla S: Drug promotion in India. Healthy Skepticism International News 2003/21/Nr. 9
Anon.: Irreführende Werbung in der Zweiten und Dritten Welt. Arzneimittelbrief 2002/36/S.88a
World Anti-Doping Agency: The 2007 Prohibited List, International Standard. Vom 16.09.2006
Deventer K: Simultaneaous determination of beta-blocking agents and diuretics in doping analysis by liquid chromatography/mass spectrometry with scan-to-scan polarity switching. Rapid Communications in Mass Spectrometry 2005/19/S.90–98

Taurin: Ochs oder Schimmel?

Der Name ist Programm: Seit alters verbindet man mit dem Bild des Stiers schwellende Muskeln und mächtige Erektionen (siehe Stichwort Alpeneier). Darauf setzt auch die Werbung. Kein Wunder also, dass dieser Stoff die Phantasie von nach Männlichkeit strebenden Jünglingen beflügelt. Nun hat Taurin zwar tatsächlich etwas mit Rindviechern zu tun, aber anders als vermutet, geht die Bezeichnung keineswegs auf Manneskraft verheißende Stierhoden zurück, sondern auf die völlig unromantische Ochsengalle. Aus dieser wurde der Stoff 1824 erstmals isoliert. »Taurin« leitet sich vom Altgriechischen *tauros* her, und das bedeutet nicht nur »Stier«, sondern auch »Ochse«.

Heute pumpt der Ochsenstoff nicht nur als »Zell-Voluminizer« bei Bodybuildern die Muskeln auf, sondern muss wie alle Modenährstoffe die Fettverbrennung steigern und böse Radikale jagen. Daneben soll er die Leber von Umweltgiften befreien und im Gehirn die Hypophyse zur Bildung von Wachstumshormon anregen. Letzteres braucht der moderne Sportler nicht zum Wachsen, sondern weil er damit im Schlaf angeblich Fett ab- und Muskeln aufbaut. Auch Gehirn, Nervensystem und die Augen sollen von dem Stoff profitieren. Wenn's denn wahr wäre, dürfte sich angesichts der Konsumgewohnheiten von Jugendlichen der Pisa-Schock eigentlich nicht wiederholen.

Bis zu seinem Einsatz als »Kraftspender« war Taurin »nur« ein Zwischenprodukt zur Herstellung von Farbstoffen, Medikamenten und Reinigungsmitteln. Ansonsten taugte es noch zur Behandlung von Gallensteinen und zur Bekämpfung von Schimmel. Daneben ist Taurin in allen tierischen Lebensmitteln enthalten. Da der Mensch ebenfalls zum Tierreich zählt, produziert es auch sein Körper in Eigenregie. Die Regulation richtet sich dabei streng nach dem Angebot: Bei geringer Zufuhr von außen wird wenig, bei hoher Zufuhr wird viel ausgeschieden. An der im Körper eines Erwachsenen vorhandenen Tauringesamtmenge ändert sich selbst bei hohen Tauringaben oder bei zeitweise taurinfreier Ernährung kaum etwas. Im Stoffwechsel »verbraucht« wird der Stoff übrigens auch nicht.

Taurin erfüllt wichtige Funktionen im Körper, unter anderem ist es an der Regulation von Blutdruck, Herzschlag und Körpertemperatur beteiligt, aber genau deswegen ist seine Verfügbarkeit streng geregelt und nicht ohne weiteres zu beeinflussen. In Verbindung mit Gallensäuren emulgiert Taurin Triglyceride aus der Nahrung, die dadurch erst gespalten und in die Blutbahn aufgenommen werden können. Wenn Taurinsupplemente also überhaupt etwas brächten, dann eine verbesserte Fettaufnahme und keine gesteigerte Fettverbrennung. Was die angeblichen »ergogenen« Wirkungen angeht, die Taurin in der Lifestyle-Presse zugeschrieben werden, sind harte wissenschaftliche Fakten Mangelware. Und soweit sie vorhanden sind, stützen sie nicht unbedingt die Vorstellung eines kraftspendenden Wirkstoffs.

Lediglich in einem Punkt kommt Taurin eine positive Wirkung zu: Es ist ein Gegenspieler des Neurotransmitters Glutamat. Sinnigerweise enthalten manche Designerproteinmischungen für Bodybuilder beide Stoffe gleichzeitig – für die »muskelzellvoluminisierende Wirkung« ... Nachdenklich stimmt auch ein Versuch, bei dem Ratten gleichzeitig Kochsalz (Natriumchlorid) und Taurin verabreicht wurde. Bei einigen Tieren trat daraufhin eine lebensbedrohliche Hypernaträmie ein, also eine Salzvergiftung, verbunden mit Verwirrung, Übererregbarkeit und Anfällen. Unbehandelt kann sie zu Koma und schließlich zum Tode führen. Sollten Menschen ähnlich reagieren, wäre der gleichzeitige Konsum von reichlich taurinhaltigen Energydrinks mit Chips und Salzbrezeln nicht ungefährlich. Vor allem dann, wenn die Konsumenten dabei stark schwitzen – eine Kombination, die bei Technopartys oder intensivem sportlichen Training nicht ungewöhnlich ist. Insofern sollten Meldungen über vereinzelte Todesfälle nicht leichtfertig vom Tisch gewischt werden.

Wer braucht dann Taurin? Neugeborene für die Entwicklung des Nervensystems und Gehirns. Da ihre körpereigene Produktion womöglich nicht immer ausreicht, wird es vorsorglich Säuglingsmilchen zugesetzt. Gestillte Kinder bekommen ihr Taurin dagegen mit der Muttermilch. Eventuell ist es auch für Patienten sinnvoll, die über längere Zeit mit Infusionen künstlich ernährt werden. Ansonsten gibt es nur eine Gruppe, die wirklich auf Taurin angewiesen ist: Katzen. Ohne den Stoff geht ihre Netzhaut vor die Hunde, sie werden blind. Katzenfutter ist aus diesem Grund mit Taurin versetzt. Falls Sie Ihren Stubentiger vegetarisch ernähren (das ist unter ernährungsbewussten Tierfreunden in), sollten Sie ihm Taurintabletten verabreichen – oder es mal mit einem Schuss Red Bull im Wassernapf versuchen.

Literatur:

Stover JF et al: Neurotransmitters in cerebrospinal fluid reflect pathological activity. European Journal of Clinical Investigation 1997/27/S.1038–1043

Bretz M: Taurin. Chemie, Biochemie, Anwendung. Seminararbeit am Institut für Pharmazie und Lebensmittelchemie Würzburg, Wintersemester 2001/2002

McBroom MJ, Davidson N: β-Alanine Protects against Taurine and NaCl-Induced Hypernatremia in the Rat. Proceedings of the Society for Experimental Biology and Medicine 1996/211/S.184–189

Anon.: Warnungen in Schweden vor Energiegetränk. Frankfurter Allgemeine Zeitung, 12.07.2001

Geiß KR et al: The effect of taurin-containing drink on performance in 10 endurance-athletes. AminoAcids 1994/7/S.45–56

Falbe J, Regitz M (Eds): Römpp Chemie Lexikon. Thieme, Stuttgart 1992

Brouns F, Kovacs E: Functional drinks für athletes. Trends in Food Science & Technology 1997/8/S.414–421

Kim W: Debunking the effects of taurine in Red Bull energy drink. Nutrition Bytes 2003/9/Nr.1/Art.6

Theriak: Alter Schwede!

Theriak, Theriak? Sagt Ihnen wirklich nichts? Dann gehören Sie zu den wenigen Menschen, die sich nicht in Maria Trebens göttliche Apotheke verirrt haben und danach versuchten, die Zutaten für einen der beiden berühmten Schwedenbitter bei einem irdischen Drogisten zu erwerben. Ein mildes Lächeln, vielleicht auch verständnisloses Kopfschütteln wäre Ihnen sicher gewesen. Bei dem in beiden Rezepturen erwähnten venezianischen Theriak (»Theriak venezian«) handelt es sich um eine sogenannte Panazee, das ist klassisches Apothekerdeutsch für ein Allheilmittel. Heute würde man wohl eher von einer »Polypill« sprechen, also einer Pille, in der alles drin ist, was ein Mensch so braucht, um für den Rest seines Lebens gesund, fit und sexy zu bleiben. Aufgrund seiner verschlungenen zweitausendjährigen mythisch-magischen Vergangenheit ist der Theriak die Urmutter der Polypill.

Im 2. Jahrhundert vor unserer Zeit soll er von König Mithridates VI., dem Herrscher des Pontischen Reiches (an der südlichen Schwarzmeerküste), als Gegenmittel gegen die Gifte von Schlangen, Spinnen und Skorpionen entwickelt worden sein (griechisch *theriakos*, wilde, vor allem giftige Tiere betreffend). Der König kannte sich mit Giften aus: Da er um sein Leben fürchtete, testete er, was immer ihm für einen Anschlag geeignet erschien, an Tieren, Straftätern, Kriegsgefangenen – und im Selbstversuch. Es geht die Saga, er sei am Ende gegen so viele Gifte immun gewesen, dass er nach seiner Niederlage gegen die Römer einen seiner Soldaten bitten musste, ihn mit dem Schwert zu töten, weil sein Versuch, sich mit Gift umzubringen, misslungen war. Die Rezeptur des Antidots gelangte seinerzeit in die Hände der Sieger und wurde nach ihrem mutmaßlichen Schöpfer auch »Mithridaticum« genannt. Sie soll damals aus 54 verschiedenen Substanzen bestanden haben.

Für einen anderen Herrscher, der sich ständig bedroht fühlte, wurde der Theriak im 1. Jahrhundert n. Chr. weiterentwickelt und um zehn Bestandteile aufgestockt: Andromachos, der Leibarzt von Kaiser Nero, fügte unter anderem getrocknetes Vipernfleisch hinzu. Dahinter stand die dem homöopathischen Prinzip vergleichbare Vorstellung, dass Gleiches durch Gleiches geheilt werden könnte. Diese »Theriaca Andromachi« fand Aufnahme in das von Galen (130–200 n. Chr.) verfasste Buch über die Gegengifte (*De antidotis*). Galen – Leibarzt des römischen Kaisers Marc Aurel – galt in der mittelalterlichen Medizin als unumstrittene Autorität, somit hatte der Theriak die höchsten Weihen. Er enthielt nun 64 (überwiegend pflanzliche) Bestandteile, deren wirkungsvollster Opium gewesen sein dürfte. Sie sollten auf lange Zeit hin den Grundstock vieler abgewandelter und erweiterter Theriakrezepturen bilden.

Den Sprung vom Gegengift zum Allheilmittel nahm der Theriak, als im 14. Jahrhundert in Europa die Pest grassierte und sich die Menschen an jeden Strohhalm klammerten, der ihnen Heilung oder Verschonung versprach. Natürlich konnte auch der Theriak die Pest nicht heilen oder vor ihr schützen, aber wie stets, wenn Not und Verzweiflung groß sind, waren findige Geschäftemacher nicht weit, die die komplex zusammengesetzte Latwerge (das Bindemittel war Honig) fälschten und sich eine goldene Nase damit verdienten. In Venedig, dem europäischen Zentrum der Theriakherstellung, hatte man dagegen früh auf Qualitätssicherung gesetzt und schon 1258 Vorschriften erlassen, die dafür sorgten, dass der wertvolle Stoff nur unter Aufsicht amtlich bestellter Prüfer zubereitet und erst nach sechs Monaten Reifungszeit verkauft wurde. Nicht zuletzt deswegen genoss der venezianische Theriak besonders hohe Wertschätzung.

Seine Blütezeit erlebte der Theriak im 16. und 17. Jahrhundert, auch in dem Sinne, dass die Rezepturvarianten immer absonderlichere Blüten trieben und beispielsweise im Fall des »Himmlischen Theriaks« (Theriaca coelestis) aus 184 Ingredienzien bestanden. Ab dem 18. Jahrhundert mehrten sich jedoch die kritischen Stimmen, die nicht nur den Sinn derart zusammengesetzter Medikamente (denn davon gab es noch sehr viel mehr) bezweifelten, sondern auch den medizinischen Nutzen in Frage stellten. Überliefert ist eine bissige Bemerkung des Philosophen Immanuel Kant über ein solches Arzneimittel: »Mit diesem ... ist es wie mit Pesttropfen oder dem Venedigschen Theriak bewandt: daß sie, wegen des gar zu vielen Guten, was in ihnen rechts und links aufgegriffen wird, zu nichts gut sind.«

In der Folgezeit wurden die Rezepturen mehr und mehr entschlackt und vereinfacht, bis schließlich in der *Pharmacopoea Germanica* (Deutsches Arzneibuch) von 1872 nur noch ein »Electuarium Theriaca« aus elf Bestandteilen zu finden war (Opium, Engelwurz, Schlangenwurz, Baldrianwurzel, Meerzwiebel, Zitwerwurzel, Zimtkassie, Kardamom, Myrrhe, Ferrosulfat und Honig). »In der medizinischen Wissenschaft ist diese alte berühmte Latwerge des Andromachus jetzt ganz vergessen«, schrieb Hermann Peters anno 1891 in seinem Werk *Aus pharmazeutischer Vorzeit in Wort und Bild*, »und nur bei einigen mit Treue am Althergebrachten hangenden Bäuerlein steht der ›Dryakel‹ zur Zeit noch in Ansehen und Gebrauch.« Und er fährt fort: »So führt denn der Theriak, dieser Nestor der Arzneimittel, ... nur noch ein bescheidenes Dasein in einem Winkelchen der Kammer für veraltete Mittel.« Er sollte sich irren.

»Worauf eigentlich die hohe und trotz allen Wandels unverbrüchliche Wertschätzung basierte, die der Theriak fast zwei Jahrtausende hindurch genoß«, fragt sich der Pharmaziehistoriker Peter Dilg ganz zu Recht, denn wenn man von der schmerzstillenden Wirkung des Opiums absieht, waren von dem Gemisch keine außergewöhnlichen und schon gar keine giftwidrigen Effekte zu erwarten. Peter Dilg sucht die Erklärung auf der psychologischen Ebene, »nämlich in dem uralten und bis heute andauernden Menschheitstraum von der Panazee«. Der Glaube an die Wirksamkeit eines solchen Allheilmittels wird seiner Meinung nach durch verschiedene äußere Faktoren gefördert, wie zum Beispiel durch »das gelehrte Zeugnis hervorragender Ärzte, die dieses Arzneimittel entwickelt, variiert und empfohlen haben, ... und nicht zuletzt eine gleichsam Bürgschaft leistende, altehrwürdige Tradition, die sich im vorliegenden Fall als ebenso zäh erwies wie die Konsistenz dieser ›compositio admirabilis‹«.

Zu Beginn des 20. Jahrhunderts war der Theriak – wie der oben erwähnte Hermann Peters meinte – in der Kammer für veraltete Medizin verschwunden. Doch aus dieser taucht er bereits wenige Jahrzehnte später wieder auf – als Teil der Rezepturen für die Schwedenbitter nach Maria Treben, die dadurch offensichtlich ebenfalls den Charakter von Allheilmitteln annahmen. In der mysteriösen »Abschrift einer alten Handschrift«, die die Autorin zusammen mit den Tropfen »von einer fremden Frau« erhalten haben will, heißt es: »Wer täglich diese Tropfen früh und abends nimmt, braucht keine andere Medizin, denn diese stärkt den Körper, erfrischt die Nerven und das Blut, nimmt das Zittern der Hände und Füße, kurz, sie nimmt überhaupt alle Krankheiten. Der Körper bleibt straff und jugendlich schön.« Wenn das die Anti-Aging-Industrie wüsste oder gar das Gesundheitsministerium! Was könnte man damit – je nachdem – Geld sparen oder verdienen ... In der 46 Punkte zählenden Indikationsliste fehlt nichts: Von Hühneraugen bis Hämorrhoiden, von Schwindel bis Krebs, von Pest bis Tollwut, von Magenleiden bis Blutarmut, von Schusswunden bis Schwerhörigkeit können die Zaubertropfen einfach alles heilen.

Dabei scheint die ganze Schwedenbitter-Geschichte in der Tat nichts weiter als ein blasser Abklatsch des Theriakmythos zu sein. Sie beginnt mit Paracelsus, dem berühmten Arzt und Alchimisten, der im 16. Jahrhundert, der Blütezeit des Theriaks, lebte und unter anderem ein »Elixier für ein langes Leben« entwickelt haben soll. Für viele esoterisch angehauchte Zeitgenossen besitzt er ähnliche Autorität wie Galen für mittelalterliche Doctores. Zwei ominöse schwedische Ärzte, von denen nur die Namen bekannt sind und dass sie (natürlich dank der Kräuter) seeeeehr alt wurden und viiiiiiiiiele Kinder hatten, werden als die Namensgeber der Schwedenkräuter angeführt; zumindest einer von ihnen soll ein

Paracelsus-Anhänger gewesen sein. Über die erwähnte »Abschrift einer alten Handschrift«, von der nichts weiter bekannt ist als diese Formulierung, nicht einmal ob sie in irgendeinem Zusammenhang mit den beiden Schweden oder dem ollen Paracelsus steht, wird in der Phantasie der geneigten Leser die magisch-mythische Verbindung in die Vergangenheit hergestellt. Mehr braucht man nicht zu wissen, den Rest muss man ebenso glauben wie die Berichte von Frau A. aus E. oder Herrn K. aus B., die binnen weniger Tage von schwersten Krankheiten geheilt wurden. Insofern scheint das, was der Pharmaziehistoriker Dilg über den Theriak sagte, ohne weiteres auf die Schwedenkräuter übertragbar zu sein.

Wenn man von dem einmal absieht, enthalten die Schwedenkräutermischungen aus der »Apotheke Gottes« vor allem Abführmittel, und zwar einige der drastischsten, die das Pflanzenreich zu bieten hat: Aloe, Rhabarber und Sennesblätter. Dafür sollen Kampfer, Tormentill und Siegelerde die entstehenden Krämpfe und Durchfälle wohl bremsen. Andere Bestandteile sind bekannte Bittermittel, wie etwa Angelika- oder Kalmuswurzel, auch Zitwerwurzel und Enzian wirken auf Leber und Galle. Myrrhe, Safran und Muskat sind vermutlich nicht nur als Würze beigefügt, wie die angegebenen Mengen erkennen lassen. Myrrhe enthält ein Schmerzmittel, Muskat bietet ein Amphetamin und Safran galt in der Naturheilkunde als »Opium für Kinder« bzw. Opiumersatz. Na, denn Prost! So geht's in jedem Fall beschwingt aufs Klo!

Literatur:

Dilg P: Theriaca – die Königin der Arzneien. Deutsche Apotheker Zeitung 1986/126/ S.2677–2682

Schmitz R: Geschichte der Pharmazie. Govi-Verlag, Eschborn 1998

Müller-Jahncke WD et al: Arzneimittelgeschichte. Wissenschaftliche Verlagsgesellschaft, Stuttgart 2005

Treben M: Gesundheit aus der Apotheke Gottes. Ratschläge und Erfahrungen mit Heilkräutern. Verein Freunde der Heilkräuter, Karlstein/Thaya, o. J.

Anon.: Geschichte der Schwedenkräuter. http://www.pharma-labor.de (Stand November 2007)

Amann M: Pflanzen für ein langes Leben. Traditionelle und moderne Heilpflanzenrezepte für Elixiere. Naturheilpraxis 1995/48/S.139–144

Dolara P: Analgesic effect of myrrh. Nature 1996/379/S.29

Shulgin A: Pihkal – a chemical love story. Transform Press, Berkeley 1992

Braun U, Kalbhen DA: Nachweis der Bildung psychotroper Amphetamin-Derivate aus Inhaltsstoffen der Muskatnuss. Deutsche Medizinische Wochenschrift 1972/97/ S.1614–1615

Madaus G: Lehrbuch der Biologischen Heilmittel. Thieme, Leipzig 1938

Urin: alles Pipifax

Der größte Vorteil dieses jüngst wieder in Mode gekommenen Nahrungsergänzungsmittels ist, dass es – außer Überwindung – nichts kostet. Zwar sträubt sich so mancher gesunde Menschenverstand mit dem durchaus plausiblen Einwand gegen das Pipitrinken, warum er sich denn einflößen solle, was der Körper gerade mit Nachdruck entsorgt hat. Aber vergebens: Wenn die alten Ägypter, Griechen, Römer, Inder usw. ihre Gebrechen mit den Ausscheidungen von Mensch und Tier kuriert haben, kann der moderne *Homo sapiens* doch nicht die Nase rümpfen.

»Der Menschenurin, der eigene getrunken, hilft gegen den Biss der Viper, gegen tödtliche Gifte und gegen beginnende Wassersucht«, schrieb der griechische Arzt Pedanios Dioskurides im 1. Jahrhundert n. Chr. in seiner Arzneimittellehre. »[Er hilft] gegen den Biss des Meerigels, des Meerskorpions und Meerdrachen, wenn er darauf gegossen wird, ... mit Natron ist er ein Schmiermittel bei Aussatz und Jucken; der alte entfernt noch besser bösen Grind, Schorf, Krätze und nässenden Ausschlag; fressende Geschwüre, auch an den Schamtheilen hält er auf.« Aber auch das liebe Vieh durfte seinen Beitrag zur Gesundung leisten: »Ziegenharn, mit Spikenard täglich in der Menge von 2 Bechern mit Wasser getrunken, soll das unter dem Fleische gebildete Wasser abführen und den Bauch lösen, eingetröpfelt auch Ohrenleiden heilen, der vom Esel aber Nierenleidende gesund machen«, wusste der Gelehrte zu berichten.

Wen es jetzt gruselt: Die unappetitliche Tradition hatte auch in unseren Breiten fast durchgängig Bestand, wie uns die »Bibel« der Exkrementenlehre – erschienen im 18. Jahrhundert – lehrt. Seinerzeit präsentierte Kristian Frantz Paulini unter dem Titel *Neu-Vermehrte Heylsame Dreck-Apotheke* auf 800 Seiten die phantastischsten Rezepturen – *Wie nemlich mit Koth und Urin Fast alle, ja auch die schwerste, giftigste Kranckheiten, und bezauberte Schäden vom Haupt biß zun Füssen, inn- und äusserlich, glücklich curieret worden* –, die er *Mit allerhand raren, so wohl nütz- als ergötzlichen Historien und Anmerckungen, auch andern Feinen Denkwürdigkeiten* unterhaltsam ergänzte. Zum Beispiel die: »Ein Baur wusch seinen kahl-köpffchten Jungen die Schwarte mit Stuten-Urin, stunck aber, dass niemand bey ihm dauren konnte.«

Ähnliche unerwünschte Begleiterscheinungen waren auch bei anderen Anwendungen zu erwarten, etwa bei »Spatzenkot mit Schweineschmalz verschmiert« gegen Haarausfall oder Eselsurin für dicke Haare, der »des üblen Geruchs halber« mit etwas »Wohlriechendem« vermengt werden sollte. Zu den Krankheiten, die dem gelehrten Herrn Paulini zufolge mit solchen und schlimmeren Mixturen geheilt werden konnten, zählten neben Augen- und Ohrenweh, Krätze, Husten, Muttermalen, Feigwarzen, Blasensteinen, Wunden und Geschwüren auch Gicht, Brustkrebs, Gelb-, Schwind- und Wassersucht, Pestilenz und die »Huren-Seuche«.

Das universell verfügbare Allheilmittel kam erst aus der Mode, als man im 19. Jahrhundert die Bakterien als Krankheitserreger – unter anderem im Urin – entdeckte und Ärzte seitdem von seinem Gebrauch abrieten. Aus dieser Versenkung in den schulmedizinischen Orkus tauchte es 1988 urplötzlich wieder auf, nachdem ihm die Journalistin Carmen Thomas erst eine Rundfunksendung und dann ein Buch mit dem Titel *Ein ganz besonderer Saft – Urin* gewidmet hatte. Diese erste öffentliche Harnschau nach längerer Verhaltung wirkte wie ein Dammbruch. Und wer immer Wasser und Tinte nicht zu halten vermochte, sonderte etwas zum Thema ab. Eine wahre Bücherflut aus goldenen Fontänen, Ur- und Lebenssäften ergoss sich übers Land. Eigenharntherapeuten, Heilpraktiker und Naturheilärzte konnten sich vor Pieselwilligen kaum retten. Mittlerweile schlagen die Wellen zwar nicht mehr so hoch, in gesundheitsbewussten Kreisen pullern sie aber immer noch, um sich am Jungbrunnen aus eigener Quelle zu laben. Nach Angaben namhafter Naturheilmediziner sollen Millionen Deutsche regelmäßig ihren Urin saufen.

Auch die heutigen Protagonisten schwärmen von der vielseitigen Verwendbarkeit des flüssigen Goldes als Haarpflegemittel, Aftershave und Vaginalspülung. Gegen Pickel und Falten hilft es ebenso wie bei jedwedem Zipperlein von Anämie bis Zoster: Gurgeln bei Husten, Schnupfen, Heiserkeit, Einreiben bei Depression, Abwehrschwäche und Müdigkeit, Reinigen von Wunden, Kompressen für Ekzeme, Mund- und Nasenspülungen zur Entgiftung bzw. reflektorischen Anregung oder Urineinläufe zur Aufmunterung der Darmflora, das alles findet sich in einschlägigen Ratgebern. Besonders reizvoll ist der Gedanke eines Urinvollbads. Leider verrät der Autor nicht, wie lange eine Familie in ihre Badewanne pinkeln muss, bis es eines schönen Tages für ein entspannendes Wellnessbad reicht. Aber vielleicht hat Papi ja alternativ bei einem Bullenmäster seines Vertrauens eine wohlgefüllte Jauchegrube gemietet. Doch Vorsicht! Egal, worin Sie baden: Gasmaske nicht vergessen.

Das wichtigste Verfahren ist und bleibt jedoch das Trinken des Urins. Wenn man den Experten folgen möchte, möglichst »frisch gelassen«, also »bacherlwarm«, und am besten den eigenen (dann bleiben etwaige Keime wenigstens

»in der Familie«). Wenn die AOK auf ihrer Infoseite zur Eigenharntherapie nur knapp konstatiert: »Bisher gibt es keine wissenschaftliche Studie, die eine Wirkung des Urins bewiesen hat, egal in welcher Form er angewendet wird«, so entspricht dies den brühwarmen Tatsachen, aber wen stört das schon? Schließlich liegen dafür umso mehr Erfahrungsberichte vor. Die meisten davon stammen aus der schlechten alten Zeit: Soldaten, die in ihre Schuhe pinkeln, um Fußpilz zu bekämpfen, Kriegsgefangene, die Wunden mit Harn desinfizieren, diphtherie- und keuchhustenkranke Kinder, denen man in Ermangelung von Antibiotika und Impfungen Urin reicht, und Ähnliches mehr.

Für die äußerliche Anwendung von Urin zur Desinfektion von Wunden und zur Behandlung von Ekzemen und Fußpilz wäre sogar eine plausible Erklärung denkbar: Urin enthält Harnstoff, eine Substanz mit juckreizstillender und antimikrobieller Wirkung, die unter anderem auch in heutigen medizinischen Salben enthalten ist. Harnstoff ist außerdem osmotisch wirksam, das heißt, er entzieht dem Körper Wasser und lässt Schwellungen (Ödeme) abklingen. Beides zusammen könnte den diphtheriekranken Kindern geholfen haben. In der antibiotikafreien Vergangenheit, in Kriegs- und Notsituationen mögen Behandlungsversuche mit Eigen- oder Fremdharn daher in der Tat vielleicht manchmal sinnvoll, hilf- und erfolgreich gewesen sein. Wegen der häufig im Urin enthaltenen Keime ist das Risiko aber groß, dass es gründlich schiefgeht.

Für die Tradition des Harntrinkens gibt es allerdings noch ein anderes Motiv als das medizinische: der Wunsch, sich zu berauschen. Zugegeben, das klingt nicht weniger absonderlich als manche der behaupteten Heilwirkungen, dafür sind die Beobachtungen aber eindeutig. Von den Völkern im fernen Sibirien wurde immer wieder berichtet, dass sie Fliegenpilze als Droge zu nutzen pflegten. Bei solchen Gelegenheiten warteten weniger begüterte Dorfbewohner darauf, dass höher gestellte Herren das Fest verließen, um ihr Wasser abzuschlagen. Das wurde von den Umstehenden mit besonderen Behältnissen aufgefangen und anschließend genossen.

Georg Steller, ein Reisender, der im 18. Jahrhundert mehrere Jahre bei den Korjaken verbrachte, beschreibt das bizarre Ritual folgendermaßen: »Die Fliegenpilze werden getrocknet und dann in großen Stücken unzerkaut gegessen und mit kaltem Wasser hinuntergespült. Nach ungefähr einer halben Stunde ist die Person vollständig berauscht und erlebt ganz außergewöhnliche Visionen. Jene, die sich den ziemlich teuren Pilz nicht leisten können, trinken den Urin von denen, die ihn gegessen haben, wodurch sie ebenso betrunken werden wie diese, wenn nicht sogar noch mehr. Der Urin scheint noch wirksamer zu sein als der Pilz, und seine Wirkung kann noch bis zum vierten oder fünften Mann andauern.«

Seinen Namen verdankt der Fliegenpilz übrigens der Tatsache, dass man mit seinem in Milch eingelegten Fleisch Fliegen anlocken kann. Entgegen anderslautenden Behauptungen werden die von dem Trank jedoch nicht umgebracht, sondern nur vorübergehend betäubt. Nicht ohne Grund war die Fliege in Europa daher ein Symbol des Wahnsinns, und der Teufel galt als der Herr der Fliegen. In der Tat enthalten Fliegenpilze zwei Giftstoffe mit halluzinogener Wirkung, Iboten und Muscimol. Durch Kochen – und vermutlich auch beim »Stoffwechseldurchgang« – wird Iboten in das wesentlich stärker wirkende Muscimol umgewandelt. Das könnte die ansteigende »Mehrfachdröhnung« erklären. (Vor Selbstversuchen mit Fliegenpilz wird dringend gewarnt! Je nach Standort und Sammelzeitpunkt können die toxischen Inhaltsstoffe stark schwanken. Vergiftungsgefahr!)

Im Lichte solcher Bräuche bekommt die Rede vom »besonderen Saft« ein ganz eigenes Geschmäckle … Geekelt haben sich unsere Altvorderen vor Urin also nicht, ganz im Gegenteil. »Gehen wir um einige Jahrhunderte zurück«, vermerkt Carl Hartwich von der ETH Zürich 1911, »so finden wir, daß die Wissenschaft den Urin nicht als ein vom Körper ausgeschiedenes Exkret, sondern etwas besonders Geheimnisvolles ansah.« Aus diesem Grund hatten es die Alchimisten bei ihrer Suche nach dem Stein der Weisen auf den menschlichen Harn abgesehen – und entdeckten darin im Jahr 1669, nein, weder Fliegen noch Nierengrieß, sondern das Element Phosphor.

Apropos »Geheimnis«: Wie Franz Köcher, ehemals Professor für Geschichte der Medizin an der Freien Universität Berlin und spezialisiert auf die Heilkunde von Babyloniern und Assyrern, herausfand, war »Geheimnis« die Bedeutung eines Keilschriftzeichens, das in einem Arzneimittellexikon aus dem 7. Jahrhundert v. Chr. die Namen von Pflanzen mit denen von abstrusen Substanzen wie Menschenfett, Seemannskot oder Taubendreck verband. Hinter »Taubendreck« etwa verbarg sich ein Mimosengewächs der Gattung Prosopis (Süßhülsen). Die Forscher vermuten, dass so die Zutaten für Arzneirezepturen verschlüsselt wurden, um den Kreis der Wissenden klein zu halten.

Gelehrte berufen sich bekanntlich stets gerne auf alte Autoritäten. In diesem Fall mit kuriosen Folgen. »Sicher ist«, so Martin Worthington, Altorientalist an der Universität von Cambridge, »dass die mesopotamische Medizin Eingang in den Talmud und in die hippokratischen Schriften fand.« Aus den antiken Quellen schöpfte Paulini, der Verfasser der oben erwähnten »heilsamen Dreckapotheke«, und auf Paulini beziehen sich die modernen Pieseltherapeuten. Da das

Wissen um die Verschlüsselung der babylonisch-assyrischen Heilmittel offenbar schon sehr früh verlorenging, wurden nur noch die Decknamen der Ingredienzien überliefert, aber nicht mehr deren Klarnamen. So mutierten die Codewörter unversehens zu Kotwörtern. Schöne Sch …

Literatur:

Paulini KF: Neu-Vermehrte Heylsame Dreck-Apotheke. Friederich Daniel Knochen, Franckfurt am Mayn, 1734. Nachdruck Konrad Kölbl München, 1969

Berendes J: Des Pedanios Dioskurides aus Anazarbos Arzneimittellehre aus fünf Büchern. Ferdinand Enke Verlag, Stuttgart 1902

Thomas C: Ein ganz besonderer Saft – Urin. vgs, Köln 1993

Höting H: Lebenssaft Urin. Die heilende Kraft. Goldmann, München 1994

Abele J, Herz K: Die Eigenharnbehandlung. Erfahrungen und Beobachtungen. Haug, Heidelberg 1981

Bauer W et al (Eds): Der Fliegenpilz. Traumkult, Märchenzauber, Mythenrausch. AT-Verlag, Aarau 2000

Mann J: Mord, Magie und Medizin: aus dem Giftschrank der Natur. Trias, Stuttgart 1995

Wasson RG: Soma: Divine Mushroom of Immortality. Harcourt Brace Jovanovich, New York 1968

Forth W et al (Eds): Allgemeine und spezielle Pharmakologie und Toxikologie für Studenten der Medizin, Veterinärmedizin, Pharmazie, Chemie, Biologie sowie für Ärzte, Tierärzte und Apotheker. Spektrum Akademischer Verlag, Heidelberg 1996

Rätsch C: Heilkräuter der Antike in Ägypten, Griechenland und Rom. Diederichs, München 1995

Hartwich C: Die menschlichen Genussmittel. Tauchnitz, Leipzig 1911

Enderli: Zwei Jahre bei den Tschuktschen und Korjaken. Petermanns Mitteilungen 1903/49/S.183ff

Suchanek T: Zum Wohlsein: Seemannskot und Taubendreck. Bild der Wissenschaft 2007/H.6/S.40–41

Köcher F: Ein Text medizinischen Inhalts aus dem neubabylonischen Grab 405. In: Boehmer RM et al (Eds): Uruk. Die Gräber. Ausgrabungen in Uruk-Warka. Endberichte (AUWE) Bd.10. Von Zabern, Mainz 1995, S. 203–217

Vitamin B_{12}: beherzte Gorillas

Aufgeregt vermeldete unlängst die Frauenzeitschrift *Elle*, sie habe »das neue Doping der Celebritys« entdeckt: ein neues Wundervitamin, eine wahre »Energie-Spritze« für den Klatsch-und-Tratsch-Jetset. Das nagelneue »Doping« ist natürlich altbekannt: Vitamin B_{12}, selbstredend »hoch dosiert«. Dessen ungeachtet überrascht das Blatt seine wissensdurstigen Leserinnen mit verblüffenden Petitessen: »Nach den Hormonen DHEA und Melatonin macht jetzt in Hollywood Vitamin B_{12} Furore. Wenn Hugh Grant und Prince erschöpft sind, lassen sie sich vom Arzt das Muntermachervitamin spritzen.« Die Armen! Prominenz ist halt anstrengend – und Up-to-date-Sein auch, deshalb der große Bedarf in der Lifestyle-Community. Doch eigentlich zeigt diese Nachricht vor allem eins: Europa hinkt den Trends der amerikanischen Traumfabrik bisweilen gewaltig hinterher.

Bereits 1988 mokierte sich Victor Herbert, der große alte Mann der Vitaminforschung (er hat unter anderem die Biochemie des Vitamin B_{12} entschlüsselt) über den neuesten Unsinn aus der Trendsetterhochburg Kalifornien. Dort wurden gerade mit Macht B_{12}-haltige Gels vertickt, die man sich in die Nase ziehen sollte. Vielleicht sollten die Konsumenten an kokainähnliche Kicks glauben, Herbert jedenfalls wetterte: »Wie meistens bei Gesundkostmarotten stecken dahinter Unternehmer mit einem großen Werbebudget und einem kleinen Gewissen.« Die Begründung für sein vernichtendes Urteil lieferte er gleich mit: »Schon der Name ist irreführend, suggeriert er doch zusammen mit der Präsentation, dass das Produkt einen Energieschub verleiht. Das aber ist biochemisch unmöglich, denn Vitamin B_{12} liefert weder Energie noch setzt es welche frei ... Im Intermediärstoffwechsel hat Vitamin B_{12} die Aufgabe eines Katalysators vergleichbar einem Verkehrspolizisten an einer Straßenkreuzung.«

Fehlt dem Körper das Vitamin B_{12}, können sich Zellen im Knochenmark nicht mehr teilen, es kommt zu einer Störung der Blutbildung, der sogenannten perniziösen Anämie. Wegen der stark vergrößerten Zellen heißt die Erkrankung auch megaloblastäre Anämie. Im Rückenmark treten bei schwerem Vitamin-B_{12}-Mangel Probleme mit der Reizleitung in den Nervenbahnen auf, weil sich deren »Isolierungen«, die sogenannten Myelinscheiden, auflösen. Empfindungsstörungen bis hin zu Lähmungen können die Folge sein.

Also, wichtig ist der Stoff schon. So wichtig, dass unserem Körper winzigste Mengen (auch im Vergleich mit anderen Vitaminen) genügen, um einwandfrei zu arbeiten. Zur Sicherheit unterhält der Körper Speicher, die zehn Jahre und länger reichen. Die Deutsche Gesellschaft für Ernährung empfiehlt eine Aufnahme von drei Mikrogramm pro Tag, das amerikanische Pendant gibt die EAR (Estimated Average Requirement) mit zwei Mikrogramm an, laut Victor Herbert wäre jedoch bereits ein Mikrogramm, also ein Millionstel Gramm, mehr als ausreichend. Tierische Produkte, gleich welcher Art, liefern selbst bei sparsamem Verzehr davon mehr als genug. Das hängt damit zusammen, dass die Darmflora unserer Haustiere den Wirkstoff produziert. Dummerweise können weder der Mensch noch seine nächsten Verwandten, die Menschenaffen, das B_{12} an seinem Entstehungsort im Dickdarm resorbieren. Deshalb müssen sie den Stoff mit der Nahrung aufnehmen.

Selbst ein deutsches Lehrbuch der Ernährungsmedizin erteilt den nicht enden wollenden B_{12}-Mangel-Gerüchten eine dezidierte Abfuhr: »Wegen der in Mitteleuropa üblichen Ernährungsgewohnheiten wird Vitamin B_{12} in der Regel in bedarfsüberschreitenden Mengen aufgenommen. Nicht nur Berechnungen zur Vitamin-B_{12}-Aufnahme zeigen, dass der Bedarf gedeckt wird, sondern auch die in verschiedenen Bevölkerungsgruppen durchgeführten biochemischen und hämatologischen Untersuchungen ergeben in der Regel keinen Hinweis auf die Existenz von Mangelzuständen.«

Wenn es schon keinen Mangel gibt – vielleicht lässt sich ja mit einer Extraportion Vitamin Geld verdienen? Schon sucht die Schulmedizin eifrig nach neuen Anwendungsgebieten für B_{12}, sei es alleine oder im Kombipack mit Folsäure und manchmal noch Vitamin B_6. Doch die Hoffnungen auf eine Wunderwaffe gegen Herz-Kreislauf-Erkrankungen, Depressionen, Hirnleistungsstörungen, Demenz und Alzheimer wollten sich bislang nicht erfüllen. Und dabei hatten sich die Experten wieder einmal Mühe gegeben, eine logisch klingende Theorie zu ersinnen: Bei diesen Malaisen ist im Blut der Spiegel an Homocystein erhöht – aus welchem Grund auch immer. Vitamin-B_{12}-Gaben senkten zwar die Homocysteinspiegel, aber dummerweise änderte sich an den Krankheiten rein gar nichts.

In zwei großen Studien hatte die mehrjährige Gabe von B-Vitaminen keinen Einfluss auf Herzinfarkt, Schlaganfall und plötzlichen Herztod. Die Erkrankungs- und Sterberaten unterschieden sich kaum, egal ob die Patienten Vitamine oder Placebos erhalten hatten. Ähnlich enttäuschend fiel eine Untersuchung aus, die bei älteren Menschen mit Hilfe von Vitaminen die Hirnleistung pushen wollte. Die Schlussfolgerung der Autoren, dass die Ergebnisse der Studie »nicht die Hypothese stützen, die Senkung der Homocysteinwerte mit B-Vitaminen verbessere die Hirnleistung«, beschönigt die Resultate allerdings noch:

In Wahrheit waren die Tests der mit Vitaminen gedopten Senioren tendenziell sogar schlechter ausgefallen. B_{12} taugt also weder als Herzschutz noch als Intelligenzpille für Bedürftige.

Nichtsdestoweniger gibt es Menschen, die tatsächlich unter B_{12}-Mangel leiden. Dem liegt meistens eine Resorptionsstörung zugrunde, also eine verminderte Aufnahme des Vitamins aus dem Verdauungstrakt, und keine zu geringe Zufuhr mit der Nahrung. Um das Cobalamin, so der chemische Name des Vitamins, aus den Speisen herauszufischen, bedarf es komplizierter biochemischer »Übergaberituale« in Magen und Dünndarm: Als Helferlein werden nicht nur die Verdauungssäfte aus Magen und Bauchspeicheldrüse gebraucht, sondern zudem diverse Transporteure, wie der Intrinsic Factor und die sogenannten R-Binder. Wenn Teile des Magens oder des Dünndarms entfernt wurden, wenn die Dünndarmschleimhaut durch Krankheiten geschädigt ist oder zu wenig Magensäure bzw. Verdauungssäfte gebildet werden, kann sich im Lauf der Jahre ein Vitamin-B_{12}-Mangel entwickeln. Auch manche Medikamente wie Neomycin, Colchicin oder Metformin hemmen die Resorption. In diesen Fällen helfen Pillen aus dem Supermarkt rein gar nichts, sondern nur Cobalaminspritzen aus der Hand eines Arztes.

Die andere echte Vitamin-B_{12}-Mangelgruppe könnte ihrem misslichen Zustand leicht abhelfen, wenn sie die Bedürfnisse ihres physischen Körpers achten würde. Die Rede ist von Veganern, Menschen, die sich ausschließlich von pflanzlichen Produkten ernähren und Eier und Joghurt, ja selbst Honig (von Bienen hergestellt!) ablehnen. Aber nur tierische Lebensmittel sind sichere Vitamin-B_{12}-Lieferanten. Die häufig als alternative »pflanzliche« Quellen propagierten Algen, aber auch Hefen und fermentierte Sojaprodukte wie Tempeh enthalten nämlich kein Vitamin B_{12}, sondern einen chemisch sehr ähnlichen, aber nicht verwertbaren Doppelgänger. Dieser kann einen B_{12}-Mangel verstärken, indem er die Bindungsplätze des richtigen Vitamins im Körper blockiert. Auch wenn inzwischen in Norialgen echtes B_{12} identifiziert wurde, so zeigen Untersuchungen an Kindern, dass der Algenkonsum einen Vitamin-B_{12}-Mangel sogar noch verschärfen kann. Deshalb sollten Veganer – einfach um auf Nummer sicher zu gehen – ihren Schutzbefohlenen gelegentlich Wurst, Eier, Käse oder Fisch als »funktionelle Lebensmittel« gönnen.

Mangelsymptome treten bei Veganern erst geraume Zeit nach der Umstellung auf diese Kostform ein. Wenn die Vorräte im B_{12}-Depot der Leber gut gefüllt waren, kann das locker zehn Jahre dauern. Anders sieht es für die Kinder vegan lebender Mütter aus: Sie kommen bereits mit leerem Depot auf die Welt. Werden sie dann ausschließlich und über längere Zeit mit der Milch ihrer Mütter ernährt, leidet ihre körperliche und geistige Entwicklung. Das Zufüttern veganer Kost hilft naturgemäß auch nicht weiter. Die zahlreichen Fallberichte in der medizinischen Fachliteratur finden immer wieder das gleiche Schema: Die Kinder entwickeln sich in den ersten sechs bis acht Monaten scheinbar normal, dann auf einmal verlieren sie den Appetit, spucken häufig, wachsen kaum noch, lächeln nicht mehr, zeigen kein Interesse an ihrer Umwelt, verlieren bereits erworbene Fähigkeiten, wie etwa das Rollen vom Bauch auf den Rücken.

Die Entwicklungsrückstände lassen sich selbst unter Vitamin-B_{12}-Therapie nur langsam aufholen. Eine niederländische Forschergruppe, die die Kinder makrobiotischer Eltern über Jahre hinweg immer wieder untersuchte, fand heraus, dass ein Teil sogar dann mit 10 bis 16 Jahren in der geistigen Entwicklung immer noch hinter den Altersgenossen zurücklag, auch wenn die Kinder ab dem sechsten Lebensjahr tierische Lebensmittel zu essen bekommen hatten.

Vor einem Rätsel standen die Wissenschaftler zunächst, als sie im Iran auf Menschen trafen, die aus religiösen Gründen auf von Tieren stammende Nahrungsmittel verzichteten; denn diese Veganer wiesen keine Zeichen von Vitamin-B_{12}-Mangel auf. Die Sache klärte sich, als man die Produktions- und Zubereitungsverfahren für Gemüse etwas näher untersuchte: Die Felder wurden kräftig mit Fäkalien gedüngt, die pflanzlichen Rohstoffe vor der Verwendung aber nur oberflächlich gereinigt. Das heißt, dass die am Gemüse anhaftenden Darmbakterien von Mensch und Tier genügend Vitamin B_{12} lieferten, um einen Mangel zu vermeiden. Zu ähnlichen Erkenntnissen kamen englische Forscher, die versuchten herauszufinden, warum streng vegetarisch lebende Hindus häufig an perniziöser Anämie erkranken, nachdem sie von Indien nach England übergesiedelt sind: In England werden Obst und Gemüse bereits nach der Ernte in den Sammelstellen gründlich gewaschen, bevor sie in die Supermärkte gelangen.

Damit eröffnen sich Veganern, die eine Ernährungsumstellung oder Vitamin-B_{12}-Supplemente ablehnen, ganz neue Möglichkeiten: Sie könnten ihren biologisch-dynamisch angebauten Salat künftig mit einer Prise Mist würzen (zu Risiken und Nebenwirkungen befragen Sie Ihren Parasitologen oder Hygieniker) oder sie nehmen sich unsere haarigen Vettern, die Gorillas, zum Vorbild. Die greifen beim Stuhlgang beherzt unter sich und recyceln immer mal wieder eine Handvoll Eigenproduktion.

Literatur:

Bayer W, Schmidt K: Vitamine in Prävention und Therapie. Hippokrates, Stuttgart 1991
Biesalski HK et al (Eds): Ernährungsmedizin. Thieme, Stuttgart 1995
Bonaa KH et al: Homocysteine lowering and cardiovascular events after acute myocardial infarction. New England Journal of Medicine 2006/354/S.1578–1588
Lonn E et al: Homocysteine lowering with folic acid and B vitamins in vascular disease. New England Journal of Medicine 2006/354/S.1567–1577
McMahon JA et al: A controlled trial of homocysteine lowering and cognitive performance. New England Journal of Medicine 2006/354/2763–2772
Herbert V: Vitamin B-12: plant resources, requirements, and assay. American Journal of Clinical Nutrition 1988/48/S.852–858
Dagnelie PC et al: Vitamin B-12 from algae appears not to be bioavailable. American Journal of Clinical Nutrition 1991/53/S.695–697
Dagnelie PC, van Staveren WA: Macrobiotic nutrition and child health: results of a population-based, mixed-longitudinal cohort study in The Netherlands. American Journal of Clinical Nutrition 1994/59(Suppl)/S.1187S–1196S.
Antony AC: Vegetarianism and vitamin B-12 (cobalamin) deficiency. American Journal of Clinical Nutrition 2003/78/S.3–6
Muhammad R et al: Neurological Impairment in Children Associated with Maternal Dietary Deficiency of Cobalamin – Georgia, 2001. JAMA 2003/289/S.979–980
Kühne T et al: Maternal vegan diet causing a serious infantile neurological disorder due to vitamin B12 deficiency. European Journal of Pediatrics 1991/150/S.205–208
Louwman MWJ et al: Signs of impaired cognitive function in adolescents with marginal cobalamin status. American Journal of Clinical Nutrition 2000/72/S.762–769
Weiss R et al: Severe vitamin B12 deficiency in an infant associated with a maternal deficiency and a strict vegetarian diet. Journal of Pediatric Hematology/Oncology 2004/26/S.270–271
Koebnick C et al: Long-term ovo-lacto vegetarian diet impairs vitamin B12 status in pregnant women. Journal of Nutrition 2004/134/S.3319–3326
Stabler SP, Allen RH: Vitamin B12 Deficiency as a worldwide problem. Annual Reviews in Nutrition 2004/24/S.299–326
Watanabe F et al: Pseudovitamin B12 is the predominant cobamide of an algal health food, spirulina tablets. Journal of Agricultural and Food Chemistry 1999/47/S.4736–4741
Harris M: Good to eat. Riddles of Food and Culture. Simon & Schuster, New York 1985
Halsted JA et al: Serum and tissue concentration of vitamin B_{12} in certain pathologic states. New England Journal of Medicine 1959/260/S.575–580

Vitamin E: Viagra für Karnickel

Dabei hatte alles so vielversprechend angefangen. Wir schreiben das Jahr 1920. US-Forscher müssen einsehen, dass Ratten, wenn man ihnen verdorbenes Fett zumutet, keinen Nachwuchs mehr in die Welt setzen. Füttert man dazu Weizenkeimöl, klappt's wieder mit der Fortpflanzung. Der wirksame Stoff wird alsbald aus dem Keimöl isoliert und erhält den Namen Tocopherol. Von der Bedeutung ihrer Beobachtung überzeugt, beschließen die Forscher 1925, es fürderhin als Vitamin E zu bezeichnen. In der Folgezeit werden die Versuche auch von anderen Forschern mit zahlreichen Versuchstierarten wiederholt: Jedes Mal werden die armen Viecher vom ranzigen Fett krank – und jedes Mal hilft Tocopherol.

Weil das Tocopherol, alias Vitamin E, bei vergifteten Karnickeln unter anderem die Fortpflanzung fördert, schien es geeignet, Unterleibsphantasien eines breiteren Publikums zu bedienen. Seither lockt der eher langweilige Stoff mit all den Versprechungen, die sich Pubertierende jedweden Alters von einem Jungbrunnen wünschen. Doch es kam anders als gedacht: Was das Treiben von Karnickeln im Käfig und von Forschern im Labor beflügelt, muss noch lange nicht beim Kunden in der Küche wirken. Und beim Versuch, die Ergebnisse der Tierstudien am Menschen zu wiederholen, scheiterten die Forscher ein ums andere Mal. Wer isst auch schon freiwillig Verdorbenes? So ging das Jahrzehnte. Ein Stoff, der als »lebenswichtig« eingestuft worden war, weigerte sich standhaft, seine »lebenswichtige« Funktion zu offenbaren.

Sogar die (ehemaligen) Nährwertempfehlungen der USA bestätigen das: »Erst 40 Jahre nach seiner Entdeckung im Jahr 1922 haben wir überzeugende Belege dafür, dass auch Menschen Vitamin E brauchen.« Und wer braucht es? »Seit kurzem ist bekannt, dass ein Mangel nur in zwei Gruppen vorkommt: (1) Frühgeborene mit sehr niedrigem Geburtsgewicht: Bei ihnen gehen niedrige Plasma-Vitamin-E-Spiegel mit einigen, aber nicht mit allen ihren medizinischen Problemen einher. (2) Patienten, die aus unterschiedlichen Gründen Fett nicht richtig absorbieren können … Bei Erwachsenen muss die Absorptionsstörung seit fünf bis zehn Jahren vorliegen, ehe leichte Mangelsymptome auftreten.«

Man kann es auch anders sagen: Wir, die Vitaminexperten, glauben selbst nicht mehr an die Mär vom Vitamin, aber wenn wir die Story mit ein bisschen biochemischem Hokuspokus verbrämen, merkt das niemand. Diesen leichtfertigen Umgang mit dem Begriff »Vitamin« haben vor allem Frühchen mit dem Leben bezahlt, die zur Vermeidung des vermeintlichen Mangels reichlich mit Vitamin E versorgt wurden. Zwar senkte das Medikament wie erwartet die Häufigkeit von Augenschäden und Blutungen, aber es erhöhte gleichzeitig das Risiko einer tödlichen Sepsis, so dass der Nettonutzen gleich null war.

Um das Vitaminrätsel aufzulösen: Wer Lebewesen verdorbenes Futter verabreicht, vergiftet sie. Speziell Ratten lassen sich mit überhitzten oder verdorbenen Fetten innerhalb weniger Wochen töten. Die spezifischen Effekte hängen davon ab, welches Fett auf welche Weise verdorben ist – weil jeweils andere toxische Stoffe entstehen, was immer neue »Mangel«-Krankheitsbilder ermöglicht. Es ist allgemein bekannt, dass die giftige Wirkung ranziger Fette durch die Gabe zahlreicher Antioxidanzien aufgehoben werden kann. Tocopherol ist folglich kein Vitamin, sondern lediglich ein ordinäres Antioxidans für Speiseöle, wie viele andere Antioxidanzien auch. So schützen beispielsweise BHA (E 320) und BHT (E 321), die vielen Knabberartikeln zugesetzt werden, gleichermaßen vor den Folgen des Konsums ranziger Fette, ohne dass irgendjemand auf die abstruse Idee verfallen würde, sie zum Vitamin zu ernennen.

Was haben wir von einem Stoff zu erwarten, dessen Wirkung den Verzehr ranziger und seifiger Fette voraussetzt? Nichts. So ist auch die Datenlage. Je schlechter das Studiendesign, desto vollmundiger die Versprechen, zum Beispiel die berüchtigte CHAOS-Studie, die als Beweis für einen Schutz vor dem Herzinfarkt vermarktet wurde, obwohl die Daten eher die gegenteilige Schlussfolgerung stützen. Je besser die Versuche geplant und dokumentiert werden, desto enttäuschender die Ergebnisse, egal ob es um Alzheimer, Krebs oder Herzinfarkt geht. Wobei »enttäuschend« nicht immer das passende Wort ist. So fand beispielsweise die großangelegte HOPE-Studie eine erhöhte Herzinfarktrate bei Vitamin-E-Supplementen. Die jüngsten Meta-Analysen – in der alle bisherigen Studien, die gewisse Mindestanforderungen erfüllten, zusammengefasst wurden – entdeckten gar übereinstimmend Gevatter Tod in den Daten: »Angesichts der erhöhten Sterblichkeit, die mit hoch dosiertem Beta-Carotin und nun auch Vitamin E einhergeht, sollte man grundsätzlich von hoch dosierten Vitaminsupplementen abraten.«

Die aktuellen Ergebnisse kommen alles andere als überraschend. Schon vor Jahren hatte das Bundesinstitut für Arzneimittel und Medizinprodukte die bis dahin weit verbreitete Einnahme als Rheumamittel in Frage gestellt: »Zusammenfassend«, urteilte die Behörde, »sind die vorliegenden klinischen Studien zu Vitamin E bei rheumatischen Erkrankungen nicht geeignet, die klinische Wirksamkeit zu belegen und die vorgesehene hohe Dosierung sowie eine Langzeitanwendung von Vitamin E ausreichend zu begründen.« Angesichts der möglichen Nebenwirkungen von hoch dosiertem Vitamin E riet die oberste Arzneimittelbehörde Rheumatikern sogar von Vitamin-E-Pillen ab.

Das *Arzneimittelkursbuch*, einer der wenigen unabhängigen Informationsdienste für Ärzte und Apotheker, kommt denn auch zu folgendem Resultat: »Eigentlich müssten Vitamin E (Tocopherol)-produkte unverkäuflich sein, da die Existenz relevanter Vitamin-E-Mangelkrankheiten beim Menschen nicht nachgewiesen ist. Das Geschäft läuft daher über die Propagierung als Modevitamin bei Fantasie-Indikationen wie vorzeitiges Altern, Vitalitätsverlust, Leistungssteigerung, klimakterische Beschwerden, Adjuvans bei Herz- und Kreislaufstörungen, Claudicatio intermittens u. a.« Die Liste der Phantasieindikationen wird in den nächsten Jahren gewiss wieder um einiges länger – die Gesichter der Vitaminforscher beim Überprüfen ihrer Phantasien vermutlich auch.

In niedriger Dosis, wie sie für unsere Nahrung typisch ist, liegen bisher keinerlei Verdachtsmomente für Risiken durch Tocopherole vor. Aber je höher die Supplementendosis, desto mehr Nebenwirkungen werden berichtet: Muskelschwäche, extreme Müdigkeit, Übelkeit, Sehstörungen, gelbliche Flecken auf dem Zahnschmelz, Leberfunktionsstörungen, Angina pectoris, Abfall der Schilddrüsenhormonspiegel im Blut und erhöhte Blutungsneigung. Mit der letztgenannten Nebenwirkung tritt Vitamin E als Gegenspieler von gerinnungshemmenden Medikamenten auf den Plan. Wer also seine Erbtante schneller vom Diesseits ins Jenseits befördern will, könnte beim nächsten Besuch statt einer Schachtel Pralinen mal eine Packung Vitamine mitbringen.

Literatur:

Lindner E: Toxikologie der Nahrungsmittel. Thieme, Stuttgart 1990

Subcommittee on the Tenth Edition of the RDAs, Food and Nutrition Board, Commission of Life Sciences, National Research Council: Recommended dietary allowances. National Academy Press, Washington, D.C., 1989

Reiter S: Anwendung von Vitamin E bei rheumatischen Erkrankungen? Bundesgesundheitsblatt 1998/41/S.438–441

Machlin LJ: Handbook of Vitamins. Dekker, New York 1991

Miller ER et al: Meta-Analysis: High-Dosage vitamin E supplementation may increase all-cause mortality. Annals of Internal Medicine 2005/142/S.37–46

The HOPE and HOPE-TOO Trial Investigators: Effects of long-term vitamin E supplementation on cardiovascular events and cancer. JAMA 2005/293/S.1338–1347

Lee IM et al: Vitamin E in the primary prevention of cardiovascular disease and cancer. JAMA 2005/294/S.56–65

Tabet N et al: Vitamin E for alzheimers disease. The Cochrane Database of Systematic Reviews 2000, Issue 4

Stephens NG et al: Randomised controlled trial of vitamin E in patients with coronary disease: Cambridge Heart Antioxidant Study (CHAOS). Lancet 1996/347/S.781–786
Brion LP et al: Vitamin E supplementation for prevention of morbidity and mortality in preterm infants. The Cochrane Database of Systematic Reviews 2003, Issue 4
ATI: Arzneimittelkursbuch 2007/08. Berlin 2006
Anon.: Vitamine A, C, E und Betakarotin: wie nützlich sind Antioxidantien? arznei-telegramm 2003/34/S.100–102, 111–113
Harman D, Eddy DE: Free radical theory of aging: beneficial effect of adding antioxidants to the maternal mouse diet on life span and offspring. Age 1979/2/S.109–122
Edem DO: Palm oil: biochemical, physiological, nutritional, hematological, and toxicological aspects: a review: Plant Foods in Human Nutrition 2002/57/S.319–341
Bjelakovic G et al: Mortality in randomized trials of antioxidant supplements for primary and secondary prevention. JAMA 2007/297/S.842–857
Johnson L et al: Relationship of prolonged pharmacologic serum levels of vitamin E to incidence of sepsis and necrotizing enterocolitis in infants with birth weight 1.500 grams or less. Pediatrics 1985/75/S.619–638

Yeti-Spucke: Lockruf des ewigen Lebens

Das Leben im naturfernen zivilisatorischen Alltag stellt immer höhere Anforderungen an uns alle. Täglich werden wir mit Nachrichten konfrontiert, bei denen uns vor Entsetzen die Spucke wegbleibt oder vor Erstaunen der Unterkiefer wegklappt – etwa weil Moshammers Daisy das Zeitliche gesegnet hat oder weil es gelungen ist, auf dem Mars verbrauchte Energie zurückzugewinnen. Leider ist noch immer viel zu wenig bekannt, dass längeres Herumstehen mit geöffneter Klappe zum gefürchteten Desikkations- oder Spuckemangelsyndrom führen kann.

Ein trockener Mund kann grässliche Folgen zeitigen: Aufgrund der erhöhten Verdunstungsrate verdickt sich das Blut und erstarrt allmählich in den Adern, fiese Mikroben tummeln sich auf den entblößten Schleimhäuten, und die kleinen grauen Zellen in unserem Brain Center schrumpfen, bis sie vorzeitig ihren Dienst einstellen müssen. Bah! Doch weitaus schlimmer ist, dass die Haut grau und faltig wird, vor allem unter dem Kinn! Sie sehen nicht nur aus wie Ihre eigene Großmutter, Sie fühlen sich auch so. Aber so weit muss es nicht kommen.

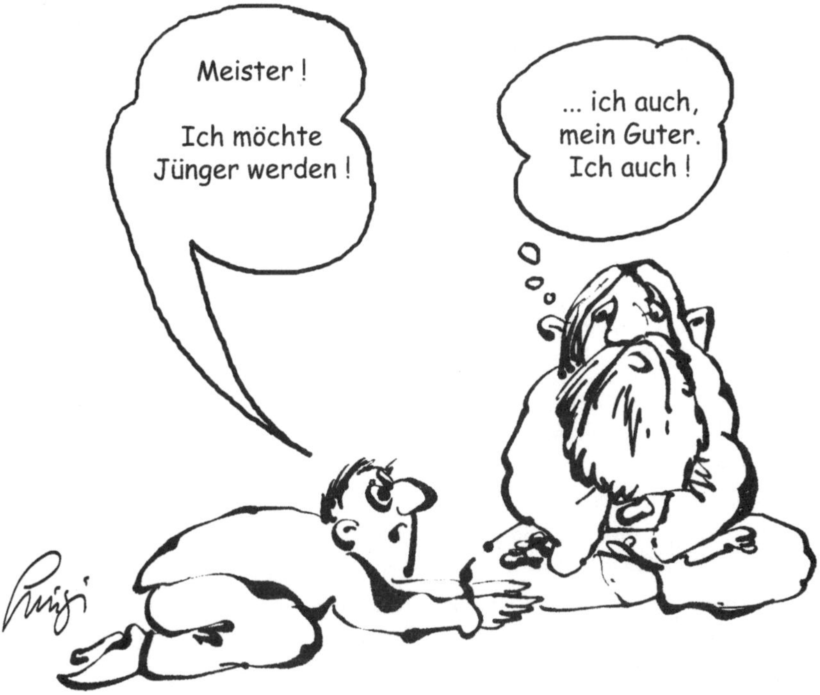

Jeder kann vorbeugen. Der todsichere Weg: Lesen Sie dieses Buch! Wer's nicht glaubt, der sollte sich – jetzt kommt die zweitbeste Lösung – eine Familienpackung getrockneter Yeti-Spucke gönnen. Das kostet zwar mehr und dauert etwas länger, macht Sie aber um eine unbezahlbare Erfahrung reicher.

Was, Sie kennen Yeti-Spucke noch nicht? Na ja, ist ja auch ein absoluter Geheimtipp. Schließlich wird das neue Nonplusultra der Gesundheits- und Fitnessszene bislang nur in kleinen Mengen von ein paar wagemutigen Abenteurern aus einem völlig von der Außenwelt abgeschnittenen Himalayatal mitgebracht, das bisher nur dem sagenhaften Volke der Hunza zugänglich war. In der Yeti-Spucke verbirgt sich das eigentliche Geheimnis der Hunza, die mit ihrer Gesundheit, Vitalität und schier unbegrenzten Lebenserwartung selbst die joghurtessenden Bulgaren im knoblauchgeschwängerten Balkangebirge auf die sprichwörtlichen Plätze verweisen.

Dank ihrer phantastischen Speichelproduktion haben Yetis, so sagt man, nie Probleme mit trockenen Schleimhäuten und hässlichen Falten. Und das obwohl sie während des Winterschlafs sechs Monate mit offenem Mund vor sich hin schnurcheln! Da die segensreiche Flüssigkeit auch in anderen Jahreszeiten reichlich gebildet wird, entledigten sie sich ihrer bislang durch Ausspucken. Auf Anregung der weisen Männer aus dem fernen Westen wird sie nun jedoch in antiken Spucknäpfen aus purem Gold gesammelt, in hellen Vollmondnächten über schwachem Feuer eingedampft und anschließend sieben Tage lang mit Bergkristallstößeln zu feinem Pulver vermahlen. Einmal im Jahr kommen die des Geheimnisses kundigen Yetifreunde in das entlegene Tal und holen die Jahresernte, die sie unter Einsatz ihres Lebens auf gefahrvollen Wegen durch Wind, Eis und Schnee schleppen, um der zivilisierten Menschheit zu zarter, glatter Haut zu verhelfen – und sie ganz nebenbei noch vor dem sicheren Tod durch Austrocknung zu bewahren.

Doch worauf beruht die zauberhafte Wirkung von getrockneter Yeti-Spucke? Sowjetischen Kosmonauten ist es gelungen, das Rätsel zu lösen. Die europäische Raumfahrtbehörde ESA war der Sache zwar ebenfalls auf der Spur, begriff aber die wahre Bedeutung ihrer Beobachtungen nicht. Bei der Suche nach außerirdischem Leben hatte man rein zufällig Bärtierchen (Tardigrada) entdeckt. Sie sind die einzigen bisher bekannten Lebewesen, die einen Aufenthalt im All auch ohne Raumschiff problemlos überstehen. Die winzigen Bärtierchen, für das bloße Auge kaum sichtbar, vermögen sich im Gefahrenfall in eine widerstandsfähige Form zu verwandeln, sogenannte »Tönnchen«, denen jegliche Stoffwechselaktivität, das untrügliche Zeichen des Lebens, fehlt. Der Biologe spricht von »Anhydrobiose«. In diesem Zustand altern sie auch nicht. Die Bärtiertönnchen können problemlos die lebensfeindlichen Bedingungen im All, wie Temperaturen nahe dem absoluten Nullpunkt oder intensive kosmische Röntgenstrahlung, über lange Zeiträume und ohne jeden Sauerstoff überstehen. Mit einem Tropfen Wasser jedoch erwachen sie in kurzer Zeit wieder zum Leben und sind quietschfidel, als wäre nichts gewesen. Auf der Erde findet man sie praktisch überall, vom ewigen Eis des Himalayas bis hin zu den heißen Quellen am Meeresgrund. Es gibt fast nichts, was sie umbringen könnte, außer vielleicht einem hungrigem Regenwurm oder einer Horde fleischfressender Pilze.

Es blieb sowjetischen Kosmonauten vorbehalten, die Bedeutung der außerirdischen Gäste für die Gesundheit der Menschheit zu erahnen: Die schier unsterblichen Bewohner des Kosmos könnten das bislang unentdeckte Geheimnis der Hunza und ihrer Yeti-Spucke sein. Schon ein Jahr nachdem ihr dieser Geistesblitz entfahren war, wurde eine russische Expedition unter Leitung von L. B. Tritsch, der bereits das Rätsel des extrem seltenen rotäugigen Wolpertingers entschlüsselt hatte, auf dem Dach der Welt fündig. Trotz denkbar schlechter Sicht wurde er Zeuge, wie die Yetis mit ihren flinken Zungen die eisbedeckten und wolkenverhüllten Felsen des Himalayas abschleckten. Nein, nicht wegen des dämlichen Himalayasalzes! In und unter dem Eis gedeiht eine ganz besondere Bärtierchenart (*Ursus latex*), die überhaupt nur dort zu finden ist.

Erst durch gründliches Einspeicheln und anschließendes Auszuzeln gehen die Lebensstoffe der unsterblichen Außerirdischen in den Speichel der Yetis über. Die optimale Wirkung erzielt man übrigens, wenn sie von einem gerade geschlechtsreif gewordenen Yetiweibchen (120-80-120) vom Granitfels geleckt wurden. Das nimmt ein ordentliches Maulvoll Bärtierchen und massiert – nachdem es sie gründlich eingespeichelt hat – das kosmische Lebenselixier mit ihrer außerordentlich beweglichen Zunge geschickt heraus, um den schleimigen Extrakt, das Hämocoelom wie der Biologe sagt, alsbald in den goldenen Spucknapf zu expedieren.

Verantwortlich für die sagenhaften Wirkungen, so L. B. Tritsch, sei die einzigartige Zusammensetzung der Spucke, namentlich das Yetin und das Proyetin, die trotz ihrer verblüffenden chemischen Verwandtschaft dennoch nicht mit dem eher zweifelhaften Xeronin der Noni-Frucht verwechselt werden dürfen. In ihrer von amerikanischen Geschäftsleuten unberührten Heimat konnten die Yetis jene uralten Redoxsysteme bewahren, die beim westlichen Menschen durch den Verzehr von braunem Zucker, tiefgekühltem Blumenkohl und überlagerter Thunfischpizza verlorengingen.

Wenn Sie eines Tages auch so schön alt aussehen wollen wie ein verhuschter tibetischer Yeti oder die Stammesältesten der Hunza und nicht wie Ihre eigene Großmutter, dann lassen Sie sich bloß nicht mit Billigprodukten aus heimischen Bärtierchen abspeisen. Womöglich noch aus biologischem Anbau, mit allerlei chemischen Lösungsmitteln extrahiert oder mit lebensfeindlichen Mikrowellen getrocknet. Sie müssen das kostbare Pulver übrigens unbedingt mit einem Bergkristallstäbchen in frisches Quell- oder über Nacht ausgegastes Sauerstoffwasser einrühren – 197-mal linksrum und 58-mal rechtsrum –, so lange, bis das Yetin eine zähe, klebrige Konsistenz erreicht hat. Dann langsam auf 37 Grad erwärmen und in kleinen Schlucken genießen. Bon appétit!

Ach, fast hätten wir's vergessen: Um das Wunderpulver käuflich zu erwerben, nehmen Sie am besten über die Cousine des Schwagers des Bruders Ihrer besten Freundin Kontakt zu einem Yeti-Spucke-Verkaufskaffeekränzchen auf. Alternativ gehen Sie zum Zahnarzt und lesen dort eine einschlägige Frauenzeitschrift. Oder Sie verfolgen aufmerksam das abendliche Fernsehprogramm, da werden Sie geholfen. Und falls Ihnen angesichts des Preises die Spucke wegbleiben sollte, nichts wie rein mit dem Zeug – egal wo und wie! Dann sind Sie wenigstens, wie versprochen, um eine fast unbezahlbare Erfahrung reicher.

Literatur:
Neuman Y: Cryptobiosis: a new theoretical perspective. Progress in Biophysics and Molecular Biology 2006/92/S.258–267
Grzimek B: Grzimeks Tierleben. Niedere Tiere. Weltbild, Augsburg 2000
Sackmann E, Scheutzle U: Ursus latex. Comicplus, Hamburg 1990
Vlachev T, Zhivkov Z: Hunza – a healthy and long living people. Asklepii: bolgaro-sovetskii ezhegodnik istorii i teorii meditsiny 2002/15/S.96–97
Coltman D, Davis C: Molecular cryptozoology meets the Sasquatch. Trends in Ecology and Evolution 2005/21/S.60–61
Mullen L: Extreme Animals. Astrobiology Magazine September 2002
Llena Puy C: La saliva en el mantenimiento de la salud. Medicina Oral, Patologia Oral y Cirugia Bucal 2006/11/E449–455
Wolperdinger M, Hampp N: Bacteriorhodopsin variants as versatile media in optical processing. Biophysical Chemistry 1995/56/S.189–192
Tritsch LB: Dental health; it could happen. Journal of the Oregon Dental Association 1977/47/S.8–9
Sullivan R: Exobiology. Perspectives in Biology and Medicine 2000/43/S.277–285
Crowe JH: Anhydrobiosis: an unsolved problem. American Naturalist 1971/105/S.563–573
Ward M: Everest 1951: the footprints attributed to the Yeti-myth and reality. Wilderness & Environmental Medicine 1997/8/S.29–31

Zink: ein Fest für Pilze

Kennen Sie den? »Gesund durch die kalte, nasse Jahreszeit – mit dem Schutz von Zink und Vitamin C.« Oder den? »Stärken Sie Ihr Immunsystem! Zink ist das A und O bei der Erkältungsvorsorge!« Aber den kennen Sie ganz bestimmt: »Eine Erkältung dauert mit Arzt eine Woche und ohne sieben Tage.« Dasselbe gilt für Zink. Eine zusammenfassende Analyse von acht methodisch als gut bis sehr gut eingestuften Studien kam zu dem Ergebnis, dass »die Behandlung mit Zinklutschpastillen die Dauer der Erkältungssymptome nicht verkürzt«. Für zinkhaltige Nasensprays sehen die Resultate um keinen Deut besser aus.

Glaubt man den Versprechungen der Zinkverkäufer, soll das unedle Metall außer gegen Schniefnasen noch gegen Diabetes, Akne, Allergien und Gelenkleiden helfen, die Blutfette senken sowie Wundheilung und Sehfähigkeit bei Nacht verbessern. Nicht zu vergessen die Herzenswünsche von Sportlern und Bodybuildern: Für die »fördert [Zink] Muskelkraft, Ausdauer und das Muskelwachstum« und außerdem steigert es »die Wirkung von Wachstumshormon und Testosteron«. Toll! Überflüssig zu sagen, dass im sportlichen Bereich – allen Werbetexten zum Trotz – keine greifbaren Erfolge nachweisbar sind. Auch die Hoffnung, mit Zink ließe sich die bei Leistungssportlern oft zu beobachtende Immunschwäche beheben, muss enttäuscht werden. »Überzeugende Belege dafür«, urteilten unlängst britische Experten, »dass sogenannte Immunstimulanzien, wie zum Beispiel hoch dosierte antioxidative Vitamine, Glutamin, Zink, Probiotika und Echinacin, eine trainingsbedingte Immunschwäche verhindern, gibt es derzeit nicht.«

Natürlich erfüllt Zink im menschlichen Körper allerlei Funktionen, zum Beispiel als Bestandteil von weit über 300 Enzymen, die am Auf- und Abbau von Kohlenhydraten, Fetten, Proteinen und Nukleinsäuren mitwirken. Doch bevor wilde biochemische Spekulationen ins Kraut schießen, ist ein Wort der Mäßigung angebracht. Denn beim Zink gilt wie beim Eisen: Nicht nur der Mensch braucht es, auch seine Feinde finden den Stoff höchst nützlich. Waren beim Eisen die Bazillen die Profiteure, sind es beim Zink die Pilze – ohne Zink keine Vermehrung. In Mais lässt sich aus dem Zinkgehalt sogar unmittelbar der Gehalt an Schimmelpilzgiften ablesen.

Da der Stoff so heikel ist, regelt unser Organismus seinen Zinkhaushalt höchst penibel, indem er die Aufnahme aus der Nahrung und die Ausscheidung über Kot, Urin und Haut je nach Bedarf und Versorgungslage erhöht oder absenkt. Selbst bei stark schwankender Zufuhr vermag er den Zinkbestand konstant zu halten. Obwohl Schwangeren und Stillenden gerne eine höhere Zinkaufnahme empfohlen wird, zeigen Tierstudien, dass der Körper seinen Bedarf auch in diesen »Ausnahmesituationen« durch Anpassung von Aufnahme und Ausscheidung problemlos zu decken vermag.

Wie Experten von FAO und WHO konstatieren, konnten »zwei Faktoren ausgemacht werden, die für Absorption und Verwertbarkeit des Nahrungszinks entscheidend sind. Der erste ist der Gehalt der Nahrung an Inositolhexaphosphat (Phytin), der zweite Art und Menge des Nahrungsproteins.« In den meisten Lebensmitteln findet sich etwas Zink, so dass es extremer Ernährungsweisen wie etwa der Vollwertkost bedarf, um einen Mangel herbeizuführen. Hier werden die Vollwertideologen aufheulen, schließlich behaupten ihre Päpste unverdrossen, der Mensch könne seinen täglichen Zinkbedarf auch mit einer Handvoll Körner decken. Doch unser Getreide behält das Metall lieber für sich. Um pilzlichen Erregern keine Angriffsfläche zu bieten, bindet es Zink fest an das Phytin in seinen Randschichten. Wer das Zink aus Getreide dennoch nutzen will, isst entweder Weißmehl (da ist zwar weniger drin, dafür aber verfügbar) oder Brot, das mit traditionellem Drei-Stufen-Sauerteig gebacken wurde. Sauerteig baut das Phytin ab und setzt das gebundene Zink frei.

Bei regelmäßigem Konsum von nicht aufgeschlossenen Getreideprodukten, wie Müsli, Frischkornbrei oder Weizenvollkornbrot, ist die Zinkversorgung nicht etwa nur schlecht – ihr Verzehr kann dem Körper zusätzlich Zink entziehen. Das Phytin bindet nämlich nicht nur das im Lebensmittel enthaltene Spurenelement, sondern auch körpereigenes Zink, das über die Bauchspeicheldrüse ausgeschieden und im Normalfall wieder rückresorbiert wird. Als Folge einer phytinreichen vegetarischen Ernährung konnte man beispielsweise an ägyptischen, iranischen und türkischen Heranwachsenden typische Zinkmangelsymptome beobachten: Zwergwuchs und Hypogonadismus, also eine Unterentwicklung der Geschlechtsdrüsen und der Geschlechtsorgane.

Daneben senken viele Medikamente den Zinkplasmaspiegel, insbesondere Östrogene (Antibabypille), Cortison und diverse Antibiotika. Dieses Phänomen sollte aber nicht dazu verleiten, automatisch einen Mangel zu diagnostizieren oder Supplemente zu verordnen. Es ist durchaus möglich, dass die Zinkspiegel als Reaktion auf die Medikamente heruntergefahren werden und diese auf diesem Weg zur therapeutischen Wirkung beitragen. Für niedrige Zinkspiegel in der Schwangerschaft, nach Herzinfarkt und Operationen konnten bisher keine negativen medizinischen Konsequenzen festgestellt werden. Wahrscheinlich handelt es sich um eine Schutzreaktion des Körpers ähnlich wie beim Eisen.

Experimentell, also durch gezielte Mangelernährung, ist es gar nicht so einfach, einen Zinkmangel zu erzeugen. In den Organen von Versuchstieren bleiben die Zinkgehalte konstant, und lediglich in der Leber kommt es zu einer Abnahme. Selbst die Aktivität von zinkabhängigen Enzymen wird kaum beeinflusst. Das hängt offenbar auch damit zusammen, dass Zink in seiner Rolle als Enzymbestandteil durch andere Ionen wie Kobalt ersetzt werden kann. Ähnliches konnte man auch bei Versuchen mit menschlichen Freiwilligen feststellen, die zum Teil über Monate zinkarm ernährt wurden.

Oft werden niedrige Zinkspiegel kurzerhand mit Zinkmangel gleichgesetzt. Das ist jedoch zu kurz gedacht. Da die Messwerte wesentlich von der Serumproteinkonzentration und der Medikamenteneinnahme abhängen, müssen die Analysedaten mit Vorsicht und viel Erfahrung interpretiert werden. Infektionen und Stress beispielsweise lassen die Werte sinken, Hunger und Fasten hingegen sorgen für höhere Spiegel. Darüber hinaus hat der Blutzinkspiegel einen Tagesgang und steigt außerdem direkt nach einer Mahlzeit an, um zwei Stunden später unter den Ausgangswert zu fallen. Die Bestimmung des Zinkstatus anhand von Gewebeproben ist noch problematischer. Während Gewebebiopsien aufwendig sind und trotzdem keine eindeutigen Resultate liefern, kommen Haaranalysen oft zu ganz anderen Ergebnissen, da der Gehalt auch von der Wachstumsgeschwindigkeit der Haare abhängt. Insgesamt führten sämtliche Versuche, den Zinkstatus einwandfrei zu bestimmen, nur zu unbefriedigenden Ergebnissen.

Während vom profitablen Zinkmangel gern und viel berichtet wird, hört man von Gesundheitsschäden durch Zink eher selten. Wirklich akut giftig ist Zink tatsächlich nur in Ausnahmefällen, etwa wenn es versehentlich oder unwissentlich in zu hoher Dosis zugeführt wird. Als typische Symptome gelten Übelkeit, Erbrechen, Durchfall und Fieber. Während diese gewöhnlich erst nach der Aufnahme von mehreren Gramm auftreten, reagieren empfindliche Personen allerdings bereits bei 250 Milligramm mit Erbrechen. Akut toxische Zinkgehalte können Wasser und andere Getränke aufweisen, wenn sie in verzinkten (galvanisierten) Behältern aufbewahrt werden.

Langfristige Folgen einer überhöhten Zinkzufuhr sind im Gegensatz zur akuten Toxizität häufiger zu beobachten. Der Körper reagiert dabei zunächst mit verringerter Aufnahme und erhöhter Ausscheidung. Dennoch stören erhöhte Zinkgehalte in der Nahrung den Kupferstoffwechsel. Einige Autoren warnen denn auch, dass sich jedes Zinkpräparat, und sei es noch so niedrig dosiert, auf den Kupferhaushalt auswirkt. Je mehr Zink zugeführt wird, desto mehr Kupfer wird ausgeschieden – ein Effekt, der bereits im Rahmen der empfohlenen Tagesmengen zu beobachten ist. Diesen Tatbestand macht man sich bei der Behandlung des Wilson-Syndroms zunutze, einer Erbkrankheit, bei der Kupfer im Gewebe angereichert wird, was zu Schädigungen von Leber und Gehirn führt.

Bei Gesunden wurde bereits nach regelmäßigem Konsum von täglich 150 Milligramm Zink ein schwerer Kupfermangel beobachtet. Typische Kennzeichen sind leichte Ermüdbarkeit sowie eine Veränderung des Blutbildes (zu wenig rote und weiße Blutkörperchen). Glücklicherweise sind die Folgen bei richtiger Diagnosestellung voll reversibel. Bei Dosierungen von 300 Milligramm am Tag nimmt das Immunsystem Schaden. Diese experimentellen Befunde am Menschen stimmen gut mit der Symptomatik von Patienten mit erblich bedingten Hyperzinkämien, also erhöhten Zinkwerten im Blut, überein: Ihre Blutbildung im Knochenmark ist gestört, und sie leiden sehr oft an Infekten – also genau das Gegenteil der vollmundigen Werbeversprechen.

Obwohl allgemein bekannt ist, dass Zink das Wachstum von Pilzen fördert, wurde kaum untersucht, ob eine Überversorgung Pilzinfektionen fördert. Einen Anstoß, sich diesem Zusammenhang künftig intensiver zu widmen, lieferten österreichische Kieferchirurgen. Sie untersuchten eine Reihe von Patienten, die unter einem einseitigen Befall der Kieferhöhle mit Aspergillen litten. Obwohl Aspergillosen normalerweise nur bei gestörter Immun- oder Stoffwechsellage auftreten, erfreuten sich die meisten Patienten eines ansonsten unauffälligen gesundheitlichen Zustands. Bei der Anamnese entdeckten die Mediziner bei nahezu allen Patienten Zahnwurzelbehandlungen oder Zahnlücken im Oberkiefer der befallenen Seite. In einigen Fällen konnten sie das ursprünglich verwendete Wurzelfüllmaterial ermitteln und nachweisen, dass sich Reste davon im Inneren des Pilzgeflechts befanden und dem Pilz als Medium dienten. Die Füllungen enthielten wie erwartet Zink.

Zink ist allgegenwärtig – von der Wurzelfüllung bis zum Spielzeug. Die Belastung der Umwelt schwankt sehr stark, und der Mensch trägt dazu vor allem durch seine Zinkindustrie bei. Weitere Einträge in die Umwelt finden beispielsweise in Form von zinkhaltigen Pestiziden und Klärschlamm statt. Als wichtige Quelle gilt das Düngen mit Mist und Gülle, denn Zink wird dem Vieh gerne als Tierfutterzusatz serviert – insbesondere nach dem Verbot antibiotisch wirksamer Wachstumsförderer. Da es auf den Feldern inzwischen zu einer unerwünschten Akkumulation gekommen ist, plant die Europäische Union, die Höchstgehalte von derzeit 250 auf 100 bis 120 Milligramm pro Kilogramm Futter zu senken, um die Böden und damit die Nahrungskette vor weiterer Belastung zu schützen.

Bei Ratten führte zinkreiches Trinkwasser übrigens zu Ablagerungen im Gehirn und Störungen des Gedächtnisses. Also noch schnell, bevor es vergessen wird: Zinktabletten gehören nicht in den Magen, sondern in den Müll.

Literatur:

Flinn JM et al: Enhanced zinc consumption causes memory deficits and increased brain levels of zinc. Physiology & Behavior 2005/83/S.793–803

Gleeson M et al: Exercise, nutrition, and immune function. Journal of Sports Science 2004/22/S.115–125

Peake JM et al: Plasma zinc and immune markers in runners in response to a moderate increase in training. International Journal of Sports Medicine 2003/24/S.212–216

Failla LJ et al: Correlation of Zn2+ content with aflatoxin content of corn. Applied and Environmental Microbiology 1986/52/S.73–74

Beck-Mannagetta J et al: Zahnärztliche Aspekte der solitären Kieferhöhlen-Aspergillose. Zeitschrift für Stomatologie 1986/83/S.283–315

Pollmer U: Zink: Extraportion für die Sau. EU.L.E.n-Spiegel – Wissenschaftlicher Informationsdienst des Europäischen Institutes für Lebensmittel- und Ernährungswissenschaften (EU.L.E.) e.V. 2003/H.1/S.1–2, 9

WHO/FAO: Vitamin and Mineral Requirements in Human Nutrition. Second Edition. Genf 2004

WHO/IPCS: Zinc. Environmental Health Criteria 2001/221

Weiß J: Die Rationen gezielter planen. DLG-Mitteilungen 2003/H. 1/S.18–19
Sampson B et al: Hyperzincaemia and hypercalprotectinaemia: a new disorder of zinc metabolism. Lancet 2002/360/S.1742–1745
Hedera P et al: Myeloneuropathy and pancytopenia due to copper deficiency and high zinc levels of unknown origin. Archives of Neurology 2003/60/S.1303–1306
Marshall I: Zinc for the common cold. The Cochrane Database of Systematic Reviews 1999, Issue 2
Jackson JF et al: Zinc and the common cold: a meta-analysis revisited. Journal of Nutrition 2000/130/S.1512S-1515S
Smith DS et al: Failure of zinc gluconate in treatment of acute upper respiratory tract infections. Antimicrobial Agents & Chemotherapy 1989/33/S.646–648
Belongia EA et al: A randomized trial of zinc nasal spray for the treatment of upper respiratory illness in adults. American Journal of Medicine 2001/111/S.103–108
Turner RB: Ineffectiveness of intranasal zinc gluconate for prevention of experimental rhinovirus colds. Clinical Infectious Diseases 2001/33/S.1865–1870
Nagy T: Hühnersuppe aus der Apotheke. EU.L.E.n-Spiegel – Wissenschaftlicher Informationsdienst des Europäischen Institutes für Lebensmittel- und Ernährungswissenschaften (EU.L.E.) e.V. 2003/H.1/S.6–9
King JC et al: Zinc homeostasis in humans. Journal of Nutrition 2000/130/S.1360S-1366S
WHO: Trace Elements in Human Nutrition and Health. Genf 1996
Festa MD, et al: Effect of zinc intake on copper excretion and retention in men. American Journal of Clinical Nutrition 1985/41/S.285–292
Fischer PW et al: Effect of zinc supplementation on copper status in adult man. American Journal of Clinical Nutrition 1984/40/S.743–746
Fosmire GJ: Zinc toxicity. American Journal of Clinical Nutrition 1990/51/S.225–227
Oberleas D: Mechanism of zinc homoestasis. Journal of Inorganic Biochemistry 1996/62/S.231–241
Pelton R et al: Drug-Induced Nutrient Depletion Handbook. Lexi-Comp, Hudson 2001
Broun ER et al: Excessive zinc ingestion. JAMA 1990/264/S.1441–1443
Greim H (Ed): Zinc chloride and zinc chloride fume. Occupational toxicants 2002/18/ S.291–304
Prasad AS et al: Hypocupremia induced by zinc therapy in adults. JAMA 1978/240/ S.2166–2168
Reinhold JG: High phytate content of rural Iranian bread: a possible cause of human zinc deficiency. American Journal of Nutrition 1971/24/S.1204–1206
Manary MJ et al: Zinc homeostasis in Malavian children consuming a high-phytate maize-based diet. American Journal of Nutrition 2002/75/S.1057–1061
Linder MC: Nutritional Biochemistry and Metabolism. Elsevier, New York 1991
Greiling H, Gressner AM: Lehrbuch der Klinischen Chemie und Pathobiochemie. Schattauer, Stuttgart 1989
Lobner D, Asrari M: Neurotoxicity of dental amalgam is mediated by zinc. Journal of Dental Research 2003/827/S.243–246
Salzman MB et al: Excessive oral zinc supplementation. Journal of Pediatric Hematology/ Oncology 2002/24/S.582–584
Aggett PJ: The assessment of zinc status: a personal view. Proceedings of the Nutrition Society 1991/50/S.9–17

Ende der Märchenstunde!

... und wenn sie nicht gestorben sind, dann dealen sie noch heute oder leben vielleicht schon von den Zinsen. Um Ihr Portemonnaie, geschätzte Leserin und werter Leser, vor dem unbedachten Kauf von Pillen, Pulvern und Powerstoffen zu bewahren, haben wir – angelehnt an entsprechende Publikationen der Verbraucherzentralen und des *arznei-telegramms* – typische Merkmale zusammengestellt, um seriöse von unseriösen Angeboten zu unterscheiden. Hier die wichtigsten Indizien für Quacksalberei:

Das Produkt

- verhindert das Älterwerden, schützt vor Verlust der Attraktivität: »Verbrennt unschönes Fett, Ihre Haut wird wieder straff!«
- hat eine interessante exotische Herkunft: Kommt aus dem Meer, dem Regenwald oder wurde »von sowjetischen Kosmonauten erprobt«
- wird durch Erfahrungsberichte »untermauert«: Besonders beliebt sind angeblich geheilte Patienten oder nichtexistierende Ärzte bzw. Professoren einer »amerikanischen Universität«. Die echt wirkenden Briefköpfe oder Zertifikate wurden am heimischen PC erstellt.
- wirkt auf »biochemischem« Weg: Es »fängt freie Radikale«, »verhindert oxidativen Stress«, »aktiviert fettabbauende Enzyme« oder zeigt den »Mitochondrien«, wo's langgeht.
- soll gegen eine Vielzahl unterschiedlichster Erkrankungen von Arthrose bis Neurodermitis wirken
- hat keine Nebenwirkungen, weil natürlichen Ursprungs (denken Sie nur an Knollenblätterpilze und Fugu-Fische)
- soll schon seit langer Zeit und mit so großem Erfolg verwendet werden, dass es eigentlich ein Arzneimittel sein müsste, was aber von der »Pharmalobby« verhindert wird
- verspricht Erfolgsgarantie & Geld zurück – insbesondere bei schwer überprüfbaren Aussagen wie »Stärkung des Immunsystems«
- wirbt mit Vorher-nachher-Fotos: dank modernem Bildbearbeitungsprogramm kein Problem!
- Der Händler sieht sich auf Nachfrage nicht in der Lage, Ihnen echte wissenschaftliche Studien auszuhändigen.
- Beim Versand über Telefonhotlines, Postfachfirmen sowie bei Angeboten aus dem Internet und im Direktvertrieb ist besondere Vorsicht geboten.

Und denken Sie immer dran: Die wollen alle nur Ihr Bestes – Ihr Geld.

Register